Lothar Walter Diehl

Aktuelle Epileptologie

Band 9

Schriften zur ärztlichen Praxis

Herausgegeben von Hans Haller

Aktuelle Epileptologie

Probleme – Diagnostik – Therapie

von
Professor Dr. med. Lothar Walter Diehl

Facharzt für Nervenkrankheiten
Zentralinstitut für Seelische Gesundheit,
Mannheim

2., neubearbeitete und ergänzte Auflage

Werk-Verlag Dr. Edmund Banaschewski · München-Gräfelfing

Gesamtherstellung: Hieronymus Mühlberger, Augsburg. Printed in Germany.

ISBN 3 8040 0303 6

Für Rena

Inhalt

Vorwort

Erst in der letzten Zeit ist – nach vielen Jahren weitgehenden Desinteresses von Wissenschaft und Forschung – eine Reihe von Publikationen namhafter Spezialisten zum Thema »Epilepsie« sowohl in der angloamerikanischen als auch in der deutschsprachigen Literatur in umfangreicheren Büchern, in Monographien und nicht immer gut zugänglichen Einzeldarstellungen erschienen. Daß mehr Interesse geweckt wurde und mehr Wissen vermittelt werden konnte, hat Gründe ganz unterschiedlicher Genese und unterschiedlichen Gewichts. Die Zahl der auch in hochentwickelten Staaten schlecht versorgten Anfallkranken – allein in der Bundesrepublik Deutschland sind es von ca. 350 000 noch immer etwa die Hälfte – ist groß. Die Forderung vieler engagierter Bürger und Berufsgruppen, insonderheit auch der an epileptologischen Problemen interessierten Ärzte nach besserer medizinischer Versorgung, nach Bewältigung sozialer und rehabilitativer Probleme, damit auch nach dem Abbau von Zurücksetzungen und Vorurteilen gegenüber Anfallkranken, war nicht mehr zu überhören. Dem entsprachen erhebliche Anstrengungen der Epilepsie-Forschung.

Wir sind nun in der Lage, engagierten, für Epilepsie-Probleme aufgeschlossenen Ärzten neue Befunde zu vermitteln, die von vielfältiger praktischer Bedeutung sind.

Diese in ausgewählten Kapiteln zusammengestellten Resultate informieren über Probleme, Diagnostik, Pathogenese und Therapie von Anfallkrankheiten. Damit kann die Situation Epilepsie-Kranker verbessert werden. Wenn diesem Doppelaspekt Rechnung getragen worden sein sollte, hat der Verfasser seine Absicht erreicht.

Herrn Dr. Banaschewski und seinen Mitarbeitern danke ich für die freundliche Unterstützung bei der Herausgabe dieses Buches. Mein besonderer Dank gilt Herrn Dr. Dr. Haller und Herrn Cobre für die prompte und verständnisvolle redaktionelle Mitarbeit.

Kaufbeuren, im August 1979 L. W. Diehl

Zur 2. Auflage

Anregungen entsprechend erscheint die 2. Auflage überarbeitet und um drei Kapitel erweitert: »Pharmakotherapie der Epilepsien im Kindes- und Jugendalter«, »Alkoholinduzierte epileptische Anfälle (eine Studie zur Genese)«, »Zur Frage der Komplikationen durch Valproat-Therapie«. Dadurch und infolge der Hinzunahme aktueller – speziell auch im Bereich der Therapie epileptischer Psychosen – relevanter Befunde war eine relativ geringfügige Erweiterung des Buchumfanges unvermeidlich. Das Bemühen um Übersichtlichkeit und möglichst gestraffte Darstellung wesentlicher (d. h. praktisch bedeutsamer) ausgewählter Ergebnisse aktueller Epileptologie sollte dabei klar erkennbar bleiben. Dementsprechend war auch jetzt nicht intendiert, alle wesentlichen Themen (z. B. zur Genese, zur Rehabilitation) anzusprechen, da dies auch den vorgesehenen Rahmen der Broschüre gesprengt hätte.

Eine Reihe von Verbesserungsvorschlägen und hilfreiches Mitlesen der Korrekturen verdanke ich auch diesmal meiner Frau. Für Sekretariatsarbeiten habe ich Frau I. Buttler und Frau M. Schwenger zu danken.
Mein besonderer Dank gilt an dieser Stelle wieder Herrn Dr. Banaschewski und besonders Herrn Dr. Pauer für gute Kooperation. Die Firma Labaz GmbH, Düsseldorf, hat die Herstellung des Buches großzügig unterstützt.

Mannheim, im Oktober 1981 — L. W. Diehl

Generische Namen, im Buch verwendete Abkürzungen ( ) und Handelsbezeichnungen von Antiepileptika

Generische Namen	Handelsbezeichnungen
Phenytoin (DPH)	Zentropil, Epanutin, Phenhydan
Primidon	Resimatil, Mylepsinum, Liskantin
Valproinsäure (VPA),	
Natriumsalz der Valproinsäure (NVP):	Ergenyl, Orfiril, Convulex, Leptilan
Valproinat, Valproat	
Dipropylacetat (DPA)	
Carbamazepin (CBZ)	Tegretal, Timonil
Ethosuximid	Petnidan, Pyknolepsinum, Suxinutin
Phenobarbital (PB)	Luminal, Phenaemal (einschl. Maliasin)
Clonazepam	Rivotril
Benzodiazepine	z. B. Valium, Tavor

PROBLEME

Die heutige Einstellung der Bevölkerung zur Epilepsie in der Bundesrepublik Deutschland

Tendenz zur sozialen Integration ist erkennbar

Wie wir aufgrund von Umfrageergebnissen (1967 und 1973) bereits vor über 3 Jahren in der Zeitschrift »Ärztliche Praxis« und in »Der Nervenarzt« (2, 4) berichteten, zeichnete sich erstmals 1973 eine zunehmende Liberalisierungstendenz ab. Von dieser nahmen wir an, daß sie auch auf eine größer werdende Neigung der Bevölkerung, Epilepsie-Kranke zu integrieren, hinwies.

Eine Reihe von (nicht-repräsentativen) Untersuchungsergebnissen schien dies zu belegen. 35 befragte Betriebsleiter machten z. B. kaum »schlechte Erfahrungen« mit Anfallkranken. Dasselbe galt auch von 217 interviewten Arbeitnehmern.

Nach den Totalergebnissen von gleichlautenden repräsentativen Umfragen in der Bundesrepublik konnten wir bereits vor Jahren die Einstellung der Bevölkerung zu der hier interessierenden Minorität einer Gruppe von Epilepsie-Kranken als relativ gut, gegenüber den USA z. B. jedoch als durchaus noch verbesserungsfähig charakterisieren. Der Kenntnisstand über Epilepsien – erwartungsgemäß besser bei älteren und gebildeteren Bürgern – ergab, daß 1973 nur noch 11 % (1967 15 %) aller Befragten nie von der Krankheit Epilepsie gehört oder gelesen hatten. Kontakte der eigenen Kinder mit anfallkranken Kindern wurden 1973 »nur noch« in 27 %, 1967 immerhin noch in 37 % verweigert. Die Frage der beruflichen Integration wurde 1973 in 69 % mit »ja«, 1967 nur in 54 % mit »ja« beantwortet.

Das auffallendste Ergebnis war freilich, daß noch 1973 *31 %* der Befragten Epilepsie-Kranke für »geisteskrank« hielten – ein Vorurteil, das über viele Jahrhunderte die Einstellung der Bevölkerung zu dieser Gruppe kranker Menschen prägte und offenbar unausrottbar schien (4). Dies wird im nächsten Kapitel noch zu erörtern sein.

Fest steht heute, nach einer im *Juni/Juli 1978* durchgeführten Untersuchung (6) im Sinne einer den Jahren 1967 und 1973 entsprechenden (d. h. wortgetreu wiederholten und damit wiederum vergleichbaren) Mehrthemenumfrage, daß sich die Situation der Anfallkranken in der Bundesrepublik Deutschland weiter insgesamt (deutlich) verbessert hat. Mündlich befragt wurden 2007 Personen eines bezüglich regionaler Bezirke und sozialer Untergruppen repräsentativen Bevölkerungsquerschnitts im Alter von 14 und mehr Jahren im gesamten Bundesgebiet und Berlin–West. In der Tabelle sind die Ergebnisse aus 1978 summarisch denjenigen von 1973 und 1967 gegenübergestellt. Auffällt, daß in nahezu allen Rubriken die Prozentzahlen für »keine Angaben« stark abgesunken sind. Dies könnte auf mehr »Zivilcourage« hindeuten, aber auch darauf, daß die in den (vorangegangenen) Umfrageergebnissen zum Ausdruck kommende »öffentliche Meinung« die Meinungsbildung des Einzelnen beeinflußt hat, die »Erwartungen« also bekannt sind. Sich – vor allem angesichts der immer bekannter werdenden guten Behandlungsergebnisse bei Epilepsien – positiv zu äußern, statt im sozial unerwünschten »Abseits« zu stehen, ist eine weitere Interpretationsmöglichkeit, Anfallkranke heute de facto integrieren zu wollen. Die »wirkliche« Einstellung der Bevölkerung zum Epilepsieproblem muß also nicht unbedingt der »proklamierten« entsprechen, was aber für den gewünschten Schneeball- und letztendlich Lawineneffekt ohne Belang ist.

Meinungsumfrage über die Einstellung der Bevölkerung zur Epilepsie (6) im Verhältnis zu den USA (1)

	BRD 1978	BRD 1973	USA 1979	USA 1974
1. Kenntnisse				
ja	90	88	95	94
nein	10	11	5	6
keine Angaben	–	1	–	–
2. Geisteskrankheit				
ja	23	31	3	2
nein	76	60	92	86
keine Angaben	1	9	5	12
3. Kontakt der Kinder verweigert				
ja	23	27	6	5
nein	76	62	89	84
keine Angaben	1	11	5	11
4. berufliche Integration				
ja	78	69	79	81
nein	20	21	9	8
keine Angaben	2	10	12	11

Motivation der Ablehnung ist zurückgegangen

Wenn bei den oben genannten Befragungen von Betriebsleitern und Arbeitnehmern »nur« 6% bzw. 7% (8) behaupteten, mit Anfallkranken »schlechte Erfahrungen« gemacht zu haben, kann eine Analyse dieser Ergebnisse zu der Auffassung führen, daß sozial eben jene Epilepsie-Kranken (negativ) in Erscheinung treten, die periodisch gehäuft oder chronisch an psychischen Störungen (wie z. B. Verstimmungen) leiden. Diese können zu Schwierigkeiten am Arbeitsplatz führen. Von Interesse war – gerade auch in diesem Zusammenhang – deshalb ein anderes (nicht repräsentatives) Befragungsresultat: Während Anfallkranke nach einer Fremdbeurteilung (Einschätzungsskala) als »jähzornig, mißtrauisch, einzelgängerisch, launisch und aggressiv« charakterisiert wurden – eine Eigenschaftsskala seit langem bekannter Vorurteile – schätzten sich Epilepsie-Kranke selbst besser ein: von 184 Kranken, die seit mehr als 15 Jahren an Anfällen litten, gaben immerhin 155 (=84%) an, »daß sich in den letzten Jahren die soziale, betriebliche, berufliche und persönliche Hilfsbereitschaft ihnen gegenüber gebessert habe« (10). Ob die genannten, seinerzeit ungünstigen Fremdeinschätzungen freilich heute noch Gültigkeit haben und für eine entsprechende, breitere soziale Wirkung verantwortlich sind (»geisteskrank«), darf – nicht zuletzt im Blick auf die neueste Umfrage – allerdings bezweifelt werden, zumal die Gleichsetzung Epilepsie-Kranker mit »Geisteskranken« im wesentlichen deutlich wird bei Personen mit geringer Bildung.
Daß immer noch 20% der Befragten gegen eine Eingliederung in einen adäquaten Arbeitsprozeß sind, könnte partiell mit gesamtwirtschaftlichen Schwierigkeiten zusammenhängen (s. aber auch unten). Integrationsbemühungen von Epilepsie-Kranken sind eben in Zeiten stärkerer Arbeitslosigkeit – vielfach gefährdete Arbeitsplätze – möglicherweise weniger erfolgreich.
Wichtiger für diese Ablehnung aber könnte die berechtigte Sorge um das Wohlergehen der Kranken oder auch die geringe Bildung bzw. der geringere Kenntnisstand vor allem in Orten mittlerer Größe sein.

Vorurteile – Gründe für Abbau

»Epilepsie – Kampf gegen Vorurteile« lautete der Titel eines 1979 publizierten Leitartikels in »Ärztliche Praxis« (5). Dieser, vor Jahren sicherlich notwendige Kampf – mit dem entsprechenden Einsatz gewissermaßen an breiter Front – ist jedoch heute nicht mehr in dem Maße erforderlich, was nichts mit einem Nachlassen engagierten Bemühens zu tun hat.
Es gibt aber viele *Hinweise*, die dafür sprechen, daß Epilepsie-Kranken im Rahmen einer positiven Einstellung weiter Bevölkerungskreise *besser* geholfen wird als je zuvor:
1. Die Diskriminierung Anfallkranker ist durch immer weniger anzutreffende Vorurteile geringer geworden, was auch einer soeben publizierten Studie zu

entnehmen ist. Danach wird in der stereotypen Vorstellung von Lehrern das Profil Epilepsie-Kranker mehr dem organisch Kranker (Herzkranker) als dem »Geistesgestörter« zugeordnet (7). Erfolgreichere und gezielte – medikamentöse und psychosoziale – Therapien in spezialisierten Institutionen (z. B. in Bezirks-, Nerven- bzw. psychiatrischen Krankenhäusern) haben die Situation für Patienten mit Epilepsien in den letzten Jahren ganz allgemein verbessert. Aber auch den sog. Problempatienten ist heute im Rahmen engmaschiger Betreuung (u. a. Bestimmung von Serumkonzentrationswerten applizierter Antiepileptika) ambulant oder in Spezialabteilungen besser zu helfen.

2. Wie der mehr oder weniger stetige Liberalisierungsprozeß, auch in der Bundesrepublik Deutschland, zeigt, spielen sozioökonomisch bedingte Frustrationen für die gelegentlich behaupteten »Sündenbockmechanismen« sicher keine *entscheidende* Rolle, wie die jetzigen Ergebnisse ausweisen; denn die erste Umfrage (1967) in der Bundesrepublik Deutschland fand zu einer Zeit tiefster Rezession, die zweite Befragung (1973) zum Zeitpunkt wirtschaftlichen Booms statt, während die sehr positiven Umfrageergebnisse aus 1978 eher wieder mit allgemein wirtschaftlichen Schwierigkeiten korrelieren.

3. Das Bundessozialhilfegesetz (BSHG), Gesetze wie das Ausbildungsförderungs- und das Schwerbehindertengesetz sowie Berufsfindungsmaßnahmen bieten heute weitreichende Möglichkeiten, Behinderten, also auch Epilepsiekranken z. B. im Wege von Eingliederungshilfen, wirksam zu helfen. Dazu gehört auch das Gesetz über die Angleichung der Leistungen zur Rehabilitation.

4. Über 1000 Ärzte aller Fachrichtungen (überwiegend Nervenärzte und Pädiater) haben sich als Mitglieder der 1958 gegründeten Deutschen Sektion der Internationalen Liga gegen Epilepsie der Bekämpfung von Anfallkrankheiten (5) verschrieben. Durch eine breit gefächerte Aufklärung (Filme, Informationsschriften – z. B. die Schrift »Anfallkrankheiten, was jeder davon wissen sollte«*), wie sie die Liga gegen Epilepsie heute verstärkt betreibt, und wie sie auch von Angehörigen Anfallkranker gefordert wird, aber auch durch Vorträge und Massenmedien wird der Kenntnisstand des Laien über die Epilepsie, vor allem deren gute Behandelbarkeit und Prognose, immer besser. Die in der Regel unmotivierten Ängste, die für eine bislang ablehnende Haltung gegenüber Anfallkranken wahrscheinlich wesentlich bedeutsamer waren als »autoritäre« Strukturen, lassen sich dadurch leichter abbauen.

5. Die seit langem bestehende Behauptung, daß Anfallkranke eine erhöhte Delinquenzrate aufweisen, ist durch Forschungsergebnisse zwar nicht widerlegt, aber korrigiert: die Delinquenzrate ist nur für den unzureichend be-

---

*) jetzt in der 8. Auflage zu beziehen über die Geschäftsstelle der Deutschen Sektion der Internationalen Liga gegen Epilepsie, Postfach 6, 7640 Kehl/Kork.

handelten und überwiegend dadurch wesensgeänderten Anteil von Epilepsie-Kranken überproportional erhöht. Eine Neigung zu sogenannter »Gewaltkriminalität« besteht jedoch nicht (in 2).

6. Die sicher nur teilweise berechtigte Kritik an der bisherigen ungünstigen »institutionalisierten« Praxis, vor allem der Psychiatrie, ist durch moderne zunehmend verwirklichte Konzepte der Diagnostik und Therapie (z. B. Anfallambulanzen mit jetzt definierter personeller Besetzung, technischer Grundausstattung und festgelegter Mindestkapazität) sowie durch die Tatsache, daß heute höchstens noch 5 % aller Anfallkranken einer längerfristigen Hospitalisierung bedürfen, für die Epileptologie praktisch gegenstandslos. Dies gilt um so mehr, als in Wort und Schrift immer wieder darauf hingewiesen wird, daß das Primat der Pathogenese nicht nur für organisch-morphologische bzw. für pathophysiologische, sondern ebenso für psychologische und soziale Zusammenhänge gilt (in 2).

7. Der forensischen Situation Epilepsie-Kranker, vor allem wenn sie unzureichend behandelt, psychisch verändert oder ungenügend aufgeklärt waren (Alkoholintoleranz!), konnte in den letzten Jahren zunehmend besser Rechnung getragen werden, wie z. B. die Analyse von Hauptverhandlungen vor Gericht, an denen der Referent als Sachverständiger teilnahm, ergibt.

8. In der privaten Unfallversicherung existierte bis zum Jahre 1976 eine Regelung, nach der Anfallkranke als nicht versicherungsfähig galten und daher trotz Beitragsleistung nicht versichert waren (§ 5/1 »Allgemeine Unfallversicherungs-Bedingungen = AUB«). Das bedeutete, daß für sie außerhalb des Bereiches der gesetzlichen Unfallversicherung eine Versicherung gegen das Risiko des Unfalles nicht möglich war. Auf Anregung der Bundesarbeitsgemeinschaft »Hilfe für Behinderte« wurde diese Vorschrift so geändert, daß nun Anfallkranke nicht mehr vollständig von der Unfallversicherung ausgeschlossen sind. Weiterhin aber gibt es für Unfälle, die durch einen Anfall verursacht wurden, keine Versicherungsleistungen (12).

Vorurteile – Gründe für ihr Weiterbestehen

Die wichtigsten *Hinweise* dafür, daß Epilepsie-Kranke auch in den letzten Jahren noch *benachteiligt* wurden, sind dagegen heute weniger zahlreich, wenngleich auch gelegentlich gravierend.

Dazu gehören:

1. Versicherungsrechtliche Maßnahmen

a) Im Gegensatz zu den Sozialversicherungen ist die Situation Anfallkranker in der *Privat-Versicherung* teilweise nach wie vor ungünstig; denn weiterhin bleiben Unfälle generell vom Versicherungsschutz ausgeschlossen, die durch einen Anfall verursacht worden sind. Dann muß gegebenenfalls durch ein medizinisches Gutachten ermittelt werden, ob ein Anfall ursächlich war. Es existiert noch heute eine Regelung in der Kraftfahrt-Insassen-Unfallver-

sicherung, nach der sich der Versicherungsschutz nicht erstreckt auf Personen, die an Epilepsie leiden (§ 17, Nr. 4 der »Allgemeinen Bedingungen für die Kraftfahrtversicherung«).
Es ist in hohem Maße diskriminierend und darüber hinaus auch unsozial, wenn ein Anfallkranker, der z. B. als Beifahrer bei einem Autounfall verletzt wurde, durch die Insassen-Unfallversicherung nicht entschädigt wird und zwar ohne Rücksicht darauf, ob dieser Unfall durch einen Anfall verursacht worden ist oder nicht (Ausschlußklausel; allerdings kann der Versicherer im Einzelfall von den »Allgemeinen Versicherungs-Bedingungen« abweichen).
b) Epilepsie-Kranke werden immer noch z. B. in der Lebensversicherungsmedizin mit teilweise zu Unrecht überhöhten Risiko-Zuschlägen belastet. Immerhin ist im Rahmen einer Umfrage an 93 Lebensversicherungen von der Mannheimer Lebensversicherungs-Gesellschaft jetzt mitgeteilt worden, »daß eine versicherungsärztliche Beurteilung um so günstiger für den Versicherungsnehmer ausfallen kann, je sorgfältiger die Diagnostik betrieben wurde und die ärztliche Überwachung erfolgt. Am wertvollsten haben sich hier die Berichte der Anfallsambulanzen der großen Kliniken erwiesen. Anfallkranke, die sich an solchen Stellen regelmäßig überwachen lassen, stellen im allgemeinen ein relativ geringes Risiko dar, so daß oft mit normalen Prämien abgeschlossen werden kann. Dabei ist eine mehrjährige Anfallfreiheit (3–5 Jahre) natürlich Voraussetzung . . .«
Immer mehr gleicht sich unter optimalen Therapiebedingungen die (derzeit unverändert) geringere Lebenserwartung der Anfallkranken derjenigen eines Kollektivs »Gesunder« an. Die Beurteilung müßte demnach viel differenzierter sein (3). Dies könnte auch bald (?) der Fall sein, denn »für diesen Personenkreis ergeben sich zunehmend günstigere Bedingungen bei Abschluß von Lebensversicherungen, wenn diese Veränderungen in die Statistiken der Lebensversicherung einfließen« (12).

2. Medizinische Maßnahmen

Die Epileptologie müßte mehr als bisher zu einem festen Bestandteil ärztlicher Aus- und Weiterbildung gemacht werden, die Fortbildung niedergelassener Kollegen muß intensiviert, die Kooperation der Ärzte mit Spezialinstitutionen verbessert werden. Noch immer berichten Epilepsie-Kranke (z. B. in Briefen an die Liga), daß sie selbst bei Ärzten Vorurteilen begegnen. Anzumerken ist in diesem Zusammenhang, daß von über 400 000 Anfallkranken wahrscheinlich nur etwa die Hälfte ausreichend versorgt wird. Im ärztlichen Sektor werden noch immer zuviele »Negativ«- oder »Verbots«-Listen (bzw. Verbotskataloge) aufgestellt, die den Bemühungen, Anfallkranke zu integrieren, eher abträglich sein können. Auch mit zunehmender Kenntnis der Familiendynamik wird die therapeutische Situation durch sehr komplexe Probleme der Eltern, der Kinder und der Eltern/Kind-Beziehung verbunden mit Angst, Schuldgefühlen und Mißtrauen erschwert.

3. Juristische Maßnahmen

Unnötiges oder unnötig langes Vorenthalten des (Prestige bedeutenden) Führerscheins kann die berufliche und soziale Karriere beeinträchtigen. Nach Angaben des Statistischen Bundesamtes sind nur 0,21 % aller Unfälle krankheitsbedingt, wobei der durch Epilepsien bedingte Anteil mit 0,3 bis 1,0 pro mille minimal ist. Nach neueren Untersuchungen empfiehlt sich die individuelle Ermittlung einer offenbar kleinen »Risikogruppe« unter Hinzuziehung einer EEG-Untersuchung als »Eignungstest bei Führerscheinbeantragung« (Ritter, in 2). Dazu könnte im Einzelfall auch die (rechtzeitige) Überprüfung der Persönlichkeitsstruktur gehören.

4. Maßnahmen der Arbeitswelt

Obwohl sehr positiv zu bewerten ist, daß 78 % der Befragten heute Epilepsie-Kranke beruflich integrieren möchten, deutet doch die ablehnende Haltung bei 20 % darauf hin, daß einer Gleichstellung noch immer gewisse Bedenken entgegenstehen. Diese können in der Tat dann berechtigt sein – und werden auch konkret geäußert –, wenn Störungen der Arbeit und Produktionsverluste (durch Anfälle, Antriebs- oder Affektstörungen) auftreten. Von Arbeitnehmern werden möglicherweise auch Haftpflichtansprüche befürchtet. Die wenigen vorliegenden nichtrepräsentativen Untersuchungen zu diesem Problemkreis in der Bundesrepublik Deutschland, die auch länger zurückliegen (z. B. von Janzik und Mitarbeitern [in 2] sowie Kronenberg [8] und Last [9]) lassen jedoch nur sehr bedingt Rückschlüsse auf negative Haltungen Epilepsie-Kranken gegenüber zu. Aussagekräftige neue Untersuchungsergebnisse liegen zur Zeit nicht vor.
Erst kürzlich wurde immerhin geäußert – und dies ist sehr positiv zu vermerken –, »ähnlich den Richtlinien der Deutschen Sektion der Internationalen Liga gegen Epilepsie über die Aufnahme von Anfallkranken in den Beamtenstand Maßstäbe zu formulieren, anhand derer es Arbeitgebern ermöglicht wird, die Eignung anfallkranker Arbeitnehmer für bestimmte Arbeitsplätze oder Arten von Arbeitsplätzen festzustellen. Diese Maßstäbe müßten in geeigneter Weise den Betroffenen über die Organisationen der Arbeitgeber und der Arbeitnehmer zur Kenntnis gebracht werden« (12).

Zusammenfassung

Die von 1967 bis 1978 intensivierte, insgesamt dreimalige Befragung eines repräsentativen Bevölkerungsquerschnitts in der Bundesrepublik läßt heute mit höherer Wahrscheinlichkeit als vor 3 Jahren die Aussage zu, daß im Hinblick auf die Einstellung der Bevölkerung gegenüber Anfallkranken eine zunehmend positive Entwicklung zu registrieren ist. Restriktive Ansichten von überwiegend weniger gebildeten Befragten aus kleineren Städten werden weniger geäußert. Die positiven Umfrageergebnisse könnten Auswirkungen erfolgreich gewordener mehrdimensionaler Therapie sein, die mit dem Rückgang von Verhaltensstörungen eines Teils der Anfallkranken korreliert. Bisher allerorten festzustellende irrationale Ängste dürften dementsprechend mehr und mehr zurückgehen, wie auch die Entwicklung in den USA bis 1979 zeigt. Dort wurde kürzlich anhand einer Umfrage festgestellt, daß das Ausmaß der Stigmatisierung nicht durch die Krankheit Epilepsie sondern z. B. durch die Diskriminierung im Beruf und durch auferlegte krankheitsbedingte Beschränkungen bestimmt wird (11). Wo es vertretbar ist, gilt es diese abzubauen und vor allem dem Irrglauben entgegenzuwirken, daß Anfallkranke hilflos, geistig behindert, ja psychisch gestört seien. Auch Selbsthilfegruppen können dazu beitragen (13).

Literatur

1. Caveness, W. F. and G. H. Gallup Jr.: Public Attitudes toward Epilepsy. Epilepsia *21,* 509–518 (1980). – 2. Diehl, L. W.: Unser Mitmensch, der Anfallkranke. Konsequenzen aus Veränderungen in der Einstellung der Bevölkerung zur Epilepsie in der Bundesrepublik. Ärztl. Prax. XXVII, *78,* 3031–3032 (1975). – 3. Diehl, L. W.: Verbesserung der Lebenserwartung durch Antiepileptika und Präventiv-Medizin. Lebensvers. Med. *1,* 25–31 (1977). – 4. Diehl, L. W. und G. Hauck: Veränderungen in der Einstellung der Bevölkerung zur Epilepsie in der Bundesrepublik Deutschland seit 1967. Nervenarzt *46,* 519–524 (1975). – 5. Doose, H. und M. Finke: Epilepsie – Kampf gegen Vorurteile. Ärztl. Prax. XXXI, *12,* 455 (1979). – 6. Finke, M.: Die Einstellung der Bevölkerung in der Bundesrepublik Deutschland zur Epilepsie. Nervenarzt *52,* 581–584 (1981). – 7. Gallhofer, B., E. Raab, G. Ladurner, H. Lechner: Bekanntschaft mit Epileptikern und Einordnung des Epileptiker-Stereotyps bei Lehrern. Nervenarzt *51,* 616–618 (1980). – 8. Kronenberg, R.: Über die rechtliche und praktische Hilfe zur Eingliederung von Anfallkranken in den Arbeitsprozeß mit einem Katalog geeigneter Berufe. Inaugural-Dissertation, Berlin 1974. – 9. Last, G.: Der Kassenarzt *17,* 3323 (1977). – 10. Remschmidt, H.: Vorurteile gegenüber Anfallkranken. Nervenarzt *43,* 197–200 (1972). – 11. Ryan, R., K. Kempner and A. C. Emlen: The Stigma of Epilepsy as a Self-Concept. Epilepsia *21,* 433 (1980). – 12. Steinmeyer, H.-D.: Rechtliche Probleme bei der Rehabilitation von Anfallkranken. Rundbrief *63,* 20–25 (1979); Deutsche Sektion der ILAE. – 13. Zitat in »Mannheimer Morgen« *123* (1980): Krankheit mit sozialem Makel. Epilepsie stößt auf Vorurteile (Selbsthilfegruppe für Anfallkranke gegründet / Um sachliche Aufklärung bemüht).

Einnahmeverhalten von Epilepsiekranken

Bedingungen

Heute kann davon ausgegangen werden, daß 25 bis 40 % (7) bzw. 50 % (6) ambulant und 10 % stationär behandelter Patienten die verordnete Medizin nicht einnehmen. Tatsache ist auch, daß Frauen bezüglich verordneter Antiepileptika weniger kooperativ sind. Dasselbe gilt für junge und alte, niedrig intelligente und geistesschwache Menschen (4). In den letzten zwei Jahrzehnten wurde eine Reihe von Gründen für unzuverlässige Medikamenteneinnahme (angelsächsisch: non-compliance) wiederholt beschrieben. Wenn man sich deutlich macht, daß z. B. Entstehung, Manifestation und Verlaufsdauer von Epilepsien nur mehrkonditional zu verstehen sind, daß die Krankheitsgruppe Epilepsie in ganz besonderem und sehr unterschiedlichem Maß Einfluß nimmt auf die persönliche, berufliche und psychosoziale Entwicklung der Kranken, wird verständlicher, daß auch das Einnahmeverhalten dieser Patienten sehr unterschiedlich und im Einzelfall schwer abzuschätzen ist. Dementsprechend sind bisher vorgelegte Untersuchungsergebnisse nicht immer widerspruchsfrei.

Die Nichtbefolgung ärztlicher Einnahmeverordnungen bei Epilepsiekranken oder auch eine unregelmäßige Einnahme von Antiepileptika ist ein Teil eines großen, bisher nicht ausreichend gelösten Problems in der Medizin. Wie viele soziale Verhaltensweisen ist auch dieses Verhalten sehr komplex, was bereits aufgrund des bisher Gesagten verständlich wird. Nur ein mehrdimensionales Modell vermag hier erklärend zu helfen.

Im wesentlichen kann das Einnahmeverhalten auf fünf Faktoren zurückgeführt werden:

1. psychische Faktoren,
2. organische Faktoren,
3. soziale Faktoren,
4. Art und Inhalt therapeutischer Anweisungen,
5. Arzt/Patient-Beziehung.

Psychische Faktoren – Verdrängung und Wünsche

Die Zuverlässigkeit, mit der ärztliche Anweisungen befolgt werden, hängt zunächst von der Einstellung des Kranken zu seiner Gesundheit ganz allgemein ab. Empirische Untersuchungen haben generell gezeigt, daß sehr starke ebenso wie sehr geringe Angst vor Krankheit die Kooperationswilligkeit gleichermaßen herabsetzt. Für den Epilepsiekranken ist es typisch, daß er bei subjektiver Einschätzung seiner Erkrankung diese häufig für we-

niger gravierend hält als der Arzt, der über spezielle Kenntnisse verfügt. Nicht wenige Anfallkranke bagatellisieren die Schwere ihrer Epilepsie, vor allem wenn sie ihr Leiden infolge häufiger Bewußtseinsstörung nur im »Spiegel der Umwelt« (Schulte), also einer Fremdbeurteilung erleben. Es kann aber auch sein, daß »milde« psychomotorische Anfälle nicht weiter beachtet werden oder die Behandlung nicht mehr für nötig gehalten wird, da zumindest große Anfälle nicht mehr auftreten (8). Andere beobachten sich und die Reaktionen der Außenwelt eher angstvoll. Aus ihm entgegengebrachtem aggressivem Verhalten kann der Arzt häufig schließen, daß der Patient den Stellenwert seiner Krankheit nicht wahrhaben will. Dies kann z. B. mit der Schwere, aber auch mit der Dauer der Epilepsie zusammenhängen: Verdrängungsmechanismen oder eine bestimmte Einstellung zur Epilepsie oder zum Therapeuten können wirksamer sein als Informationen. Dies gilt vor allem, wenn der Patient den Arzt, der ihm ja über die Krankheit mehr oder weniger eingehend berichtet, eher als Gegner denn als Helfer sieht. Entwikkelt sich so dem Arzt gegenüber Mißtrauen, kann sich diese Haltung auch auf die Befolgung von Verordnungen beziehen; denn der Patient steht einer behaupteten guten Wirkung des Medikaments dann zumindest skeptisch gegenüber. Dies gilt um so mehr, wenn Arznei-Nebenwirkungen auf psychischem oder somatischem Gebiet als störend, lästig oder sedierend – unangenehmer als die Anfälle selbst – erlebt werden, sich der Patient in seinem beruflichen und familiären Alltag besonders behindert fühlt (3), und wenn die Zusammenarbeit durch die Verordnung zu vieler Medikamente und zu vieler Einzelgaben erschwert ist. Nichtrepräsentative Untersuchungen haben außerdem gezeigt, daß die regelmäßige Einnahme von Medikamenten davon abhängt, ob medikamentöse Nebenwirkungen angenommen werden oder nicht. Die Annahme solcher unerwünschter Begleiteffekte war abhängig vom Grad der Informiertheit des Epilepsiekranken durch den Arzt (2). Dazu gehört auch das Wissen über »Hauptwirkungen, das bedeutungsvoller zu sein scheint als das Problem der Nebenwirkungen« (3).
Gelegentlich gibt es Epilepsiekranke, die glauben, daß bei der Schwere ihrer Erkrankung eine Tablettenbehandlung nicht ausreicht. Diese Patienten wünschen dann Injektionen. So kann das Bedürfnis des Patienten signalisiert werden, eine Mitwirkung an der Therapie abzulehnen. Auch der Wunsch nach Operation kann bedeuten, sich von der aktiven Mitarbeit am Genesungsprozeß zu distanzieren. Hinter – relativer oder absoluter – Ablehnung der Behandlung kann sich auch der unbewußte (bewußtseinsnahe oder bewußtseinsferne) Wunsch verbergen, nicht gesunden zu wollen. Es gibt Patienten, die speziell aus der Krankheit Epilepsie so viel profitieren, daß ihnen das Leiden unverzichtbar erscheint, oder sie wehren doch Maßnahmen ab, die einer Besserung dienen. Der Wunsch, Rentenansprüche vorzeitig durchzusetzen, kann hinter diesen Bestrebungen stehen. Vorboten, Auren oder der Anfall selbst können Lustgewinn bringen. Die nach Manifestation der Krankheit erfahrene positive Zuwendung der Umwelt, z. B. der Eltern, kann

– vor allem bei Kindern – entscheidend dafür sein, die Krankheit nicht missen zu wollen. Es ist auch möglich, daß Eltern die Heilung ihres anfallkranken Kindes gar nicht wollen, weil das Leiden zum Teil einer neurotischen Entwicklung innerhalb der Familie geworden ist. Krankheit kann eine Alibifunktion für eigenes Versagen haben in dem Sinne: Wir hätten mehr Geld, mehr Zeit, mehr Initiative für berufliche oder kommunikative Belange, wenn das Kind nicht krank wäre. Auch kann die Mutter durch die Pflege des kranken Kindes eine stets positive Bewertung ihrer Umwelt erfahren. Dann wird Krankheit benötigt, um nicht an Wert zu verlieren (5). Von Bedeutung ist also auch z. B. aus »rollentheoretischer« Sicht zu erkennen, ob der Patient oder die Angehörigen evtl. eine andere Rolle spielen wollen als vom Arzt intendiert (9).

Organische Faktoren – »Wesensänderung« und Demenz

Viele Epilepsiekranke leiden – zumindest für bestimmte Strecken ihres Lebens – an übermäßiger, oft dysphorisch-depressiv getönter Verstimmbarkeit. Ein Teil dieser nicht selten auch aggressiven Verstimmungen ist Ausdruck einer unbefriedigenden antiepileptischen Medikation. Diese haben Arzt und Patient gleichermaßen zu verantworten. Viele Epilepsiekranke gehen nach wie vor nicht in eine fachärztliche Sprechstunde und riskieren als Folge zahlreicher Anfälle »Wesensänderung« und auch Demenz. Bei einer Demenz mit Intelligenz- und Gedächtnisstörungen liegt nahe, daß die Medikamenteneinnahme unzuverlässig und unregelmäßig sein kann. Bei »Wesensänderung« ist zu bedenken, daß häufig eine ungeeignete Medikation oder zu hohe Dosierung zu einem (leichten oder mittelschweren) reversiblen, pharmakogenen Durchgangssyndrom führen kann. Dieses kann als irreversibles organisches Psychosyndrom – eben als »Wesensänderung« – imponieren (1).

Die Ursache der Entstehung einer »Wesensänderung« mit oft verminderter Vigilanz und chronischer Verstimmbarkeit ist jedoch nur mehrkonditional zu verstehen: Neben der Medikation sind es sich entwickelnde Verhaltensstörungen als Reaktion auf Ablehnung und Diffamierung des Kranken durch die Umwelt. Auf dem Boden einer konstitutionsbiologischen Anlage ist eine (auch prämorbid) kontinuierlich fortschreitende Persönlichkeitsänderung von Belang. Schließlich sind organische Rückwirkungen infolge anfallbedingter (anoxämischer) Hirnschädigung bedeutsam. Nicht immer lassen sich auch im Längsschnitt eine »Wesensänderung« und eine Demenz eindeutig unterscheiden, zumal häufig Amalgamierungen vorliegen. Bei letzteren kann es sich dann um eine Scheindemenz handeln, wenn der Kranke lange Zeit falsch dosiert, sich zusätzlich (z. B. Hypnotika) verordnet und – öfter – der Arzt ein falsches Dosierungsschema mit zu hohen Serumwerten der applizierten Antiepileptika anwendet. Heute steht fest, daß eine schon manifeste »Wesensänderung« beeinflußbar ist, daß ihre Entstehung häufig verhindert werden kann. Es handelt sich nicht um etwas schicksalhaft Hinzunehmendes (siehe unten). Angeblich dauerhaft geändertes Wesen eines Epilepsiekranken ist nicht selten lediglich als psychosozial oder medikationsbedingtes abnormes Funktionieren und Reagieren zu verstehen. Ein konfliktbesetztes Milieu kann durch psychotherapeutische Maßnahmen saniert werden. Weite Teile der Bevölkerung sind bezüglich der Problematik der Epilepsie noch immer unzureichend aufgeklärt. Demzufolge haben auch Anfallkranke zum Teil noch nicht genug Vertrauen in moderne, sichere Diagnostik und Therapie. Der Patient muß deshalb besonders von sach- und fachkundigen (Nerven-)Ärzten geduldig und ausreichend informiert werden; dann ist in einem sich positiv verstärkenden System zu erwarten, daß auch Epilepsiekranke die Medikamente zuverlässiger einnehmen.

Soziale Faktoren – situatives Verhalten

Der Kranke wird eine Behandlung um so eher ablehnen, je mehr die Umgebung Patienten mit Epilepsie ablehnend gegenübersteht. Dann kann die Angst, am Arbeitsplatz, unter Freunden oder bei der Verlobten aufzufallen, immer größer werden, und das Verhalten des Patienten wird für Nicht-Betroffene immer schwerer nachvollziehbar. Schon die Tatsache, nach dem Grund für wiederholte Tabletteneinnahme befragt zu werden, kann besonders in bestimmten Situationen, d. h. in Gegenwart anderer, das Weglassen der Medikamente bewirken. Das hat natürlich prompt erneut Anfälle zur Folge. Ein Circulus vitiosus entwickelt sich, da entweder gar nicht, unregelmäßig oder auch auf eigene Initiative und im Schuldbewußtsein, »vergessen« zu haben, zu viel eingenommen wird. Wichtig ist, daß besonders die Familie den Kranken verständnisvoll unterstützt, damit die Behandlung sorgfältig durchgeführt wird.

Unverständnis ist ein ebenso erheblicher Störfaktor wie schlechte Lebensbedingungen. Ein primär niedriger sozioökonomischer Status, länger dauernde Arbeitslosigkeit oder die Notwendigkeit eines häufigen Arbeitsplatzwechsels können sich ungünstig auswirken. Der Kranke kann, gemessen an solchen Faktoren, sein Leiden eher für belanglos halten. Möglich ist aber auch, daß der Patient die Krankheit, die sein Leben – seine Rollenerfüllung – beeinträchtigt, so hoch einschätzt, daß er das Leiden – auch aus Angst vor diagnostischen Maßnahmen im Krankenhaus – nicht wahrhaben will und es so unbedeutend wie möglich zu machen versucht.

Aus psychologischer Sicht erfordert jede medizinische Anweisung vom Patienten eine bestimmte Verhaltenseinstellung. Es liegt nahe, daß der Kranke diejenigen Anordnungen am meisten befolgen wird, die seine Lebensgewohnheiten nicht nennenswert beeinträchtigen. Die wiederholt geäußerte Behauptung, daß Antiepileptika unregelmäßig eingenommen werden, wenn mehr als eine Dosis bzw. mehr als ein Medikament pro Tag verordnet werden – »weil dann der Überblick verloren geht« (4) – kann jedoch zumindest

im Hinblick auf Epilepsiekranke nicht unwidersprochen bleiben. Dies gilt auch unter Berücksichtigung von – allgemeinen – Befragungsergebnissen, die zeigten, daß 70% der Patienten, die ihre Medikamente viermal täglich einnehmen mußten, vorgeschriebene Anordnungen nicht befolgten; bei rezeptierter Einmal-Dosierung »vergaßen« nur 7% der untersuchten Patienten diese Medikation (5). Wir konnten im Rahmen eines Untersuchungsprojektes selbst bei ambulanter Therapie komplizierter Epilepsien (= gemischte Epilepsien und psychische Störungen bei N = 38) anhand regelmäßiger, relativ engmaschiger Kontrollen feststellen, daß auch zwei Antiepileptika, sogar wenn sie dreimal täglich verordnet wurden, sehr regelmäßig eingenommen werden. Wesentlich war dabei offenbar, daß die Dosierung jeweils so gewählt werden konnte, daß direkte negative psychotrope Effekte vermieden und diese auch nicht indirekt über unerwünschte körperliche Wirkungen hervorgerufen wurden, daß durch besseres Arzt/Patient-Vertrauensverhältnis und positive Verhaltensmodifikation beim Patienten die Fähigkeit individueller Krankheitsbewältigung verstärkt wurde, sich soziale Konflikte verringern ließen (1).
Selbstverständlich ist, daß die Verordnung nicht so kompliziert sein darf, daß sie vom Patienten nicht mehr verstanden werden kann.

Therapie und Therapiedauer

Je länger die Behandlung anhält, je mehr die Beschwerden nachlassen und sich Zahl und Gewicht der Krankheitssymptome verringern, desto mehr ist der Kranke bereit, die Therapie abzubrechen. Allgemeinuntersuchungen haben gezeigt, daß die Bereitschaft, ärztliche Anordnungen zu befolgen, mit deren Geltungsdauer nachläßt. Dies trifft für die Therapie von Epilepsiekranken dann zu, wenn bei Anfallfreiheit oder guter Anfallbeherrschung die Notwendigkeit engmaschiger ambulanter Kontrollen nicht mehr gegeben scheint. Arzt und Patient können dann gleichermaßen unzureichend motiviert sein, die letzte und eigentlich entscheidende Strecke auf dem Weg zur völligen Genesung konsequent – d. h. sorgfältig bezüglich einer kontrolliert zu reduzierenden Medikation – zurückzulegen. Zu erwähnen ist, daß der Kranke sich um so eher berechtigt fühlt, die Verordnung zu ändern, je häufiger und unbegründeter der (offensichtlich unsichere) Arzt die Medikamente wechselt (5).
Der ausreichend informierte Patient mit Epilepsie ist aber keineswegs geängstigt, wenn er über weite Strecken seines Lebens hohe Dosen (»ausdosiertes« Medikament), d. h. auch viele Tabletten einnehmen muß. Wir konnten feststellen, daß z. B. auch 10 bis 12 Tabletten Carbamazepin in drei Dosen täglich bei relativ engmaschiger Kontrolle ganz regelmäßig dann eingenommen werden, wenn der Kranke die Besserung seiner Befindlichkeit wahrnimmt und die neu – oder wieder – geschaffenen Möglichkeiten der Rehabilitation erlebt (1).

Die Arzt/Patient-Beziehung – Motivierung durch Überzeugung

Im Hinblick auf die Befolgung bzw. Nichtbefolgung ärztlicher Anweisungen ist das ärztliche Verhalten im Kommunikationsprozeß von großer Bedeutung. Die Zeitschrift »Arzt und Patient – Zeitschrift für Zusammenarbeit« befaßt sich regelmäßig mit entsprechenden Problemen. Es leuchtet ein – und konnte bewiesen werden –, daß diejenigen Patienten, die mit dem Arzt oder der Behandlung unzufrieden sind, die ärztlichen Anordnungen weniger befolgen als zufriedene Kranke. Nun ist der Zusammenhang zwischen der Zufriedenheit des Patienten mit dem Arzt und der Zuverlässigkeit nicht einfach und direkt. Wenn z. B. ein eher autoritär dominierender Patient von einem wenig energischen, eher gleichgültig, d. h. wenig informativ und überzeugend wirkenden Arzt behandelt wird, ist die Wahrscheinlichkeit, daß dieser Kranke die Praxis zufrieden verläßt, ebenso groß wie die, daß er die ärztlichen Anweisungen nicht befolgt. Der Arzt darf auf wiederholte Fragen des Patienten nach der Effektivität der Medikamente keinesfalls kurz und unwillig reagieren. Dies könnte eher auf Unsicherheit hinweisen als das Gefühl der Sicherheit vermitteln.

Wahrscheinlich wird es jenem Arzt am besten gelingen, seine Verordnung durchzusetzen, der fähig ist, eine gleichmäßig freundliche Grundstimmung bei konsequenter Haltung auszustrahlen und schon dadurch zu überzeugen. Ängste und Widerstände des Patienten müssen dabei nicht nur perzipiert, sondern auch thematisiert werden. Es ist selbstverständlich, daß gerade ein Patient, der an einer mit vielen Vorurteilen belasteten Krankheit leidet, über Krankheitsursachen, Diagnose und Prognose in verständlicher Sprache aufgeklärt sein möchte. Dies ist ein besserer Garant für die Zuverlässigkeit der Tabletteneinnahme als der ständige Hinweis darauf, wie wichtig es ist, daß alle Anweisungen genau eingehalten werden. »Compliance« ist dann besonders zu erwarten, wenn auf die sozialen und persönlichen Belange des Kranken Rücksicht genommen wird (z. B. günstige Zeitpunkte der Medikamenteneinnahme, 3). Der Arzt soll das Instrument der Bestimmung von Serumwerten gerade auch initial dazu benutzen, den Kranken über Kontrollen zur Mitarbeit zu bewegen. Wenn Serumwert-Bestimmungen ergeben, daß der Patient keine Medikamente genommen hat, läßt sich auch eine klare Aussage darüber machen, daß subjektiv geklagte Beschwerden nicht dem verordneten Antiepileptikum zuzuschreiben sind. Andererseits sollten Nebenwirkungen der Medikamente nicht bagatellisiert, sondern vielmehr mit dem Kranken besprochen werden, um ihn zu entängstigen. Auch hier kann die Ermittlung der Serumwerte hilfreich sein. Wenn zu erwarten ist, daß die Umgebung des Kranken auf sein Verhalten Einfluß nimmt, sollten diese Bezugspersonen, zumindest vorübergehend, in die Therapie einbezogen werden.

Die sorgfältige Durchführung einer notwendigen Langzeitbehandlung wird, wie wir sahen, dann möglich sein, wenn der Patient durch seine Einstellung zu Gesundheit und Krankheit ausreichend zu dieser Therapie motiviert ist; dabei werden die psychische und die soziale Situation des Kranken von erheblicher Bedeutung sein; man muß sie berücksichtigen.

Zusammenfassung

25 bis 50 Prozent aller Epilepsiekranken nehmen verordnete Antiepileptika nicht ein. Die Gründe für dieses schwerwiegende Therapiehindernis sind vielschichtig. Im wesentlichen ist die Zuverlässigkeit der Einnahme abhängig von psychischen, organischen sowie sozialen Faktoren, von Art und Inhalt therapeutischer Anweisungen und vom Arzt/Patient-Vertrauensverhältnis. Bei der chronischen Krankheit Epilepsie, die eine stets zu überprüfende Langzeitmedikation erfordert, wird das »Arzt/Patient-Bündnis« immer neu zu schließen sein.

Literatur

1. Diehl, L. W.: Treatment of Complicated Epilepsies in Adults. S. Karger, Basel/München/Paris/London/New York/Sydney 1978. – Die Therapie komplizierter Epilepsien im Erwachsenenalter. Ciba-Geigy, Wehr/Baden 1978. – 2. Janzik, H. H., I. Schmitz and K. Mayer: Psychosocial Factors in the Rehabilitation of Patients suffering from Epilepsy. In: D. Janz (Ed.): Epileptology (Proceedings of the Seventh International Symposium on Epilepsy, Berlin [West], June 1975); Thieme, Stuttgart 1976. – 3. Linden, M.: Therapeutische Ansätze zur Verbesserung von »Compliance«. Nervenarzt *50,* 109–114 (1979). – 4. Lund, M.: Indication for and Compliance with Antiepileptic Treatment. In: D. Janz (Ed.): Epileptology (Proceedings of the Seventh International Symposium on Epilepsy, Berlin [West], June 1975); Thieme, Stuttgart 1976. – 5. Malzahn, B.: Zur psychologischen Beurteilung der unregelmäßigen Antiepileptika-Einnahme. Vortrag auf dem Kolloquium über die Bestimmung von Antiepileptika in Körperflüssigkeiten; Berlin, 13. September 1975. – 6. Poser W., S. Poser und G. Ritter: Pharmakotherapie der Epilepsien. Internist *18,* 101 (1977). – 7. Windorfer A., H. M. Weinmann und S. Stünkel: Laborkontrolle bei Langzeittherapie mit Antiepileptika. Mschr. Kinderheilk. *125,* 122 (1977). – 8. Zielinski, J. J.: People with Epilepsy, who do not consult physicians. In: Janz, D. (Ed.): Epileptology. Thieme, Stuttgart 1976, pp. 18–23. – 9. Hermann, U.: Medizinisch-soziologische Analyse der Einflußfaktoren auf »Compliance«. Nervenarzt *50,* 102–108 (1979).

Pränatale Schädigung bei antiepileptischer Langzeitmedikation

Ob und in welchem Umfang Antiepileptika beim Menschen mutagene und vor allem teratogene Effekte haben, wird seit rund 15 Jahren (9) zunehmend diskutiert. Bei der Abschätzung des Risikos pharmakoninduzierter Anomalien der Pränatalentwicklung werden grobe morphologische Mißbildungen und Abnormitäten im mikromorphologischen oder funktionellen Bereich unterschieden (13). Gerade die zuletzt genannten Möglichkeiten einer Fehlentwicklung im Enzym-, Hormon-, Immunsystem oder im Hinblick auf die geistige Entwicklung können schwerwiegend, weil kaum korrigierbar sein (13). Ausgehend von den bis 1974 bzw. 1976 publizierten Studien, die Janz (7, 8) kritisch würdigte, läßt sich aber ein kausaler Zusammenhang zwischen Frucht- bzw. Keimschädigung und der Wirkung von Antiepileptika beim Menschen bisher statistisch nicht eindeutig sichern. Zwar ist auch nach dem neuesten Kenntnisstand das relative Risiko, ein Kind mit kongenitalen Anomalien zur Welt zu bringen – möglicherweise nur – 1,6mal (15) höher als für eine Frau ohne Epilepsie; dennoch bleibt bis jetzt das entscheidende Problem, daß morbogene, pharmakogene und andere Faktoren nicht voneinander getrennt werden können. In Betracht gezogen werden muß z. B., daß das ungeborene Kind sowohl durch die antikonvulsive Langzeit-Pharmakotherapie als auch durch die Anfälle der Schwangeren geschädigt werden kann (wobei zu bedenken ist, daß während der Gravidität bei 45 % der Epilepsiekranken die Anfallhäufigkeit gesteigert, bei 50 % gleichbleibend und nur bei 5 % vermindert ist).

Eine vorsichtige Verringerung der Antiepileptika-Dosis bzw. eine Vereinfachung des medikamentösen Langzeitregimes darf zu Beginn oder im Verlauf der Schwangerschaft nur dann erwogen werden, wenn Anfälle seit längerer Zeit selten auftraten und nicht schwer verliefen. Dabei wird man sich auch an der Anfallfrequenz vor Beginn der antiepileptischen Langzeitmedikation orientieren und an solchen anfallunterdrückenden Dosierungen, die sich möglichst aus den niedrigsten Serumkonzentrationswerten des jeweils empirisch ermittelten »therapeutischen Bereiches« eines Antiepileptikums (siehe auch unten) ergeben. Möglicherweise läßt sich dadurch gerade während der kritischen Zeit der Schwangerschaft, vom 20. bis zum 40. Tag, das Risiko einer Entwicklungsschädigung vermindern.

Zu bedenken ist weiterhin, daß es bei einer Epilepsiekranken, ebenso wie bei graviden Frauen ohne Anfallsleiden, folgende Risikofaktoren für Mißbildungen des Kindes gibt: genetischer Hintergrund, ungünstiger sozioökonomischer Status und Probleme bei der Partnerwahl, aber auch viele andere, nur zum Teil faßbare Noxen. Dazu gehören u. a. Rauchen, Alkoholkonsum, Blutungen, Bakteriurie, Stoffwechselstörungen wie Diabetes, Gestose und Toxoplasmose während der Schwangerschaft. Vielleicht im Hinblick auf diese vielfältigen Schädigungsmöglichkeiten und die dadurch erschwerte

Beurteilbarkeit von kongenitalen Anomalien vertritt Janz jetzt sogar die Auffassung, daß sich die »aufgrund neuer Untersuchungen nicht zu bejahende« Frage einer teratogenen Wirkung von Antiepileptika »immer mehr zu einer Frage nach genetischen und Umweltbedingungen für gewisse Störungen in der körperlichen und seelischen Entwicklung von Kindern epileptischer Mütter verschiebt«. Dieses Problem »kann nicht ohne Einbeziehung von Vaterkindern und nicht ohne einen Vergleich der pränatalen mit der postnatalen Entwicklung beantwortet werden« (8).

Kein »typisches« Mißbildungssyndrom

So ist denn die Sammlung von Mißbildungen und deren Zuordnung zu einer Antiepileptika-Medikation der Mütter im Rahmen methodisch einwandfreier Studien nicht unproblematisch. Unter den bei antiepileptischer Langzeittherapie wiederholt beschriebenen kongenitalen Anomalien fanden sich am häufigsten orofaziale Spaltbildungen, Herzfehler, Skelettanomalien, Hypospadien, Mikrozephalien und Anenzephalien, Neuralrohranomalien, Darmatresien und Hydrozephalien. Meadow beschrieb 1970 und zusammen mit Speidel 1972 ein »spezifisches« Mißbildungssyndrom mit kongenitalen Herzfehlern, Lippen- und Gaumenspalten, Trigonozephalie oder Mikrozephalie und verschiedenen kleinen Anomalien (in 8). Im Rahmen eines – sehr umstrittenen (in 8) – »fetalen Hydantoin-Syndroms« (14) wurde ein variables, ganz anders geartetes Muster von Wachstums- und Entwicklungsstörungen mit überwiegend kleineren Anomalien beschrieben.
Publikationen der letzten Jahre (4, 8) befaßten sich nun überwiegend mit der Darstellung dieser zuletzt genannten Abweichungen von der Norm, ohne dafür ein bestimmtes Antiepileptikum zu verdächtigen. Der jetzige Stand der Forschung scheint denn auch eher darauf hinzuweisen, daß es ein »typisches«, durch Antiepileptika bedingtes Mißbildungssyndrom oder eine ganz bestimmte – wie vermutet wurde, sogar kumulierende (5) – teratogene Potenz dieser Medikamente nicht gibt, auch wenn der Stellenwert der Antiepileptika sicher nicht vernachlässigt werden sollte.

Antiepileptika-Kombinationen und erhöhtes Risiko

Die Beurteilung des Risikos kongenitaler Anomalien durch eine antikonvulsive Therapie wird auch dadurch erschwert, daß nicht selten mit mehreren Antiepileptika kombiniert behandelt wird. Dadurch sind einerseits keine Rückschlüsse auf mögliche teratogene oder mutagene Effekte der einzelnen Substanzen möglich, andererseits müssen eventuelle schädliche Wirkungen aus der Kombination bedacht werden. Wiederholt wurde darauf hingewiesen, daß man die Kombination von Medikamenten während der Schwangerschaft weitgehend vermeiden und sich auf so wenig Substanzen wie nötig – möglichst nur ein Antiepileptikum – beschränken sollte, um Risiken gering zu halten. Dies läßt sich jedoch häufig nicht realisieren, zumal die immer wieder erhobene Forderung besteht, schwangeren Patientinnen mit Epilepsie eine für die Anfallfreiheit oder doch bestmögliche Anfallreduktion nötige Medikation nicht vorzuenthalten. Bei komplizierten Epilepsien (= Vorhandensein von Anfällen und/oder psychischen Störungen) z. B. kann eine Therapie mit zwei Antiepileptika unerläßlich sein (3). Heute müssen wir auch davon ausgehen, daß aus klinischer Sicht ein Antiepileptikum nicht immer bis an die sogenannte Toleranzgrenze – also bis zum Auftreten von Nebenwirkungen – ausdosiert werden kann. Außerdem ist noch unbekannt, ob ein Zusammenhang zwischen hohen Dosen applizierter Antiepileptika und einem bestimmten Mißbildungsrisiko besteht. Da sich auch die Dosis-Wirkung-Relation in Beziehung zum Gewicht der Schwangeren, zur Volumenverteilung oder zum metabolisierenden System der fetalen Leber ändern kann (2), sollte sich eine Therapie mit zwei Antiepileptika bzw. mit mehreren unbedingt zu verordnenden Medikamenten immer an Serumkonzentrationswerten orientieren.

Vorläufige Empfehlungen

Besonders im Hinblick auf die eben diskutierten Probleme der möglichen Entstehung kongenitaler Anomalien stellt sich auch die Frage, welche Medikamente Schwangeren vorzugsweise verordnet werden sollten. Auch wenn heute darauf noch nicht gültig geantwortet werden kann, da aussagekräftige prospektive Studien nicht vorliegen, gibt es – trotz bestehender Widersprüche – vorläufige Hinweise für Empfehlungen aufgrund der Ergebnisse tierexperimenteller Forschung und vor allem retrospektiver Studien am Menschen.

Aufgrund von Tierexperimenten wird dem Phenytoin – allerdings nur in extrem hohen Dosen – ein teratogener Effekt zugeschrieben, und die Substanz steht nach der Studie einer WHO-Kommission »in stärkerem Verdacht, beim Menschen teratogen zu wirken« (17). Andererseits ist zu bedenken, daß Phenobarbital im Tierversuch überhaupt nicht teratogen wirkt (16), dennoch besteht auch hier der begründete Verdacht auf eine (gering) erhöhte Mißbildungsrate beim Menschen. Immerhin fällt auch auf, daß nicht nur wiederholt über Beobachtungen pränataler Schädigungen nach einer Monotherapie mit Phenytoin berichtet wurde, sondern besonders auch nach einer Kombinationsbehandlung mit Phenytoin und Phenobarbital (10) (»Hydantoin-Barbiturat – Embryopathie«). Bei der zuletzt genannten Kombination könnte neben dem Zeitpunkt der Applikation am ehesten die Dosierung für Art und Schwere der Anomalien von Bedeutung sein. Dasselbe gilt z. B. für Oxazolidine, Sukzinimide, Benzodiazepine (7).

Bereits vor Jahren hat Janz (7) die – unseres Wissens immer noch gültige – Behauptung aufgestellt, daß nach Einnahme von Na-Valproinat oder freier

Valproinsäure (z. B. Ergenyl, Convulex) während der Schwangerschaft kein mißgebildetes Kind geboren worden sei. Es kann jedoch heute davon ausgegangen werden, daß auch Carbamazepin (Tegretal, Timonil) – wenn überhaupt – nur äußerst schwach teratogen wirkt (4, 11), was auch für eine Antiepileptika-Kombinationstherapie mit Carbamazepin zutreffen könnte (Elshove et al., in 4). Immerhin wurde schon vor Jahren festgestellt, daß bis 1. 1. 1970 unter Carbamazepin-Langzeittherapie 33 gesunde Kinder von Patientinnen mit Epilepsie geboren worden sind (1). Anzumerken ist aber, daß neue Untersuchungen (6) Chromosomenaberrationen während einer Carbamazepin-Monotherapie aufdeckten und daß über 25 mißgebildete Kinder von Patientinnen mit Epilepsien berichtet wurde, die auch auf die Einnahme von Diphenylhydantoin und Carbamazepin zurückgeführt wurden (Majewski).

Festgestellt werden kann bis jetzt, daß bei einer Natrium-Valproinat- oder Carbamazepintherapie die Mißbildungsrate nicht oder doch nur unwesentlich über der Quote mißgebildeter Kinder gesunder Frauen liegt. Für das weltweit immer noch am häufigsten verwendete Phenobarbital ist nur mit einer relativ gering erhöhten Rate zu rechnen. Bei einer Primidon-Behandlung (z. B. Resimatil) ist die Mißbildungsquote vermutlich deutlich erhöht; das gleiche gilt nach einer jetzt veröffentlichten multizentrischen Studie (s. Tabelle) möglicherweise nicht für DPH (z. B. Phenhydan). Die zunehmend öfter verwendete Kombination von Phenytoin und Carbamazepin ist möglicherweise weniger teratogen als die (relativ häufige) Kombination von Phenytoin und Phenobarbital, die für Frauen mit Epilepsie im gebärfähigen Alter am besten nicht verwendet werden sollte.

Nach heutigem Kenntnisstand kann bei aller gebotenen Zurückhaltung davon ausgegangen werden, daß es ein unterschiedliches teratogenes Risiko

Mißbildungshäufigkeit bei Kindern, deren Mütter Antiepileptika während des 1. Trimesters der Schwangerschaft eingenommen hatten (12)

Mißbildungshäufigkeit	
Antiepileptikum	x^2-Test
Ethosuximid	$p < 0.30$
Pheneturide	$p < 0.05$
Phenobarbital	$p < 0.05$
Primidone	$p < 0.05$
Carbamazepin	ns
Phenytoin	ns
Valproinat	ns

beim Menschen unter Langzeittherapie mit einem, zwei, vor allem aber mit drei der verordneten Antiepileptika gibt, was von praktischer Relevanz ist besonders unter Berücksichtigung der Behandlung nach Anfallart und -verlauf. Über die Relation der eingenommenen Dosis zu den Serumkonzentrationswerten und zu einem erhöhten oder verringerten Mißbildungsrisiko bei Kindern von epilepsiekranken Frauen kann dagegen keine Aussage gemacht werden.

Zusammenfassung

Seit rund eineinhalb Jahrzehnten wird darüber diskutiert, ob die antiepileptische Langzeitmedikation pränatale Schädigungen bewirken kann. Wegen multifaktorieller Schädigungsmöglichkeiten und endgültiger Ergebnisse prospektiver Studien ist bis heute die Zusammenhangsfrage nicht eindeutig zu klären. Es bleibt aber doch zu vermuten, daß das Risiko, ein mißgebildetes oder zumindest bezüglich Entwicklung oder Wachstum geschädigtes Kind zur Welt zu bringen, für eine behandelte Patientin mit Epilepsie (speziell mit Anfällen im 1. Schwangerschaftstrimester) größer ist als für eine Frau ohne Anfallsleiden, »kleine Anomalien« kommen speziell unter Mehrfachmedikation gehäuft vor (18). Einzelnen antikonvulsiv wirkenden Substanzen oder Antiepileptika-Kombinationen kommt dabei ein unterschiedlich großer Stellenwert zu.

Literatur

1. Aspekte der Epilepsie; »Sozialmedizinische und therapeutische Aspekte der psychischen Veränderungen bei Epilepsie«. Symposium der Österreichischen Sektion der ILAE, 29. November 1968, Wien. J. R. Geigy, Basel 1970. – 2. Diehl, L. W.: Antiepileptika und Begleitmedikation – ein Problem in der Schwangerschaft. Münch. med. Wschr. 119, 857 (1977). – 3. Diehl, L. W.: Treatment of Complicated Epilepsies in Adults. A Clinical-Statistical Study. Karger, Basel/München/Paris/London/New York/Sydney 1978. – Die Therapie komplizierter Epilepsien im Erwachsenenalter. Eine klinisch-statistische Studie. Ciba-Geigy AG, Wehr/Baden 1978. – 4. Diehl, L. W. und J. Herha: Ein Beitrag zum Problem pränataler Schädigungen bei antiepileptischer Langzeitmedikation. Nervenarzt 48, 608 (1977). – 5. Goodman, R. M., M. B.-M. Katznelson, M. Hertz, D. Katznelson and Y. Rotem: Congenital Malformations in Four Siblings of a Mother Taking Anticonvulsant Drugs. Am. J. Dis. Child, Vol. 130, 884 (1976). – 6. Herha, J. and G. Obe: Chromosomal Damage in Patients with Epilepsy: Possible Mutagenic Properties of Long-Term Antiepileptic Drug Treatment. In: J. K. Penry (Ed.): Epilepsy (The eighth International Symposium). Raven Press, New York 1977. – 7. Janz, D.: Teratologische Wirkungen von Antiepileptika. In: H. Helmchen und L. Diehl (Hrsg.): Antiepileptische Langzeitmedikation. Karger, Basel 1975. – 8. Janz, D.: Haben Antiepileptika eine teratogene Wirkung bei Menschen? Dtsch. med. Wschr. 103, 485 (1978). – 9. Janz, D. und U. Fuchs: Sind antiepileptische Medikamente während der Schwangerschaft schädlich? Dtsch. med. Wschr. 6, 242 (1964). – 10. Koch, G.: Genetische Beratungen bei neurologischen und psychiatrischen Erkrankungen. Allgemeine Richtlinien. In: K. A. Flügel (Hrsg.): Neurologische und psychiatrische Therapie. Perimed, Erlangen 1978. – 11. Köhler, G.-K.: Sind Antiepileptika teratogen? Unveröffentlichtes Manuskript. – 12. Nakane, Y. et al.: Multi-institutional Study on the Teratogenicity and Fetal Toxicity of Antiepileptic Drugs: A Report of a Collaborative Study Group in Japan. Epilepsia (New York) *21,* 663 (1980). – 13. Neubert, D., H. Helge und M. Röhnelt: Zum

Problem pränataler Schädigungen bei antiepileptischer Therapie. In: H. Helmchen und L. Diehl (Hrsg.): Antiepileptische Langzeitmedikation. Karger, Basel 1975. – 14. Schinzel, A.: Fetales Hydantoin-Syndrom bei Geschwistern. Schweiz. med. Wschr. *109,* 68 (1979). – 15. Shapiro, S., S. C. Hartz, V. Siskind, A. A. Mitchell, D. Slone, L. Rosenberg, R. R. Monson and O. P. Heinonen: Anticonvulsants and parenteral epilepsy in the development of birth defects. Lancet *1,* 272 (1976). – 16. Staples, R. E.: Teratology. In: D. H. Woodbury, J. K. Penry, R. P. Schmidt (Eds.): Antiepileptic Drugs. Raven Press, New York 1972. – 17. zit. in Selecta *29,* 2562 (1978). – 18. Göpfert-Geyer, J.: Vortrag anläßlich der 77. Tagung der Deutschen Gesellschaft für Kinderheilkunde, Düsseldorf, 20. bis 23. September 1981.

Zur Frage der Komplikationen durch Valproat-Therapie

Einführung

Bereits 1967 wurde 2-Propylvaleriansäure (Dipropylacetat) in Frankreich eingesetzt und ist seitdem in zahlreichen Ländern angewandt worden. Besonders in Holland und Frankreich bestanden schon früh umfangreiche Erfahrungen. In der Bundesrepublik Deutschland ist Ergenyl*) seit 1973 im Handel. Es hat sich vor allem bewährt bei sogenannten primär generalisierten Epilepsien, komplizierten Fieberkrämpfen im Kindesalter (auch präventiv), definierten therapieresistenten Anfallsformen sowie bei schizophrenieähnlichen epileptischen Psychosen. Wegen seiner gesicherten selektiven antipsychotischen Wirkung im Rahmen gabaerger Mechanismen hat Valproat**) auch für die Schizophrenieforschung Bedeutung (3).

Als Depakene ist Valproat seit 1978 nach Prüfung durch die FDA mit ihren weltweit bekannten strengen Maßstäben in den USA zugelassen. Neuerdings wurde Ergenyl von der WHO in die Liste der unentbehrlichen Antiepileptika aufgenommen (20/ Nr. 1).

Angegeben wurde, daß bis September 1980 keine schlüssigen Beweise über die Lebertoxizität von Ergenyl oder seiner Metaboliten vorlagen (20/ Nr. 1).

In neuerer Zeit (1979 bis 1981) wurde aber in kasuistischen Beiträgen diskutiert, ob Valproat eine – nach Wochen bis Monaten auftretende – (schwere) Beeinträchtigung der Leberfunktionen verursachen könne bzw. einen hepatotoxischen Effekt habe (8, 10, 15, 31, 33, 34, 36, 43, 46). In einer Bekanntmachung der Bundesärztekammer – u. a. als »Warnhinweis bei valproinsäurehaltigen Arzneimitteln« (23) abgedruckt –, heißt es: »In der Literatur wurden inzwischen weltweit mindestens 16 Fälle***) von Leberversagen mit tödlichem Ausgang (darunter zwei Reye-Syndrome [15], das sind schwere

*) Ergenyl
Orfiril
Leptilan =

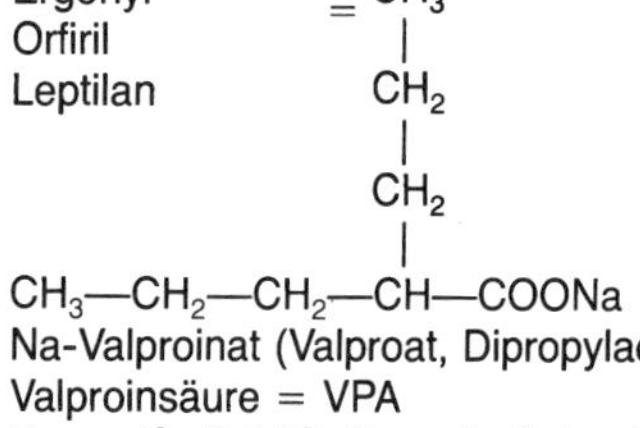

**) Na-Valproinat (Valproat, Dipropylacetat) = NVP
Valproinsäure = VPA
Ergenyl®, Orfiril®, Convulex®, Leptilan®, Mylproin®

***) inzwischen mindestens 22 (Anm. d. Verf.)

oft tödlich verlaufende Hepato-Enzephalopathien bisher ungeklärter Ätiologie) in diesem Zusammenhang bekannt, vorwiegend bei Kindern. Der Arzneimittelkommission der Deutschen Ärzteschaft wurden zwei Fälle von akutem Leberversagen im Zusammenhang mit der Gabe von Valproat als Antiepileptikum berichtet« (4, 1). Weiter wird angeführt, daß »mindestens vier Fälle von Pankreatitis« mit Valproat-Medikation in Zusammenhang gebracht worden seien.
Die Frage zerebraler Komplikationen wurde kürzlich aktualisiert, als Doose (28 a) mitteilte, daß er über unklare komatöse Zustände bei Ergenyl-behandelten Kindern publiziert habe. »Vergleichbare Fälle« seien in Holland beschrieben worden, ohne daß die Ursache dieser Bewußtseinsveränderungen geklärt werden konnte:

»Zwei (von N= 113, Anm. d. Ref.) Kinder gerieten unter Dipropylacetat nach bereits mehrwöchiger Verabfolgung und zunächst guter Verträglichkeit in einen komatösen Zustand mit schwerer allgemeiner Verlangsamung des EEG. Das Koma bildete sich nach Reduktion des Dipropylacetat ohne Residualsymptome zurück. Die Ätiologie des Komas blieb unklar. Ein Zusammenhang mit der Basistherapie (Barbiturate und Hydantoine) erschien wenig wahrscheinlich, da die Komplikation erst nach mehrwöchiger Kombinationsbehandlung eintrat. Blutchemische und Untersuchungen des Labors ergaben keine abnormen Befunde. Bemerkenswert ist, daß ein Patient im Verlauf eines schweren Infektes in das Koma geriet, die andere Patientin während der Massen-Inkubation.« Weiter heißt es: »Die in zwei Fällen aufgetretenen, in gleicher Weise auch von Meinardi beobachteten passageren, komatösen Zustände sind wahrscheinlich auf die Verordnung von Dipropylacetat zurückzuführen, blieben aber im übrigen in ihrer Pathogenese unklar. Insgesamt kann das Dipropylacetat als eine wesentliche Bereicherung der antiepileptischen Therapie angesehen werden« (39).

Zwei weitere Fälle – einer unter Ergenyl-Monotherapie bei einem Erwachsenen – von »Bewußtseinstrübung« bzw. »schwerer Bewußtseinseinschränkung« wurden beschrieben (28a).
Diese Hinweise begründen die Darstellung und Interpretation der in der Weltliteratur aufgeführten Neben- bzw. Begleitwirkungen und möglicher Komplikationen, »Risiken und Erkenntnisse« (47).

Literaturübersicht – Interpretation

Über Thrombopathien wurde bereits vor Jahren berichtet (27, 35). Bei Kindern kann es nach den Ergebnissen einer Reihenuntersuchung unter einer Valproat-Therapie vereinzelt zu Thrombopenien (31) bzw. verlängerten Blutungszeiten (35) kommen. Deshalb wurde eine Routinebestimmung der Thrombozytenwerte bei Valproat-Behandlung angeregt. Dementsprechend untersuchte Krause (18) die Thrombozytenzahlen bei 145 erwachsenen, mit Dipropylacetat therapierten Anfallkranken (207 Einzelbestimmungen). In keinem Fall ließ sich eine ausgeprägte Thrombozytopenie nachweisen. Es fand sich keine Abhängigkeit der Thrombozytenwerte vom Alter der Patienten, von der Medikamentendosis, der Therapiedauer oder der Kombination mit anderen Antiepileptika: Eine Beschränkung der Thrombozytenkontrollen im Erwachsenenalter bei klinischem Verdacht auf vermehrte Blutungsneigung schien vertretbar, zumal eine hämorrhagische Diathese wahrscheinlich erst bei 60 000/mm^3 klinische Relevanz hat. Jeavons (17) berichtete, daß »ein oder zwei Fälle« von Thrombozytopenie mitgeteilt worden seien. Dementsprechend teilten Kugler und Spatz (19) mit, daß Thrombozytopenien und Thrombopathien mit Gerinnungsstörungen selten seien. Kruse (Seite 45 in 11) vertrat die Auffassung, daß bezüglich des hämatopoetischen Systems nur Thrombopathien und Thrombozytopenien »auch in Verbindung mit anderen Gerinnungsstörungen« bekannt geworden seien, »zwar in der Regel von milder und subklinischer Ausprägung, dafür aber offenbar sehr häufig«; in Einzelfällen sei es bei operativen Eingriffen zu bedrohlichen Blutungskomplikationen gekommen. Jetzt wurde berichtet, daß Thrombopenien (unter 100 000/mm^3) bei einem Drittel von 35 Patienten, bei einigen wiederholt, und sogar während der Reduktion von Valproat, nach jahrelangem Verlauf auftraten (48). Bei rd. einem Drittel von 23 untersuchten Kindern fanden sich sichere Zeichen einer Blutungsneigung (40). Daß als Nebenwirkungen »gelegentlich Haarausfall, Appetit- und Gewichtszunahme sowie Aggressivität« (19) festzustellen seien, ist allerdings eine unvollständige Auflistung; denn in einer sorgfältigen und kritischen Analyse therapeutischer Möglichkeiten bei Epilepsie schrieb Degen (9) bereits vor Jahren über Dipropylacetat:

»Allergische, nephrogene und hepatotoxische Nebenwirkungen sind bisher nicht bekannt, so daß Ergenyl in dieser Hinsicht ein ausgezeichnetes Antiepileptikum darstellt. Unangenehm sind gastrointestinale Symptome (Übelkeit, Unbehagen, Erbrechen, Mißempfindungen im Bereich des Herzens, Appetitlosigkeit), die zu Beginn der Therapie (mit nicht magensaftresistenten Tabletten, Anm. d. Ref.) nicht selten zur Beobachtung kommen und in Einzelfällen zum Absetzen des Medikamentes führen. Durch Anwendung von Dragees (bzw. dünndarmlöslichen Filmtabletten, Anm. d. Verf.) können sie weitgehend vermieden werden. Vereinzelt wird auch über Schlaf- oder Einschlafstörungen geklagt, in seltenen Fällen über Haarausfall berichtet. Bei Kombinationstherapie ist häufig eine Reduktion der übrigen Medikamente nötig, da die Wirkung der Barbiturate, Primidone und Psychopharmaka deutlich, die der Succinimide, Oxazolidine, Azetylharnstoffe sowie Hydantoine in geringerem Maße verstärkt werden kann. Ganz vereinzelt sind dabei komatöse Zustände beobachtet worden.«

Berichtet wurde weiter, daß unter Tablettenmedikation Appetitmangel, Übelkeit und Erbrechen bei ca. 16 % bis 20 % der Patienten auftreten, aber nur selten einen Therapieabbruch erforderlich machen (26, 39). Daß leichte Transaminasen-Anstiege vorkommen, ist länger bekannt und – bei Kontrollen – ebenfalls ohne Konsequenz.

Die wiederholt geäußerte Feststellung, daß Valproat nicht sedierend wirke (3, 26, 30), trifft für eine höher dosierte Monotherapie (über 2 g/d bei über 100 µg/ml Serumwert) nicht in allen Fällen zu (14). Somnolenz freilich ist »äußerst selten« (17), wohl am ehesten zu erwarten bei Kombination mit Barbituraten (und Benzodiazepinen).

Bis jetzt gibt es nur kasuistische Befunde zur Frage der »Müdigkeit« (14) und »Sedierung« unter Valproat-Therapie. Kruse (Seite 41 in 11) beobachtete sie ganz vereinzelt bei hoher Dosierung mit hohen Blutspiegeln über 100 µg/ml im Kleinkindesalter. Fichsel (Seite 42 in 11) registrierte bei einem 12-jährigen Mädchen Sedierung bei 1,2 g/d. Hanefeld (Seite 42 in 11) beschrieb zwei 10-jährige Mädchen mit ausgeprägter Ataxie. Palm (Seite 41 und 42 in 11) sah außer einem

Syndrom mit Ataxie trotz Steigerung auf 12 Tabletten (= 3 g/d) nie Überdosierungserscheinungen. Diese registrierte auch Scollo-Lavizzari (Seite 42 in 11) nie bei Dosierungen bis 1,2 g/d. Eventuell führt eine veränderte zerebrale Reaktionslage (z. B. Hirnschädigung) infolge (lokal?) gestörtem Nervenzellmetabolismus zur Intoxikation, auch bei therapeutischer NVP-Dosis.

Lagenstein et al. (21) behandelten 79 Kinder durchschnittlich 22 Monate mit einer mittleren Dosis von 51 mg/kg NVP; sie fanden keine pathologischen Veränderungen der Laborbefunde, auch nicht der Thrombozyten, der Transaminasen und des Bilirubins. Erhöhungen der γ-GT und alkalischen Phosphatase (= AP) wurden in seltenen Fällen und besonders bei Kombinationstherapie mit Antiepileptika beobachtet; in keinem Fall mußte die Therapie abgebrochen werden. Hinweise für Schädigungen an inneren Organen fanden sich nicht.

Fichsel (13) berichtete über Veränderung der Serumaktivitäten von GOT, GPT, LAP (= Leucinarylamidase), γ-GT und AP bei anfallkranken Kindern und Jugendlichen unter Monotherapie mit Carbamazepin, Valproat, Diphenylhydantoin, Primidon oder Ethosuximid. Durch NVP veränderten sich die Serumwerte von GOT, LAP, γ-GT und AP, nicht jedoch der GPT ähnlich wie bei anderen Antiepileptika. Nach den vorgelegten Ergebnissen bewirken alle untersuchten Antiepileptika, ausgenommen Ethosuximid, die Induktion einiger Leberenzyme.

Es wird vermutet, daß eine Erhöhung der γ-GT auf 100 U/L noch kein eindeutiger Schädigungshinweis ist, eher erniedrigte Fibrinogenwerte unter NVP (49, 50). Damit wird man die Behauptung von Sussman und McLain (34) sehr kritisch werten müssen, daß bei neun Patienten abnorme Leberfunktionen als direkte hepatotoxische Wirkung des Valproat anzusehen seien, obwohl (neben erniedrigten Fibrinogen-Werten) die Enzyme GOT, GPT, LDH (= Lactatdehydrogenase) und AP nur in jeweils ein oder zwei Fällen erhöht waren und zusätzlich Phenytoin, Carbamazepin oder Phenobarbital gegeben wurde, auch wenn sich »die Werte prompt nach Absetzen der Dosisreduktion von Valproinsäure« normalisierten.

In einer Übersicht wird die Auffassung vertreten, daß die Rolle von Valproat bei der Induktion von Leberfunktionsanomalien nicht klar sei. Neben einer möglichen direkten Hepatotoxizität sei an eine Interaktion mit anderen Antikonvulsiva bei der Entstehung eines Leberschadens zu denken, aber auch an schädliche Agentia, wie z. B. ein Virus. Die Bestimmung von Leberenzymwerten sei besonders bei Kindern unter einer Valproat-Behandlung notwendig. Thrombozytopenien seien möglicherweise durch einen immunologischen Mechanismus bedingt, ohne daß sich bis jetzt zirkulierende (oder zellständige, Anm. d. Ref.) Antikörper gegen Thrombozyten nachweisen ließen. Der Pathomechanismus für die Entstehung einer Pankreatitis unter Valproat-Therapie sei nicht bekannt (8).

Zu dem Fragenkomplex Valproat und Pankreatitis wurde bisher in fünf Arbeiten bzw. Mitteilungen (2, 5, 7, 22, 29) über sieben Fälle berichtet. Ein Zusammenhang zwischen der Valproat-Therapie und der Pankreasfunktionsstörung kann aber nicht in allen Fällen ernsthaft diskutiert werden; denn eine sichere Korrelation erschien selbst den Autoren nicht gegeben: Entweder wurde ein Expositionsversuch nicht unternommen oder eine hämatogene oder kanalikuläre, aufsteigende Infektion aus einem entzündeten Nachbarorgan konnte nicht mit hinreichender Wahrscheinlichkeit ausgeschlossen werden. Morphologische und funktionelle Pankreasschäden können aus der Summe pathogenetischer Faktoren resultieren: Bedeutung kommt außer einer Reihe von Medikamenten, die eine akute Pankreatitis auslösen sollen, einer Steinanamnese, Fettstoffwechselstörungen, zusätzlich applizierten Medikamenten und einem Hyperparathyreoidismus, auch der Ernährung zu (überdurchschnittlich hohe Eiweiß- und Fettmengen, aber auch Eiweißmangel). Anzumerken ist auch die theoretisch ungemein wichtige, selten auftretende Sonderform der nervalen autodigestiv-tryptischen Pankreatitis (38). Im *Kindesalter* entsteht die akute Pankreatitis meist durch ein stumpfes Bauchtrauma, aber auch im Gefolge von Mumps und anderen Infektionen, bei Diabetes und Fehlbildungen der Gallen- und Pankreasgänge. Derzeit kann nicht nur gesagt werden, daß bei Kindern eine akute Pankreatitis eher selten vorkommt (22), sondern daß es aus bisher unklaren Gründen zu einer Erkrankung mit intrapankreatischer Enzymaktivierung kommt, was sogar für die »Alkoholpankreatitis« gilt (12). Es ist der Einlassung zuzustimmen, daß eine Ursache für das Auftreten der Pankreatitis bei 7 beschriebenen Patienten nicht bekannt ist (20/ Nr. 6). Bei zwei kürzlich publizierten Fällen wurden weder Nekrosen noch entzündliche Veränderungen in den Bauchspeicheldrüsen gefunden (31).

Valproat- und Alkoholabstinenz-Syndrom

Im Zusammenhang mit der neuerdings behaupteten Hepatotoxizität oder einer Pankreatitis, induziert durch Valproat, ist bemerkenswert, daß dieses in letzter Zeit sehr oft und mit gutem Erfolg z. B. in Fachkliniken für die Behandlung eines Alkoholabstinenz-Syndroms (bzw. Prädelirs) verwendet wurde. Bisher sind weit über 3000 Behandlungsfälle dokumentiert und in Veröffentlichungen oder abgeschlossenen Arbeiten ausgewiesen. In mehr als 12 wissenschaftlich fundierten Publikationen bzw. Erfahrungsberichten wird sowohl über die gute Wirkung bei der Behandlung des Prädelirs mit Valproat als auch über die hervorragende Verträglichkeit berichtet. Allein 1979 sind weltweit über 500 000 Patienten mit Valproat behandelt worden; es wurde seit 1978 in wenigen Fällen über Leberschädigungen in zeitlichem Zusammenhang mit dieser Therapie berichtet. Bei den letztlich ungeklärten Hepatopathien wurden nach Vorbehandlung mit anderen Antiepileptika wenige Kranke nur mit Valproat behandelt. In den meisten Fällen handelte es sich um eine Kombinationstherapie mit anderen Antikonvulsiva. Ein überzeugendes Argument für die geringe Belastung der Entgiftungsfunktion der Leber durch Valproat ist, daß »die bei Alkoholabstinenz zu erwartende Besserung der Leberwerte durch die Ergenyl-Therapie nicht gestört wurde« (20/ Nr. 7) – zumal ja das eventuell gestörte Enzymmuster ein anderes ist als bei Alkoholabstinenz (42).

Auch eigene Befunde belegen, daß bei einer *Kurzzeitbehandlung* von Alkoholkranken mit Valproat eine weitere Schädigung der häufig chronisch beeinträchtigten Leberfunktion nicht zu erwarten ist.
In diesem Zusammenhang ist bemerkenswert, daß die bei chronisch Leberkranken meistens festzustellende Verminderung der Thrombozytenzahl überwiegend Folge gesteigerten Abbaus der Blutplättchen in der vergrößerten Milz sowie einer Knochenmarkshemmung mit verringerter

Thrombozytenbildung ist (25). Während der Therapie des alkoholischen Entzugssyndroms mit Valproat sanken zwar in 6 Fällen die Thrombozytenzahlen auf Werte von 120 000 bis 150 000/ mm^3, blieben damit aber im unteren Normbereich (37).

Generelle Ursachen für Arzneimittelschädigungen

Nach den bisherigen klinischen und pharmakologischen Beobachtungen ist anzunehmen, daß Arzneimittelschädigungen generell und in erster Linie begünstigt werden durch (S. 33 in 16):

a) angeborene Stoffwechseldefekte

b) eine hohe Stoffwechselrate oder die spezifische Stoffwechselqualität eines Gewebes mit erhöhter Empfindlichkeit gegen bestimmte Arzneimittel

c) Wechselwirkungen zwischen Arzneimitteln (wobei interessant ist, daß Phenytoin in Kombination mit Alkohol einen verminderten antikonvulsiven Effekt hat bei chronischem Alkoholmißbrauch und einen erhöhten antikonvulsiven Effekt bei akuter Alkoholvergiftung (S. 40 in 16).

Es gibt Befunde, wonach die Kombination von langfristig appliziertem CBZ mit Triacetyloleandomycin bzw. Erythromycin zu schweren und unerwarteten Intoxikationssyndromen bis hin zu beginnenden komatösen Zuständen führten. Eine mögliche hepatische Dysfunktion bzw. Serumelektrolytstörungen, die zu der Intoxikation führen können, werden diskutiert (24).

d) Akkumulation eines Arzneimittels durch Ausfall einer Entgiftungs- oder Ausscheidungsfunktion des Organismus (z. B. Niereninsuffizienz)

e) prolongierte Verabreichung von Medikamenten (z. B. Phenacetin-Niere, Schädigung des N. vestibulocochlearis durch Streptomycin)

f) erhöhte Konzentration von Arzneisubstanzen in bestimmten Geweben, wodurch die lokale Toxizität steigt (z. B. Quecksilber-Niere)

g) Idiosynkrasie bzw. gesteigerte Sensibilisierungsbereitschaft (durch hohe antigene Eigenschaften des Medikamentes mit körperfremdem Eiweiß)

h) Verstärkung bereits bestehender Funktionsstörung durch ein in die gleiche Richtung wirkendes Arzneimittel.

Für Valproat besteht – selten – Inkompatibilität der körperfremden Fettsäure (oder eines Valproatmetaboliten) mit zellulären Leber-Lipoproteinmolekülen, bzw. Nukleinsäuren, evtl. bei genetisch determiniertem Leberenzymdefekt und »vielleicht multifaktorieller pathogenetischer Konstellation« (31). Der Effekt hängt davon ab, welche und wieviele lebenswichtige Zellstrukturen, d. h. bedeutsame hepatozelluläre Organellen, durch Bindung an z. B. toxisch wirkende Substanzen (Metaboliten) verändert – evtl. von umfangreichen Gruppennekrosen (= nekrotisierende Hepatose) betroffen – sind und mit welcher Geschwindigkeit gegebenenfalls die resultierende (toxische) Zelläsion bzw. Membranfunktionsstörung (Transaminasen!) ausgeglichen oder repariert werden kann. Ob NVP auf Dauer eine vermehrte Leberzellnekrose (GLDH-Werte) bewirkt (49), bedarf der Überprüfung durch Korrelation von EEG-Analysen, Psychometrie, auch z. B. Plasmaammoniak-Plasmaaminosäurespiegel (46a).

Konklusion

1. Generell ist zunächst immer die Ausschöpfung therapeutischer Möglichkeiten mit *einem* Antiepileptikum anzustreben (Priorität der Monotherapie). Dies gilt auch für Valproat bei Überprüfung der Serumwerte vor allem unter

hoher Dosierung und im Kindesalter. Zu vermeiden – oder engmaschig zu kontrollieren – ist die Kombination von Valproinat mit Phenobarbital oder Benzodiazepinen. Diese Kombinationen sind aber häufig entbehrlich.

2. Thrombozytopenien bzw. -pathien und Veränderungen der Blutungszeit von klinischer Relevanz unter Valproat-Therapie sind vor allem bei Erwachsenen selten (45). Bei diesen treten sie im Verlauf chronischer Lebererkrankungen häufiger auf. Entsprechende Kontrollen, vor allem Informationen (Auftreten von Blutungen, insbesondere Hautblutungen) sind aber in die Therapieüberwachung einzubeziehen. Dies gilt besonders für eine evtl. notwendige Kombination von Valproat z. B. mit Antikoagulantien oder Azetylsalizylsäure, sowie vor chirurgischen Eingriffen.

3. Die Untersuchung der Leberfunktion einschließlich der Bestimmung des Fibrinogenwertes vor Beginn einer Therapie mit Valproat und wiederholt während der Behandlung (vor allem aber initial) empfiehlt sich. Die eventuelle Erhöhung der Transaminasen GOT und (weniger) GPT, von AP ist ebenso von Belang wie ein Anstieg der (bei einmaliger Kontrolle vieldeutigen) Gamma-GT während der Therapie. Speziell initial ist auf gastrointestinale Störungen, die unter valproathaltigen, magensaftresistenten Filmtabletten oder Dragees nicht oder selten vorkommen sollen, zu achten. Anamnestisch sollte eine möglicherweise vorliegende Pankreasschädigung, z. B. als Folge von (verheimlichtem) Alkoholabusus, erforscht (linksbetonte Oberbauchsymptomatik, Appetitlosigkeit, Brechreiz), evtl. die Bestimmung der Amylase veranlaßt werden.

4. Die Möglichkeit einer Valproat-bedingten Enzephalopathie bzw. Intoxikation bei (retardierten und hirngeschädigten) Kindern ist – obwohl ein Zusammenhang bisher nicht bewiesen werden konnte – nicht auszuschließen. Bei Auftreten von Bewußtseinsstörungen, Verwirrtheit, Ataxie, Unruhe, »abnormem EEG« (mit zunehmender Verlangsamung im Theta-Delta-Band als Ausdruck zunehmender Intoxikation – keine Beta-Wellen!) unter Valproat-Therapie ist deshalb die Einweisung in eine Fachklinik unumgänglich.

5. Bei einem Alkoholabstinenz-Syndrom (Prädelir etc.) ist wegen der häufig gleichzeitig bestehenden alkoholbedingten (oft reversiblen) Leberschädigung (etwa ¾ der Alkoholkranken sind betroffen), eine genau dokumentierte Laborkontrolle erforderlich.

Bisher gibt es – und dies sei betont – keine konkreten Hinweise dafür, daß durch Valproat-Therapie die Rückbildung einer alkohologenen Leberschädigung verzögert oder verhindert wird; dies liegt auch nahe, da das Schädigungsmuster bei chronischem Alkoholmißbrauch (z. B. Erhöhung des Serumbilirubins) ein anderes ist als evtl. unter NVP.

6. Nach Ansicht zahlreicher Epileptologen gilt: Valproat ist ein wichtiges, vor allem zur Langzeittherapie chronischer Epilepsien verwendetes – nicht nur im Kindes- und Jugendalter (6, 9, 11, 39, 41), sowie bei epilepsiebedingten psychiatrischen Syndromen (wie schizophrenieähnlichen Psychosen) oft unentbehrliches – Antiepileptikum, das die vermutlich wenigsten Nebenwir-

kungen überhaupt hat (»relativ frei ist von Nebenwirkungen«, 41), was sich am Beispiel des – seit langem bewährten – Ethosuximid (s. Tabelle) darstellen läßt. Schwerwiegende Komplikationen, die der Substanz allein anzulasten sind, dürften sehr selten sein. »Bei regelmäßiger Kontrolle von klinischem Befund und Laborwerten ist das Nebenwirkungsrisiko der Valproinsäure deutlich geringer als das Risiko einer unterlassenen Epilepsie-Therapie« (14), auch wegen fehlender Teratogenität (beim Menschen).

7. Zu überlegen ist nach gegenwärtig möglicher, kritischer Würdigung des Valproat, ob statt eines verunsichernden oder ängstigenden »Warn«-Hinweises nicht (wie in den USA) ein »Pflicht«-Hinweis (Seite 39 in 28 b) auf Kontrollen (Blutbild, Leber-, Pankreas-Funktion, EEG bei Kindern) angeordnet wird, zumal NVP in aller Regel nicht hepato»toxisch« wirkt, sondern gelegentlich eine (passagere) Beeinträchtigung der Leberfunktion bewirken kann.

Zusammenfassung

Auf der Basis kasuistischer Beiträge – speziell der letzten Zeit – wurde dem Valproat ein Effekt zugeschrieben, der i. S. schwerer Komplikationen für die Entstehung gravierender Krankheitszustände und -verläufe bzw. für die

Vergleichende Gegenüberstellung der Nebenwirkungen bzw. Komplikationen bei Ethosuximid- und Valproinat-Therapie; seltene Wirkungen (unter 1 %) in Klammern.

Valproinat	Ethosuximid*
Gastrointestinale Reizung,	(Gastrische Reizung)
initial bei Tabletten	
Gewichtszunahme, passager	
(Gewichtsabnahme)	(Gewichtsabnahme)
	Erregung bei Erwachsenen
(Sedierung bei Kindern – Dosis >100µg/ml?)	Sedierung bei hoher Dosis
(»Funktionspsychosen« bis zum Koma)	(Psychosen, schizophrenieähnliche)
(Ataxie)	(extrapyramidalmotorisches Syndrom)
(Inkompatibilität, Leber, Pankreas?)	(Exanthem)
Thrombopathie, Thrombozytopenie bei Kindern	Leukopenie
	(aplastische Anämie)
	(Panmyelopathie)
	(Albuminurie)
	(Hämaturie)
PbJ u. T_4 – Verminderung im Serum?	?
Haarausfall, passager	
Verstärkung anderer Antiepileptika	Additionseffekt m. a. Antiepileptika
Induktion von Leberenzymen	
	(Teratogenität)
	(Grand-mal-Provokation)

* Suxinutin®, Petnidan®, Pyknolepsinum®

Etablierung erheblicher Nebenwirkungen (mit-)verantwortlich sein soll. Gesichert ist bis jetzt eine *seltene* Idiosynkrasie bzw. Inkompatibilität (evtl. eines Valproat-Metaboliten) mit in Einzelfällen und bei nicht ausreichend kontrolliertem Vorgehen progredienten, deletären Auswirkungen auf die Leberfunktion und gegebenenfalls auf zerebrale Funktionen (»Funktionspsychosen« bis hin zum Koma). Valproatbedingte Pankreasfunktionsstörungen sind bis jetzt nicht zu belegen. Thrombopathien bzw. -penien und Gerinnungsstörungen von praktisch (klinischer) Relevanz ($<100\,000$ mm^3) sind (ätiologisch) nicht ausreichend belegt; eine unerwünschte, dosisabhängige Sedierung (bei Kindern) ist selten. Der erhebliche Nutzen steht in keinem Verhältnis zu Zahl und Ausmaß der Nebenwirkungen und möglichen Komplikationen.

Literatur

1. Arzneitelegramm *10,* 83 (1979). – 2. Batalden, P. B., B. J. van Dyne, J. Cloyd: Pancreatitis associated with Valproic Acid Therapy. Pediatrics Vol. 64, No. 4, 520–522 (1979). – 3. Beckmann, H.: Die Beeinflussung glycinerger und gabaerger Neurotransmission bei Schizophrenien. In: Kryspin-Exner, K. und H. Hinterhuber (Hrsg.): Fortschritte der Therapieforschung. Schattauer, Stuttgart 1981. – 4. Bekanntmachung der Bundesärztekammer im Deutschen Ärzteblatt *77,* 1850 (1980) »Bei Valproat-Therapie Leberfunktion beachten!« – 5. Camfield, P. R., Ph. Bagnell, C. S. Camfield, J. A. R. Tibbles: Pancreatitis due to valproic acid. Lancet II, 1198 (1979). – 6. Cavazzuti, G. B.: Prevention of Febrile Convulsions with Dipropylacetate (Depakine). Epilepsia (New York) *16,* 647–648 (1975). – 7. Coulter, D. L., R. J. Allen: Pancreatitis associated with valproic acid therapy for epilepsy. Ann. Neurol. *7,* 92 (1980). – 8. Davis-Jones, G. A. B.: Side-effects of drugs annual IV. World wide yearly survey of new data and trends. In: M. N. G. Dukes (Ed.): Side Effects of Drug Annual IV. Excerpta Medica, Amsterdam-Oxford-Princeton 1980. – 9. Degen, R.: Die kindlichen Anfallsleiden, S. 149. Hippokrates, Stuttgart 1976. – 10. Donat, J. F., J. A. Bochini, E. Gonzales, R. N. Schwendimann: Valproic acid and fatal hepatitis. Neurology (Minneap.) *29,* 273–274 (1979). – 11. Doose, H., R. Kruse, Chr. Lipinski, D. Scheffner, H.-M. Weinmann (Hrsg.): Beiträge zur Klassifikation und medikamentösen Therapie epileptischer Anfälle (Sitzungsberichte des Arbeitskreises für Epileptologie). Desitin-Werk Carl Klinke GmbH, Hamburg 1979. – 12. Dürr, H. K.: Alkoholschädigung des Pankreas. Internist *19,* 123–130 (1978). – 13. Fichsel, H.: Auswirkung verschiedener Antikonvulsiva auf Leberenzyme. Referat anläßlich des 12. Internat. Epilepsie-Symposium der ILAE, Kopenhagen 6.–10. 9. 1980. – 14. Fröscher, W., H.-U. Schulz, R. Gugler: Epilepsietherapie mit Valproinsäure. Fortschr. Med. *97,* 1464–1466 (1979). –15. Gerber, N., R. G. Dickinson, R. C. Harland, R. K. Lynn, D. Houghton, J. I. Antonias, J. C. Schimschock: Reye-like syndromes associated with valproic acid therapy. J. Ped. *95,* 142–144 (1979). – 16. Heintz, R.: Erkrankungen durch Arzneimittel aus ärztlich-praktischer Sicht. In: R. Heintz (Hrsg.): Erkrankungen durch Arzneimittel, S. 33 u. 40, Thieme, Stuttgart 1978. – 17. Jeavons, P. M.: Choice of Drug Therapy in Epilepsy, The Practitioner *219,* 542–556 (1977). – 18. Krause, K.-H.: Thrombozytenwerte bei Erwachsenen unter Behandlung mit DPA (Ergenyl). Med. Welt *28,* 1098–1100 (1977). – 19. Kugler, J., R. Spatz: Epilepsie: Gezielte Pharmakotherapie ist möglich. Ärztl. Praxis XXXI. *95,* 3919–3920, 3923–3924 (1979). – 20. Labaz GmbH: Ergenyl: Informationsbriefe Nr. 1, 6, 7 (1980). – 21. Lagenstein, I., E. Blaschke-Zimmermann, E. Iffland, H. J. Sternowski und R. Fehr: Die Behandlung primär generalisierter Epilepsien mit Dipropylacetat (DPA). Fortschr. Med. *95,* 892–896 (1977). –22. Lankisch, G., C.-P. Criée: Akute Pankreatitis unter antikonvulsiver Therapie mit Natriumvalproinat (Ergenyl). DMW *105,* 905 (1980). – 23. Linde, O. K.: Warnhinweis bei valproinsäurehaltigen Arzneimitteln. Psycho *6,* 562 (1980). – 24. Mesdjian, E., C. Dravet, B. Cenraud, J. Roger: Carbamazepine Intoxication due to Triacetyloleandomycin Administration in Epileptic Patients. Epilepsia (New York) *21,* 489–496 (1980). – 25. Oehler, G.: Die hepatische Gerinnungsstörung. Mat. Med. Nordm. *32,* 278–286 (1980). – 26. Poser, W., S.

Poser, G. Ritter: Pharmakotherapie der Epilepsien. Internist *18*, 101–107 (1977). – 27. Richardson, S. G. N., D. J. Fletscher, P. M. Jeavons, J. Stuart: Sodium valproate and platelet function. Brit. med. J. *1*, 221 (1976). – 28a. Rundbrief Nr. *66* (1980) der Deutschen Sektion der ILAE: Komplikationen der Valproat-Therapie, S. 14–16. – 28b. Rundbrief Nr. *68* (1980) der Deutschen Sektion der ILAE: »Bei Valproat-Therapie Leberfunktion beachten«, S. 26. – 29. Sasaki, M., S. Tonoda, Y. Aoki, M. Katsumi: Pancreatitis due to valproic acid. Lancet 1196 (1980). – 30. Schlack, H. G.: Zur antikonvulsiven Behandlung mit Ergenyl. Therapiewoche *24*, 39, 4316 (1974). – 31. Stenzel, E., Ch. Panteli, R. Schnabel: Leberkoma bei drei anfallskranken Geschwistern nach Valproat-Behandlung in zwei Fällen. Vortrag anläßlich der Jahrestagung der Deutschen Sektion der ILAE, Berlin 6. – 8. 11. 1980. – 32. Stolzis, L., D. Scheffner: Thrombozytenwerte unter Ergenyl. In: H. Helmchen und L. W. Diehl (Hrsg.): Antiepileptische Langzeitmedikation, S. 161–165. Biblthca psychiat., No. *151*. Karger, Basel-München 1975. – 33. Suchy, F. J., W. F. Balistreri, J. J. Buchino, J. M. Sondheimer, St. R. Bates, G. L. Kearns, J. D. Stull, K. E. Bove: Acute Hepatic Failure associated with the use of Sodium Valproate. New Engl. J. Med. *300*, 962–966 (1979). – 34. Sussman, N. M., L. W. Mc Lain: A direkt hepatotoxic effect of valproic acid. Jama *242*, 1173–1174 (1979). – 35. Sutor, A. H., C. Jesdinsky-Buscher: Gerinnungsveränderungen durch Dipropylessigsäure (Ergenyl). Med. Welt 25, *11*, 447–450 (1974). – 36. Thorbecke, R., H. Ritz, G. Jacobi, W. Janssen, L. Schmidts: Bericht anläßlich der 5. Jahrestagung der Ges. f. Neuropädiatrie über ein tödlich verlaufenes Leberkoma nach kombinierter Therapie mit Phenobarbital und Valproinat. Deutsche Sektion der ILAE, Rundbrief *66*, 39 (1980). – 37. Tress, W.: Ein neuartiges Therapieverfahren des alkoholischen Entzugssyndroms. Therapiewoche *27*, 51, 9304 (1977). – 38. Ulmer, Th.: Zur Pathogenese der nervalen Pankreatitis. Inaugural-Dissertation, Fakultät für Klinische Medizin Mannheim der Universität Heidelberg, 1981. – 39. Völzke, E., H. Doose: Dipropylacetat in der Behandlung der Epilepsie. »Dipropylacetic acid in the treatment of epilepsy«. Epilepsia *14*, 185–193, (1973). – 40. Voss, H. v., H.-U. Schulz, U. Göbel, C. Bayer, D. Karch, C. Petrich: Beeinflussung der Thrombozytenfunktion und der plasmatischen Gerinnung nach Dipropylessigsäure (Ergenyl). Bücherei d. Pädiaters, Heft *78, 122–129* (1977). – 41. Wallace, Sh. J., J. A. Smith: Successful prophylaxis against febrile convulsions with valproic acid or phenobarbitone. Brit. med. J. *1*, 353–354 (1980). – 42. Wietholz, H., J. P. Colombo: Das Verhalten der Gamma-Glutamyltranspeptidase und anderer Leberenzyme im Plasma während der Alkohol-Entziehungskur. Med. Labor *31*, 11, 249–258 (1978). – 43. Willmore, L. J., B. J. Wilder, J. Bruni, H. J. Villarreal: Effect of Valproic acid on hepatic function. Neurology *28*, 961–963 (1978). – 44. Diehl, L. W.: Zur Frage der Komplikationen durch Valproat-Therapie. Nervenarzt *52*, 559–564 (1981). – 45. Loiseau, P.: Sodium Valproate, Platelet Dysfunction and Bleeding. Epilepsia *141*, 22 (1981). – 46. Matthes, A.: Vademecum Antiepilepticum 1981. Südwestdeutsches Epilepsiezentrum, 7640 Kehl/Kork. – 46a. Reimann-Wehrle, B.: Latente hepatische Enzephalopathie, EEG und psychometrische Befunde bei Patienten mit Leberzirrhose. Inaug.-Diss. Medizin. Fakultät Mannheim der Univ. Heidelberg 1981. – 47. »Risiken und Erkenntnisse am Beispiel des Valproinat.« 1. Klin. pharmakol. Symposium, Freiburg 4. Sept. 1981. – 48. Scheffner, D., D. Goepel-Abtt: Langzeitverträglichkeit des Valproat. Referat anläßlich des Deutsch-Schweizerischen Epilepsie-Symposiums, Zürich 21.–22. 5. 1981. – 49. Seyfeddinipur, N., N. Börner, G. Lange: Zur Frage der Leberschädigung durch Valproinsäure. Vortrag auf der Jahrestagung der Deutschen Sektion der ILAE, Marburg, 8. bis 10. Oktober 1981. – 50. Stenzel, E.: Persönliche Mitteilung 1981.

Epilepsie und Lebenserwartung

Die Ergebnisse der Epilepsiebehandlung sind heute durch den Einsatz hochwirksamer Antiepileptika entscheidend verbessert. Nach Anfalltyp und -verlaufsform unterschiedlich haben Patienten mit Epilepsien bei konsequenter Therapie eine Heilungschance von 40 bis 90 % (3). Je nach untersuchtem Kollektiv sind, bei einer Morbidität von 0,4 bis 0,65 %, 10 bis 30 % aller Anfallkranken »therapieresistent« (8 a). Dies besagt zunächst lediglich, daß die Behandlung kompliziert ist. 5 bis höchstens 10 % aller Patienten mit Epilepsien bedürfen in Spezialinstitutionen einer umfangreichen Therapie. Diese kann oft noch zur Resozialisierung führen. Nur bei einem sehr kleinen, heute wahrscheinlich unter 5 % liegenden Anteil ist ständige Asylierung in einer nervenärztlich geleiteten Institution erforderlich. In der Regel handelt es sich dabei um primär mehrfach geschädigte oder permanent unzureichend behandelte Kranke mit Demenz.

Die hohe Erfolgsquote bei der Behandlung von Epilepsien ist auf geeignete Therapie oder auf präventivmedizinische Maßnahmen zurückzuführen.

Dennoch waren von N = 269 wegen Epilepsien in den Jahren 1969/70 vielfach früh Berentete nach 8 bis 9 Jahren noch immer berufs- oder erwerbsunfähig, nur 22,7 % waren Altersrentner geworden; in 3,3 % war die Rente entzogen worden oder es hatte sich um eine Zweitrente gehandelt, und 21,9 % (N = 59) waren zum großen Teil schon im 1. Jahr nach Erhalt der Rente (»desolate Fälle«) verstorben (20 a). Diese Ergebnisse werden relativiert durch fehlende Angaben über Art und Schwere der Epilepsien, über Manifestationsalter und Verlaufsdauer sowie das Therapieregime u. a. m.

Prävention

Sie besteht insbesondere in der Vermeidung von Schädigungen während der prä-, peri- und postnatalen Entwicklung (Risikofaktoren).

0,5 bis 1,5 % aller Kinder haben im Säuglingsalter ein- oder mehrmal Anfälle. Von diesen Kindern erkranken 10 % (oder 1 Kind auf 700) innerhalb des ersten Lebensjahres an einer chronischen Epilepsie. Die Ursache ist z. B. in Hirnschädigungen als Folge einer zerebralen Überflutung mit Aminosäuren oder ihren Derivaten zu suchen, wenn ein Enzymdefekt vorliegt. Dies ist der Fall bei der Ahornsirupkrankheit, der Homozystinurie oder der Phenylketonurie (51).

Eine Erfassung der zuletzt genannten Erkrankung wird durch den Guthrie-Suchtest bereits vom fünften Lebenstag an ermöglicht. Ebenso früh kann diätetisch oder durch Zufuhr von Koenzymen z. B. das Auftreten von Blitz-,

Nick- und Salaam-Krämpfen (= BNS-Propulsivkrämpfe, West-Syndrom) im Säuglingsalter verhindert werden.
Fieberkrämpfe (= Okkasionskrämpfe) sind häufig. Sie kommen bei 2 bis 3 % aller Kinder ohne nachweisbaren Hirnschaden vor. Je nach untersuchtem Kollektiv manifestiert sich bei 1 bis 20 % dieser Kinder innerhalb der ersten Jahre nach Auftreten der Krämpfe eine chronische Epilepsie. Ob bei Fieberkrämpfen eine prophylaktische Behandlung eingeleitet werden soll, hängt vom Risiko ab, erneut Anfälle zu bekommen. Bis zum dritten Lebensjahr treten abhängig von Alter, Geschlecht und familiärer Disposition wiederholt Anfälle bei 25 bis 50 % auf. Nach dem dritten Lebensjahr repetieren Okkasionskrämpfe sehr selten. Deshalb ist eine prophylaktische Behandlung meist nicht erforderlich.
Langfristige Verlaufskontrollen zeigten nun eine besondere, altersabhängige Gefährdung von Kindern nach dem neunten Lebensjahr bis zur Pubertät und nach dem 17. Lebensjahr bis zum Übergang ins Erwachsenenalter. In diesen Lebensabschnitten ist bei Kindern, die zuvor an Fieberkrämpfen, BNS-Krämpfen oder an typischen Absencen eines Petit mal der späteren Kindheit litten, eine besondere Überwachung erforderlich. Es ist ratsam, beim Auftreten von s/w-Paroxysmen im EEG präventiv eine antiepileptische Medikation einzuleiten (26).

Risikopatienten bedürfen vorbeugender Behandlung

Eine *latente Epilepsie* liegt dann vor, wenn sich im EEG fokale oder generalisierte hypersynchrone Potentiale nachweisen lassen, ohne daß sich klinisch Anfälle manifestieren. Temporale und multifokale hypersynchrone Anfallmuster sind in der Mehrzahl ein Zeichen dafür, daß auch klinisch Anfälle auftreten können. Deshalb ist die Beratung latenter Merkmalsträger (Lebensführung!) wichtig. Eine medikamentöse Prophylaxe ist dann indiziert, wenn Kranke mit latenten Epilepsien unspezifische klinische Symptome haben; dazu gehören rezidivierende Kopfschmerzen, Nausea, Erbrechen, Einnässen, Verstimmungszustände, Verhaltensstörungen und z. B. Schulschwierigkeiten. Bei Kindern zwischen drei und dreizehn Jahren führte die Applikation von Antikonvulsiva in den meisten Fällen zu einer Besserung (36).
Wenn Kinder s/w-Absencen haben, kann für deren Geschwister das Risiko einer epileptischen Erkrankung an großen Kollektiven empirisch bestimmt werden. Dieses liegt zwischen 4 und 10 %. Auch in solchen Fällen trägt das EEG als Filteruntersuchung zur Diagnosefindung bei. Im Blindversuch fanden sich im Vergleich zu einem Kontrollkollektiv bei 242 Geschwistern in 27,7 % eindeutig abnorme Kurven (Doose und Gerken). Vorsorgeuntersuchungen bei Kindern, deren Geschwister an Absencen leiden, sind deshalb ebenso notwendig, wie eine prophylaktische Behandlung dann indiziert ist, wenn Spike-wave-Komplexe in Ruhe und bei Mehrbeatmung im EEG auftreten. Das Medikament der Wahl ist Na-Valproinat (z. B. Ergenyl).

Um zu verhindern, daß bei gesicherten Absencen der Krankheitsverlauf durch die Entwicklung von Grand mal kompliziert wird, sollte primär vorzugsweise mit Na-Valproinat therapiert werden.
Von Bedeutung ist die rechtzeitige Behandlung *posttraumatischer, früh-* bzw. *spätepileptischer Manifestationen.* Freilich ist zur Zeit noch unklar, welche kausalen Faktoren für die Entstehung eines Anfallsleidens nach Schädel-Hirn-Verletzungen maßgebend sind (35). Die Therapie posttraumatischer Epilepsien mit Maliasin ist sicher nur für den am häufigsten vorkommenden Grand-mal-Typ empfehlenswert.
Neuere Ergebnisse deuten darauf hin, daß schwere neurologische Ausfallerscheinungen und psychopathologische Syndrome das berufliche und soziale Rehabilitationsergebnis von Hirntraumatikern wesentlich ungünstiger gestalten können als das Bestehen eines posttraumatischen Anfallsleidens (53).
Sicher ist aber, daß der Zeitraum zwischen Kopfverletzung und erstem Anfall für die Entwicklung eines epileptischen Prozesses von erheblicher Bedeutung ist. Neurophysiologische und morphologische Untersuchungen ergaben: Ein positiver und dauerhafter Effekt der medikamentösen Prophylaxe ist darin zu sehen, daß Antikonvulsiva die Anfallbereitschaft senken und der Totalausfall schon vorgeschädigter zerebraler Neuronenverbände verhindert wird.

Von 122 präventiv-antikonvulsiv behandelten Patienten mit postkontusionellem Syndrom erkrankte nur einer an Epilepsie; in einer vergleichbaren Kontrollgruppe ohne Therapie erkrankten sechs (42).
Die Bedeutung einer präventiven Therapie nach schweren Schädel-Hirn-Verletzungen ergibt sich auch aus folgender Untersuchung: Von 112 Fällen mit radiologisch nachgewiesenen Impressionsfrakturen entwickelten 15,2 % der Patienten eine Früh-, 10,7 % eine Spätepilepsie (Grand-mal-Typ), in der Mehrzahl innerhalb der ersten zwei Jahre nach dem Trauma (16).
Epilepsien entstehen häufiger nach längerer Bewußtlosigkeit als Folge offener Schädel-Hirn-Verletzungen, vor allem der frontalen und zentroparietalen Regionen. Anzumerken wäre auch, daß solche Läsionen deshalb einer Präventivtherapie bedürfen, weil sie zum Status epilepticus disponieren (19).

Alternative epileptische Psychosen sind definiert als psychotische Episoden unter antiepileptischer Therapie bei Anfallfreiheit und »normalisiertem« EEG. Psychopathologisch sind diese Episoden einer paranoiden Schizophrenie sehr ähnlich. Bei einer Behandlung, die völlige Anfallfreiheit und ein EEG ohne spezifische Entladungen anstrebt, ist eine alternative Psychose keine ganz seltene Komplikation. Besonders für ambulant betreute Patienten kann diese gefährlich sein. Präventivmaßnahmen wie Beobachtung und eventuelle medikamentöse Neueinstellung in der Klinik sind dann wichtig. Dadurch lassen sich auch Suizide verhindern. Für die Entwicklung alternativer Psychosen ist z. B. die Art der Medikation von Bedeutung: Unter einer Ethosuximid-Therapie kleiner Anfälle treten Alternativpsychosen besonders leicht auf. Sie entwickeln sich unter einer Na-Valproinat-Behandlung nicht (49). Um psychotischen Episoden vorzubeugen, ist es unerläßlich, Patienten mit disponierenden Risikofaktoren engmaschig, mittels Bestimmung der

Serumkonzentrationswerte der Antiepileptika dann zu kontrollieren, wenn eine Dosiserhöhung vorgenommen wird.

Eine Sonderform der symptomatischen Epilepsie ist die »vaskuläre Präkursiv-Epilepsie«. Hierbei handelt es sich um Anfälle, die längere Zeit vor einem apoplektischen Insult auftreten können. Der durch Anfälle definierte Verlauf ist vor allem dann benigne, wenn rechtzeitig antikonvulsiv behandelt wird. Medikamentöse Herzstützung kann ebenso wichtig sein, wie möglicherweise eine richtig gewählte und dosierte (aber umstrittene) Behandlung mit Substanzen, die eine Verbesserung der Hirnnutrition bewirken. Schlaganfälle haben eine geringere Todesrate und eine höhere Sozialremissionsquote dann, wenn eine Präkursiv-Epilepsie diagnostiziert und die beschriebene angemessene Therapie durchgeführt wird (1).

Therapie nach Anfalltyp und -verlaufsform

Prognose und Therapie hängen bei den kleinen Anfällen vom Ausmaß frühkindlicher Hirnschädigung, von Art und Altersbindung ab. Kinder mit frühkindlichen Hirnschäden fallen heute quantitativ deshalb stark ins Gewicht, weil sie im Gegensatz zu früher wesentlich älter werden.

Fieberkrämpfe werden mit Na-Valproat oder Phenobarbital therapiert.

Das *Propulsiv-Petit-mal* erfordert eine Behandlung mit ACTH, Dexamethason oder eventuell mit Nitrazepam (Mogadan); zur *Grand-mal-Prophylaxe* kann der Einsatz von Phenobarbital oder Hydantoinen notwendig sein. Die Prognose ist schlecht.

Das *myoklonisch-astatische Petit mal* (Lennox-Syndrom), dessen Prognose bis vor kurzem ebenfalls sehr schlecht war, läßt sich heute in Einzelfällen offensichtlich sehr gut mit Clonazepam (Rivotril) behandeln. Kinder mit einem Lennox-Syndrom, die früher kaum einige Jahre alt wurden, erreichen heute unter Umständen das Durchschnittsalter der Gesamtpopulation. Sogar bei Kindern, die an der besonders ungünstigen Anfallskombination von West- und Lennox-Syndrom leiden, wird eine »gewisse Aussicht auf günstige Resultate« angenommen (39).

Die sogenannten *Retropulsiv-Petit-mal* (indifferente Absencen) führen oft zu Pyknolepsie (Absence-Epilepsie). Der Prozentsatz der Dauerheilungen ist heute sehr hoch. Er liegt bei einer Therapie mit Succinimiden, vor allem aber mit Na-Valproinat, bei wenigstens 70 bis 80 %.

Anfälle vom Typ des *Impulsiv-Petit-mal* haben in der Regel eine gute Prognose, jedenfalls sind ungünstige Verläufe ausgesprochen selten.

Bei *großen Anfällen* (Grand mal), die im Kindes- und Erwachsenenalter auftreten können, läßt sich heute unter einer adäquaten Therapie in 80 bis 90 % Anfallfreiheit erzielen. Damit kommt es in der Regel zu einer weitgehenden Rückbildung psychopathologischer Syndrome, einer Habilitation bzw. Rehabilitation, und eine normale Lebenserwartung ist die Regel.

Bei *fokalen Epilepsien* (z. B. Hirntumoren, Gefäßanomalien) sind Prognose und Therapie abhängig von der Grundkrankheit. In einem nicht geringen, wegen sehr verschiedener Kollektive schwer abschätzbaren Prozentsatz treten neben Grand mal »partielle Anfälle mit komplexer Symptomatologie« (= psychomotorische Anfälle) auf, oder es entwickelt sich die »sekundär entdifferenzierte« Form der beschriebenen Anfälle. Noch vor wenigen Jahren wurde der Verlauf dieser Epilepsie meist als ungünstig, weil therapeutisch schwer beeinflußbar, angesehen. Die Heilungschancen betrugen höchstens 40 bis 45 %, wie auch Janz immer wieder feststellte.

Diese negative Beurteilung trifft bei rechtzeitiger Ausschöpfung aller Maßnahmen heute sicher nicht mehr pauschal zu. Wenn jetzt feststeht, daß es »eine typische epileptische Wesensänderung«, zumindest als spezifische psychische Dauerverfassung, nicht gibt – auch wenn dies gelegentlich immer noch behauptet wird (21) –, ist ebenso sicher, daß chronische Verstimmungen, Neurotizismen und eben auch Wesensänderungen rückbildungsfähig sind, selbst wenn sie im Verlauf einer fokalen Epilepsie mit psychomotorischen Anfällen diagnostiziert werden; denn für die Antikonvulsiva Diphenylhydantoin (z. B. Zentropil), Carbamazepin (Tegretal), Phenobarbital (z. B. Luminal) bzw. Primidon (z. B. Resimatil, Liskantin) wurden anhand einer breit angelegten Verlaufs- und Korrelationsstudie optimale Dosierungsbereiche für Epilepsiekranke mit Grand mal und psychomotorischen Anfällen ermittelt. Die Bestimmung der Serumwerte applizierter Antiepileptika ist dabei von besonderem Belang (7).

Die Bedeutung dieser Untersuchungsmethode wird auch aus folgender Studie ersichtlich: Nur bei drei von 37 Epilepsiekranken, die eines plötzlichen und auch nach gerichtsärztlicher Untersuchung ungeklärten Todes starben, lagen die Serumwerte des Antiepileptikums im therapeutischen Bereich. Bei der Hälfte der Verstorbenen fand sich kein Antiepileptikum bei Serumuntersuchungen. Die Autoren zogen daraus die Schlußfolgerung, daß die inadäquate Therapie wesentlich für den Tod verantwortlich sei (56).

Die Ergebnisse belegen, daß selbst bei einer negativen Auslese (komplizierte Epilepsien) unter antiepileptischer Therapie unerwünschte psychotrope Wirkungen verhindert werden können.

Wir konnten auch andere richtungweisende Befunde vorlegen. 75 Anfallkranke, die an persistierenden Anfällen und/oder psychischen Störungen (= komplizierte Epilepsien) litten, wurden einer ambulanten, systematischen, an der Serumkonzentration überwachten Behandlung unterzogen. Zu Beginn des Jahres 1974 wurde Carbamazepin bei 33 %, am Ende desselben Jahres bei 48 % der Kranken appliziert, während im gleichen Zeitraum die Verordnung des Primidon von 30 % auf 20 % und des Phenobarbital von 16 % auf 7 % zurückging. Anfangs wurden Verstimmungen in 79 %, Wesensänderungen in 75 %, nach 240 Tagen Behandlungsdauer dagegen nur noch in 53 % bzw. 49 % der Fälle auf Dokumentations-Bogen markiert. Diese Resultate sind unter anderem z. B. ein Beleg dafür, daß die »epileptische Wesensänderung« oft ein reversibles Psychosyndrom ist. Die Reduzierung sedierender Substanzen ist dabei ebenso von Bedeutung wie der vermehrte Einsatz des zum Teil hochdosierten Tegretal (8).

Diese Ergebnisse sind auch insofern von Interesse für Prävention und Therapie, als in der Versorgungsgesetzgebung für die Bemessung der MdE gilt: »Wesensänderungen (z. B. Reizbarkeit, Enthemmung, Euphorie, Verlangsamung, Antriebsschwäche, depressive Stimmungslage und sonstige Charakterveränderungen) 60 bis 100 %«; die Richtlinien für die Invaliden- und Sozialversicherung lassen erkennen: »die MdE bei Epilepsie beträgt bei täglichen Anfällen oder häufigeren akuten epileptischen Psychosen oder beträchtlichen Wesensänderungen bis zu 100 %« (54).

Für die Epileptologen ist der EEG-Befund besonders dann wichtig, wenn sich unter einer antiepileptischen Langzeittherapie spezifische Muster einer Vigilanzstörung (Bente) darstellen, die einer klinisch nicht immer faßbaren Beeinträchtigung des Wachheitsgrades entsprechen. Es kann wichtiger sein, solche Muster elektroenzephalographisch zu erkennen als jene, die auf

der Anfälle und zu Krankheitsverläufen bisher nicht ermittelt wurde« (S. 226 in [23]). Christian (5) und Ketz (27) betonten, daß die klinische Symptomatologie für sich allein, ebensowenig wie ein Oberflächen-EEG, eine verläßliche Herdlokalisation zulasse (in [4]).

Uneinheitliche Deskription klinischer Phänomene

»Die außerordentliche Vielgestaltigkeit« der Dämmerattacken, die Gastaut als vegetative, sensible, sensorische und motorische Korrelate paroxysmaler abnormer Erregungsabläufe im limbischen System beschrieben hat, wurde von Hess und Ketz (21) nachdrücklich betont: Die Klinik kenne mehr als zehn Auraphänomene, mehr als zehn vegetative Erscheinungen und mehr als vierzig Variationen motorischer Automatismen. So klassifizierten z. B. Boeri und Pacini (3) Auren in psychomotorische, psychosensitive, psychovegetative, psychosensorielle (visuelle, olfaktorische, auditive, vertiginöse, gustative) und »rein psychische«.

Es liegt nahe, daß die unterschiedliche Deskription klinischer Phänomene eine Verständigung auf diagnostischem Gebiet erschwert, was auch aus folgendem deutlich wird: Die Berner Schule z. B. unterscheidet sechs Untergruppen psychomotorischer Anfälle und rechnet z. B. abdominale Krisen, »Fugues epileptiques« zu »anderen speziellen Formen«, während Janz und Hallen eine Dreiteilung in Aura, Anfallkern und postparoxysmales Verhalten vornehmen. Bemerkenswert ist, daß Caffi (4) von 139 Patienten mit gesicherten psychomotorischen Anfällen nur 6 »Pseudoabsencen« fand, die nach dem klinischen Bild zu pyknoleptischen Absencen, nach dem EEG-Befund jedoch zum Formenkreis psychomotorischer Anfälle gerechnet werden mußten. Roger, Lob u. Tassinari (33) dagegen fanden in ihrer Studie über Petit-mal-Status von 137 gesicherten Epilepsien nur einen Fall mit »temporaler« Epilepsie; Niedermayer und Mitarbeiter publizierten die Kasuistik von zwei Kranken mit Petit-mal-Status mit fokaler neurologischer Symptomatik und fokal betonten 3/sec Spike-wave bzw. Spikes. Sie vermuten eine besondere Form des Status epilepticus (38). Lugaresi u. Mitarb. (27 a) berichteten über einen Fall von »Petit mal intermédiaire«, Hess et al. (20) referierten sechs Fälle von »Petit mal borderline«, und Karbowski stellte die Problematik der Übergangsformen von pyknoleptischen Absencen zu psychomotorischen Krisen anhand zweier Fälle und neuerer Literatur dar. Er schilderte Epilepsien, die klinisch als Absencen mit psychomotorischer Komponente in Erscheinung traten und im EEG generalisierte, durch fokale Entladungen eingeleitete und/oder abgelöste Paroxysmen zeigen (26). Dalby (6) fand bei 55 % seiner Kranken mit Absencen Automatismen verschiedener Ausprägung, Janz in 50 % bei pyknoleptischen – retropulsiven, propulsiven oder adversiven – Anfällen Automatismen.

Noch komplizierter wird die Situation dann, wenn einerseits bei einer klassischen Absencen-Epilepsie mit temporalem Herd ein EEG-Befund ohne

Kenntnis anamnestischer und klinischer Daten zu einer Fehlinterpretation führt, indem eine Temporallappenepilepsie vermutet wird (26), auf der anderen Seite Helmchen et al. (18) einen Fall einer »Aura continua« nur durch einen EEG-Befund sichern konnten. Karbowski (26), Hess, Ketz u. Bauer (19 a) betonten die Häufigkeit verschiedenartiger Übergangs- und Kombinationsformen aufgrund plurifokaler zerebraler Läsionen oder sekundär entstandener Herde. Die Befunde von Grüneberg et al. (14), Helmchen et al. (18), Dalby (6) und Niedermayer (28) bestätigen diese Auffassung. Gloor (12 a) ist der Meinung, daß ein Bündel von exogenen und endogenen Faktoren für »Petit mal intermédiaire« verantwortlich sei. Die Tatsache, daß sich selbst statusartige Häufungen von Anfällen fokaler (bzw. partiell komplexer) Genese nicht generalisieren müssen, könnte in der Aktivierung »zentrenzephaler« Systeme, durch die allerdings nur tierexperimentell belegte Verminderung der Bildung und Herabsetzung der Ausbreitung von epileptischer Erregung begründet sein.

Dies wäre auch eine Erklärungsmöglichkeit dafür, warum epileptische Entladungen, die in der Mehrzahl ausgehen von den mediobasalen Abschnitten des Temporalpols, der mit parietookzipitalen, limbischen und »zentrenzephalen« Strukturen eng verbunden ist, zu vielfältiger reverbigerierender Aktivität beitragen, wobei es jedoch nicht zu einer Generalisierung der Anfälle kommt (19, 21.)

Spezielle Gründe für Fehldiagnosen

Wir gehen mit Dreyer (9 a) heute davon aus, daß ein Status psychomotorischer Anfälle, der bisher als seltenes Ereignis angesehen wurde (Roger et al. 33; 17, 21, Bruens, pers. Mitteil.) wahrscheinlich nicht so selten ist, vielmehr nur nicht diagnostiziert wird, weil

1. der Status psychomotorischer Anfälle als direkter psychopathologischer Ausdruck epileptischer Hirnfunktionsstörung – als Dämmerzustand »organischer Prägung« –, damit als uncharakteristisches psychopathologisches Syndrom, besonders bei kombinierten Anfallformen (Grand mal und psychomotorische Anfälle) in Erscheinung tritt;
2. ein im Rahmen postparoxysmalen Verhaltens auftretender Dämmerzustand als »produktiv-psychotische Episode«, »Ausnahmezustand«, »Delir«, Verwirrtheitszustand oder »Fugues« imponieren kann;
3. psychopathologische Syndrome bekannt sind, die mit oder ohne Auren (dreamy states) mit kaum bemerkten, eingeblendeten Teilen eines psychomotorischen Anfallkerns ablaufen;
4. der Status psychomotorischer Anfälle klinisch als Mischbild, z. B. auch als (sub-)stuporöses Syndrom serieller Absencen mit partieller Amnesie oder als »Übergangsform« in Erscheinung tritt und die Diagnose eines psychomotorischen Anfalles deshalb nicht gestellt wird, weil ein EEG-Befund fehlt, der z. B. eine »Aura continua« von einem Dämmerzustand oder einer produktiv-psychotischen Episode zu differenzieren ermöglicht;
5. Status mit psychomotorischen Anfällen im Schlaf beginnen und sich im

Wachzustand fortsetzen können (während des Schlafs sollen sie z. T. sehr diskret verlaufen [9a]);
6. der Status psychomotorischer Anfälle generell nicht in differentialdiagnostische Überlegungen einbezogen wird, weil der Psychiater nicht an die Diagnose denkt oder sie nicht stellen kann, und nur eine passagere Psychose ungeklärter Ätiologie diagnostiziert; dies gilt nach unseren Erfahrungen besonders für chronisch Alkoholkranke, speziell auch im Umfeld eines Prädelirs oder Delirs. Nach Dreyer (9 a) ist der »klinische Blick für die Phänomenologie dieser Statusform nicht genügend geschärft«. Auch die Flüchtigkeit des Syndroms, die Abwehr des Kranken und damit verbundene technische Schwierigkeiten erlauben es nicht, die zutreffende Verdachtsdiagnose durch den dazugehörigen EEG-Befund zu unterbauen (17);
7. vereinzelt bis in die jüngere Vergangenheit noch immer bezweifelt worden ist, daß es einen Status psychomotoricus überhaupt gibt (Rabe);
8. mehr als 20 Termini technici weitgehend synonym für psychomotorische Anfälle gebraucht und dadurch Zuordnungen erschwert werden, neuerdings z. B. auch der Begriff »limbische Epilepsie« vorgeschlagen wurde, um zu verdeutlichen, daß auch die limbischen Anteile des Temporallappens, und nicht nur seine neokortikalen Anteile für eine Vielzahl psychopathologischer Syndrome verantwortlich sind. Gegen diesen Begriff wurden jedoch zu Recht bedenken erhoben, weil epileptogene Foci des limbischen Systems zumindest das elektrogenetisch faßbare Korrelat pyknoleptischer Petit mal sein können. Bemerkenswert ist, daß Dreyer zwar 1965 (8) im deutschen Sprachraum erstmalig »zur Frage des Status epileptischer psychomotorischer Anfälle« Stellung genommen hat, 1969 (9) diese Statusform aber nicht mehr tabelliert, sondern lediglich einen »Petit-mal-Status mit psychomotorischen Anfällen zum Teil als Dämmerzustand« unter die verschiedenen Formen des Status epilepticus rubriziert. Später ordnet dieser Autor dem kontinuierlichen und diskontinuierlichen Status psychomotoricus jeweils drei Unterformen zu (9a).

Da ein Status psychomotorischer Anfälle offenbar noch immer selten als solcher erkannt (zuletzt berichtete Flügel über vier Fälle [37]) oder auch anerkannt und deshalb immer noch wenig beschrieben wird, sehen wir eine Berechtigung, einmal den geschilderten grundsätzlichen Bedenken entgegenzutreten und (neben speziellen Erörterungen) anhand exemplarischer Kasuistik einen klinisch-psychopathologischen Beitrag zur Differentialdiagnostik des Status psychomotoricus zu leisten; zumal der Vergleich des iktalen und interiktalen EEG oft nicht weiterhilft, die Diagnose in erster Linie durch Beobachtung und Zuordnung psychopathologischer Syndrome zu stellen ist.

Fall 1

Krankenblatt-Nr. 552/73 O. A. (türkischer Staatsangehöriger), geboren 1945, Bauhilfsarbeiter.

Die klinische Aufnahme des konstitutionell dysplastisch-athletischen Mannes erfolgte am 26. September 1973 gegen 11.30 Uhr im Zustand starker psychomotorischer Unruhe. Dementsprechend reagierte er zwar auf Ansprache, war aber einem Gespräch nicht zugänglich. Es wurden beobachtet: Blickwendung nach links oben, schmatzend-kauend-mahlende Bewegungen sowie Myoklonismen des Mundbodens. Nach einigen Minuten war A. erheblich bewußtseinsgetrübt und ruhiger. Während dieser Zeit fielen jaktationsartige Bewegungen aller Extremitäten auf. Nach etwa fünf Minuten war der Patient kurz ansprechbar, nannte seinen Namen, sein Alter und seine Wohnung, war jedoch zeitlich und örtlich desorientiert. Der Gesichtsausdruck war ängstlich-gespannt, und langsam »anbrandend« begann wieder eine Phase großer psychomotorischer Unruhe mit Wälz- und Primitivbewegungen, plötzlichem Aufrichten und Versuchen, aus dem Bett zu drängen. A. starrte nun angstvoll in eine Ecke des Zimmers, sprach vor sich hin und antwortete auf Fragen: »Die zwei Männer oder Frauen.« Einige Male hob er abwehrend die Arme, und es entstand der Eindruck, als kämpfe er gegen imaginäre Feinde. Ein Teil dieses etwa eine Stunde dauernden Status wurde auf Video-Band aufgenommen. Nach Injektionen von 10 mg Valium i. m. und i. v. (wegen der starken Abwehr schwierig durchzuführen), schlief A. bis gegen 19.00 Uhr, wurde dann wieder unruhiger, erhielt abermals 10 mg Valium i. m., worauf er die Nacht vom 26. zum 27. 9. schlief.
Am Morgen des 27. 9. wurde A. wiederum zwischen 6.00 und 7.00 Uhr psychomotorisch sehr unruhig, rauchte, auf dem Flur hin- und hergehend, eine Zigarette, fiel plötzlich um ohne zu krampfen. Nach der Injektion von 10 mg Valium kam es nur zu einer etwa 30minütigen Beruhigung, wobei A. zwar jederzeit ansprechbar, aber sichtlich desorientiert war; gegen 8.30 Uhr wurde der Patient wieder unruhiger, drängte aus dem Bett, halluzinierte optisch, und meinte, er könne nach Hause gehen und arbeiten. Er sprach langsam, häsitierend, aber doch deutlich verständlich. Obwohl der Patient nun 10 mg Valium i. v., etwas später 5 mg Haldol i. v. und 500 mg Phenhydan i. m. injiziert bekam, war es am Vormittag des 27. 9. wegen der Unruhe und Abwehr des unentwegt umdämmerten Patienten nur möglich, eine Lumbalpunktion mit Kurznarkose in Gegenwart eines Anästhesisten durchzuführen (10.30 Uhr). Danach schlief A. bis kurz vor 15.00 Uhr, war dann ansprechbar und antwortete auf Fragen, wenngleich er auch jetzt noch umdämmert wirkte.
Auch am Morgen des 28. 9. wurde A. gegen 5.30 Uhr wieder erheblich psychomotorisch unruhig, der Zustand besserte sich jedoch nach einer Injektion von 5 mg Haldol i. m. Soweit beurteilbar, war der Patient an diesem Tag stets ansprechbar und für alle Qualitäten weitgehend orientiert. Es

wurde eine antiepileptische Einstellung auf Mylepsinum mit zunächst 2mal 1 Tablette begonnen.
Am 29. 9. wurde gegen 9.30 Uhr, um 13.15 und 13.25 Uhr jeweils ein Anfallgeschehen von etwa 15 Minuten beobachtet, das sich wie folgt charakterisieren läßt: Beginn mit hochgradiger psychomotorischer Unruhe, wiederholten Blickwendungen nach links, oralen, mastikatorischen Automatismen sowie offensichtlich stark ängstigenden visuellen Halluzinationen. Während dieser drei geschilderten Dämmerzustände war A. nie ganz bewußtseinsklar, sondern bei »alternierendem Bewußtsein« stets mehr oder weniger zeitlich, örtlich, aber auch in bezug auf seine Person desorientiert, wenn auch stets ansprechbar.
Nachdem A. am 14. Oktober gegen 16.00 Uhr von seinem Bruder eine offenbar traurige, zumindest unangenehme telefonische Mitteilung erhalten hatte, war er kurz erregt, ging vom Schwesternzimmer in sein Zimmer, wo er am Boden liegend aufgefunden wurde, aber ansprechbar war. Als man ihn auf sein Bett legte, kam es abermals zu einem starken psychomotorischen Erregungszustand mit Eintrübung des Bewußtseins, orale Automatismen wurden beobachtet. Der Anfall dauerte acht Minuten, wurde durch eine intravenöse Injektion von 10 mg Valium unterbrochen, worauf A. schlief.
Am 15. Oktober war A. wieder am frühen Morgen auffallend unruhig, drängte auf Entlassung, wobei ein Zusammenhang mit dem Telefonat vom Vortag vermutet wurde.

Wegen der Sprachschwierigkeiten zogen wir einen Dolmetscher des türkischen Konsulates zu, der mit A. längere Zeit sprach und uns ergänzend angeben konnte: A. habe niemals zuvor unter Bewußtseinsstörungen, wie sie hier aufgetreten seien, gelitten. A. könne sich erinnern, am Morgen des 26. 9. beim Frühstück umgefallen zu sein; für die darauffolgenden Tage sei die Erinnerung »dunkel«. A. wisse, daß er mehrfach zwei Männer und eine Frau gesehen habe. Die Frau habe ihn zu locken gesucht und ihm Zärtlichkeiten angeboten, während die Männer gedroht hätten, ihn umzubringen, wenn er die Frau anfasse. Die drei Menschen seien in Gestalt und Form verändert gewesen, sie seien klein, aber auch riesengroß erschienen, hätten jedenfalls nicht wie richtige Menschen gewirkt, jedoch sei alles für ihn sehr beeindruckend gewesen. A. habe die Menschen zwei- oder dreimal gesehen (Angaben des Dolmetschers).
Vom Bruder unseres Patienten, der ebenfalls auf dem Bau arbeitet, konnten wir erfahren: Anfallkrankheiten seien in der Familie unbekannt. A. habe nie zuvor Anfälle, nie belangvolle Krankheiten gehabt. In den beiden Tagen vor dem 26. September sei er allerdings erstmals durch ein sehr ruhiges Verhalten aufgefallen, während er sonst in der Regel eher »temperamentvoll« wirke. Am Morgen des 26. 9. sei er plötzlich während einer Frühstückspause in der Baubude hintübergefallen, danach sehr unruhig gewesen und mit der Feuerwehr in das Krankenhaus Westend gebracht worden.

Bis zum Sonntag (21. Oktober) war A. unauffällig. An diesem Tag jedoch mußte er mit der Feuerwehr aus einem Belastungsurlaub in die Klinik zurückgebracht werden, da er offenbar nach heftiger Erregung wieder einen psychomotorischen Anfall hatte.
Am 30. 10. gegen 9.20 Uhr sollte eine Kontroll-Lumbalpunktion durchgeführt werden: Während der Vorbereitung kam es jedoch zu zunehmender angstvoller Erregung, wobei A. wiederum plötzlich nach links blickte, dann mehrfach ängstlich im Zimmer umhersah, schließlich erregt wurde, mit Armen und Beinen abwehrte. Es konnten abermals orale, schmatzend-kauende

Bewegungen, verbunden mit Zähneknirschen und mastikatorisch anmutenden Automatismen, beobachtet werden. Die Pupillen waren mittelweit, ihre Reaktion auf Lichteinfall konnte jedoch wegen der Unruhe nicht geprüft werden. Auf starkes Kneifen erfolgte keine Reaktion. Nach diesem Verwirrtheitszustand, der etwa acht Minuten dauerte, war A. ansprechbar und erinnerte eine optische Aura: er sah eine fremde Frau, die ihn umbringen wollte. Am 20. November 1973 erfolgte die Entlassung unter den Diagnosen:

1. Status temporaler epileptischer Anfälle;
2. Liquorpositive Lues II.

EEG-Befunde:
29. 9.: ausgeprägte Vigilanzschwankungen (Stadium B nach Bente);
2. 10.: Rückbildung der Vigilanzschwankungen. Geringfügige Depression des Grundrhythmus links;
11. 10.: Grundrhythmusdepression links temporookzipital, die als Herdstörung gewertet wurde, und subvigile Phasen.
25. 10.: von temporobasal beidseits paroxysmal dysrhythmische Theta-Gruppen mit Sharp-waves und Square-topped-waves-Formationen mit wechselnder Seitenbetonung. Beidseitig alternierender Fokus.
Liquorbefund am 27. 9.: Zellzahl 2/3, Gesamteiweiß (nach Biuret) 27 mg%. FTA im Liquor schwach positiv. Nelson-Meyer-Immobilisationstest im Liquor negativ. Sämtliche unspezifische Serum-Screeningtests stark bis sehr stark positiv, insbesondere auch quantitativ.
PEG: kein sicher pathologischer Befund.
Karotisangiogramm links: unauffällig.
Hirnszintigramm und Echoenzephalogramm: unauffällig.

Am 2. April 1974 wurde A. gegen 13.00 Uhr zum zweitenmal über die Poliklinik stationär aufgenommen. Zum Zeitpunkt der Aufnahme in die Poliklinik bestand eine Umdämmerung. Während der sofort durchgeführten EEG-Ableitung schien A. zunächst zu schlafen, wachte jedoch nach etwa fünf Minuten auf, war ansprechbar, aber somnolent, zeitlich und örtlich nicht sicher orientiert. Spontan berichtete er wieder über ängstlich getönte visuelle Halluzinationen. Wieder sah er zwei Männer und eine Frau. Nach einer etwa 5minütigen deutlichen Bewußtseinsaufhellung kam es wieder zu stärkerer Bewußtseinseintrübung und motorischer Erregung (Wälz- und Abwehrbewegungen gegen imaginäre Angreifer). Kurz zuvor wurden mehrfach Blickwendungen nach rechts oben beobachtet. Danach schien A. wieder zu schlafen. Es waren jetzt mehrfach myoklonische Entladungen der Schultergürtelmuskulatur rechts mit Ausbreitungstendenz auf beide Arme zu beobachten. Außerdem wurden mehrfach oral-mastikatorische Automatismen (Grunzen, Schnalzen, Zähneknirschen) beobachtet. A. schlief nach Injektion von 10 mg Valium i. v. noch während der EEG-Ableitung und wurde gegen 13.00 Uhr auf die Station gebracht.

EEG-Befund (2. 4. 1974): kein Herdbefund. Ein gruppiertes Auftreten von »multi-spike-wave-Komplexen« ist nicht sicher von Artefakten unterscheidbar. Nach Injektion von 10 mg Valium Sistieren der »Krampfpotentiale«.

Gegen 13.15 Uhr kam es wiederum – nach einem Zustand durchgehender Umdämmerung – zu einem schweren Erregungszustand, so daß neuerdings

Valium i. v. injiziert werden mußte. Im Anschluß an diese paroxysmale Verhaltensstörung war A. ansprechbar, erkannte die Umgebung (Schwester und Pfleger) und gab an, in der linken Ecke des Wachsaales Personen zu sehen, die ihn ängstigten. Danach schlief er bis gegen 14.20 Uhr.

Der Bruder konnte angeben, daß A. wiederum beim Frühstück morgens »umgekippt« sei, »bewußtlos« zum Werksarzt gebracht wurde, dort sehr unruhig war und imaginäre Personen abwehrte. A. habe nur einen Monat regelmäßig Mylepsinum genommen.
A. selbst gab eine Amnesie für die Zeit vom »Umkippen« bis zum Eintreffen auf der Station an. Er erinnerte jedoch optische Halluzinationen: zwei Teufel, in Gestalt einer russischen Frau und eines griechischen Mannes, setzten sich im Wachsaal neben den Pfleger und verboten ihm zu reden. Die Teufel seien bewaffnet gewesen und hätten ihn mit einem Messer bedroht.
Am 23. 4. habe er viel geträumt, unruhig geschlafen. Nach Auskunft von Mitpatienten soll A. im Schlaf gesprochen und geschmatzt haben.
Am 20. 5. kam es wiederum zu einem etwa 15 Minuten dauernden Dämmerzustand mit Erregung und oralen Automatismen, vermutlich im Zusammenhang mit dem Auslassen der Medikation am 18. und 19. 5. Am 22. 5. 74 wurde A., inzwischen auf Phenhydan eingestellt, entlassen.

Fall 2

Krankenblatt-Nr. 9/74, H. H., 50 Jahre, Geschäftsinhaber.
Am 4. 1. 74 wurde uns H. nach dem Unterbringungsgesetz zuverlegt. In seinem Antrag auf Unterbringung schrieb der Nervenarzt:
»Im Vordergrund des Krankheitsbildes stehen die psychomotorischen Auffälligkeiten. H. zeigt sowohl hyperkinetische wie akinetische Zustandsbilder. Seine sprachlichen Äußerungen sind zum Teil einsilbig, und häufig zeigt er das Symptom der Echolalie. Während unserer ersten Exploration saß er mit starrer Haltung am Tisch, der Blick war auf einen Punkt fixiert, dann blinzelte er und wirkte abgelenkt, so daß das Bestehen akustischer Sinnestäuschungen nicht ausgeschlossen werden kann. Der formale Denkablauf wirkte gesperrt, und inhaltliche Denkstörungen in Form von Wahnideen klangen an. Im affektiven Bereich bot H. auch ein bipolares Krankheitsbild, d. h., zeitweilig war er sehr freundlich, zugewandt, dann wieder waren auch aggressive Verhaltensweisen nicht zu übersehen. H. war bewußtseinsklar, jedoch zeitlich, örtlich und zur Person nicht ausreichend orientiert. Differentialdiagnostisch könnte es sich hier sowohl um einen ersten katatonen Schub handeln, es könnte aber auch die erste Phase einer zykloiden Psychose vorliegen. Das akute Krankheitsbild schließt eine Selbstgefährdung ein, so daß eine sofortige klinische Einweisung erforderlich wird.«

Von der Ehefrau erfuhren wir, daß H. nie zuvor in nervenärztlicher Behandlung stand. Seit dem 15. Dezember 1973 beobachtete sie ein zunächst triebbetontes, überwiegend zärtlich anmutendes Verhalten, bald aber auch teilweise sehr deutliche Antriebsstörungen, wobei zunächst ein verminderter, bald aber ein vermehrter Antrieb auffiel. Weiter berichtete die Ehefrau über Verhaltensauffälligkeiten: z. B. sei ihr Mann mit dem Duden ins Bett gegangen, um Probleme zu lösen. Manisch gehobene, aber auch depressiv-dysphorische Stimmung sei ebenso aufgefallen wie ein zwanghaft anmutendes Denken (H. sprach später selber von einer »Zwangsneurose«), und schließlich seien paranoide Ideen und optische Halluzinationen geäußert worden, wobei letztere nicht immer eindeutig von illusionären Verkennungen und Wahnwahrnehmungen unterschieden werden konnten. In der Nacht vom 1. zum 2., aber auch vom 3. zum 4. Januar habe H. überhaupt nicht geschlafen. Seit über zehn Jahren sei bei ihm ein erheblicher Alkohol-

abusus bekannt. Beruflich betreibe er seit vielen Jahren ein Reinigungsgeschäft und sei dort tagsüber Perchloräthylendämpfen ausgesetzt.
Hier wirkte H., der am 4. 1. gegen 10.30 Uhr aufgenommen wurde, zunächst deutlich antriebsgesteigert, war im Gespräch nicht fixierbar, auf der Station kaum lenkbar, er sprach nahezu pausenlos logorrhoisch, war in seiner Stimmung manisch gehoben. Er erzählte »von Jesus, dem Nordpol, seiner Reinigung, der Welt, die verrückt und verdreht« sei. Zu seiner Linken sah er Jesus, seine Frau zur Rechten. Gegen Mittag wurde H. ruhiger, in seinen Reaktionen verlangsamt, schließlich substuporös umdämmert. Dieser Zustand eines »besonnenen Dämmerzustandes« dauerte etwa 1 ½ Stunden. Gelegentlich reagierte H. kurz auf Ansprechen, war aber zu allen Qualitäten offensichtlich nicht orientiert. Zu beobachten waren kurze Blick- und Blinzelbewegungen, langsame Folgen von Adversivbewegungen des Kopfes nach beiden Seiten, sinnlos wirkende Greifmechanismen mit dem rechten Arm und orale Automatismen, die als Schmatz- und Schnalzbewegungen imponierten. Darüber hinaus wurden tonische Zuckungen der Beine beobachtet.
Am folgenden Tag äußerte H., daß er während des geschilderten Zustandes rechts und links nicht habe unterscheiden können – was ihn beunruhigt habe –, daß sich die Gegensätze abgestoßen hätten, daß er aber stets geglaubt habe, ihm fehle nichts, er könne nach Hause gehen.
Am Aufnahmetag wurde noch während der Reorientierungsphase des vermuteten Status psychomotorischer Anfälle ein EEG abgeleitet, das jedoch ebensowenig wie zwei weitere Hirnstromkurven die Diagnose unterbauen konnte. Außer subvigilen Phasen und Frequenzbeschleunigungen zeigte sich lediglich einmal ein pathophysiologisches Korrelat, »das einem Delir entsprechen konnte.« Trotz der vor allem anfänglich großen differentialdiagnostischen Schwierigkeiten – das Diagnosenspektrum reichte von der endogenen Psychose (einweisender Nervenarzt) über ein von uns erwogenes (Entzugs-)Delir und einen durch Perchloräthylen bedingten toxischen Dämmerzustand »organischer Prägung« bis zum (Borderline-)Fall eines Petit-mal-Status, dem zweimal klinisch das Bild kurzer Bewußtseinspausen mit Lidkloni und eingeblendeten oralen Automatismen entsprach, bis hin zur Erstmanifestation eines Status psychomotorischer Anfälle. Diese Diagnose wagten wir am Ende zu stellen, da neben der schon geschilderten Symptomreihe mit durchgehender partieller Amnesie für die psychotischen Inhalte, die letztmalig am 5. Januar geschildert wurden, eine wechselnde, zeitlich und örtlich unscharfe Orientierung bei hirnelektrisch nachgewiesener Vigilanzminderung bestand. Der Kranke selbst registrierte die Ausfälle und – soweit erinnerlich – die psychotischen Inhalte mit erstaunlichem Gleichmut bzw. mit Kritikschwäche (»das ist jetzt für mich erledigt«). Bei fluktuierender Bewußtseinslage bestand eine typische Amnesie für die oralen Automatismen, die Adversivbewegungen des Kopfes sowie die schablonenartigen Greif- und Nestelbewegungen im Rahmen eines »diskontinuierlichen Status mit Anfallrudimenten«. H. konnte am 30. Januar 1974 entlassen werden.

Helmchen, Hoffmann und Kanowski publizierten 1969 (18) bei der 25jährigen (minderbegabten) Ellen H., die im dritten Lebensjahr eine Enzephalitis durchgemacht hatte, danach passager halbseitengelähmt war, Anfälle mehrfach wechselnden Charakters hatte (Versiv-, myoklonische Jackson- und Grand-mal-Anfälle), einen »Status überwiegend fokaler sensorischer Anfälle mit visuellen Trugwahrnehmungen«. Während dieser Halluzinationen wurde ein EEG abgeleitet, das einen temporobasalen bzw. okzipitotemporalen Herdbefund aufwies.

Fall 3

Krankenblatt Nr. 67/3, 71/12, 72/4, 73/5, 74/114, 76/86, H. G., geb. 1945, gelernter Buchdrukker bis 1974, dann Hilfsarbeiter, jetzt berentet.

Bei Herrn G. wurde 1967 erstmals die Diagnose Manie gestellt. Sie führte 1971/72 zur stationären Aufnahme. 1973/74 lautete die Diagnose bei 2 Aufenthalten »schizoaffektive Psychose«.
1976 heißt es: »Er ist gelernter Buchdrucker, hat aber in seinem Beruf schon lange nicht mehr gearbeitet; zuletzt im Jahre 1974 Aushilfsarbeiter (z. B. Flaschen sortieren). Er hat keinerlei Bekanntschaften außer Wirtshauskontakten. Die Großmutter, bei der er aufwuchs, und die seine letzte Bezugsperson war, ist 1973 verstorben. Herr G. wohnte zuletzt im Heim, versorgte sich weitgehend selbst, bezieht Arbeitslosenunterstützung und ist Schwerbehinderter. Der Kranke ist gutwillig, aber faul, ohne rechte Motivation zu einer sinnvollen Arbeit. Bei weiterbestehendem unstrukturiertem Tagesablauf nimmt die Gefahr des *Alkoholmißbrauchs* und der Verwahrlosung immer weiter zu. Er sollte wenigstens den Club, die Patientengymnastik besuchen, sich um einen Reha-Platz bemühen. Er ist eigentlich leicht lenkbar, nur wenn konkrete Angebote ausbleiben, fällt er wieder in seine Lethargie zurück.«
Diagnosen: Maniforme schizoaffektive Psychose, jetzt Defektzustand (unter Dauertherapie mit 4 mg Imap wöchentlich).
Am frühen Nachmittag des *1. 11. 1979* sei Herr G. im Heim plötzlich umgefallen, habe sich am Kopf verletzt, das Bewußtsein verloren, Schaum vor dem Mund gehabt und es seien symmetrische tonisch-klonische Zuckungen an den Extremitäten beobachtet worden. (Weder bei ihm selbst wurden je Anfälle registriert, noch sind solche im Familienumkreis bekannt). G. wurde in die Hauptaufnahme der Städt. Krankenanstalten Mannheim, gegen Abend (16.30 Uhr) in das Zentralinstitut gebracht. *Aufnahmebefund* (auf der Intensivstation, nach kurzer Beobachtung auf einer offenen Station): G. sprach nicht, nahm nach mehrmaliger Aufforderung wortlos am Abendessen teil, war aber teilnahmslos, wirkte verlangsamt, antwortete zögernd und knapp »wie abwesend« auf gezielte Fragen; ein frequenter feinschlägiger Fingertremor und leichtes Schwitzen wurden beobachtet. Bis 1 Uhr nachts wanderte er auf dem Flur auf und ab, schlief dann unruhig.
Am 2. 11. 79 gegen 7 Uhr wurden 3 voneinander zeitlich deutlich abgesetzte, als psychomotorische Anfälle beschriebene Zustände, eingeleitet von großer Unruhe, für jeweils ca. 1 Minute mit folgender Symptomatik beobachtet:

Nesteln an der Kleidung, ziellose Suchaktionen, schnelle Bewegungen der Augenlider (»Flattern«), sinnlose Wort- und Satzfragmentwiederholungen, während dieser »Kernsymptome« nicht ansprechbar; mehrminütige Reorientierungsphasen. Totale Amnesie für die beschriebenen Zustandsbilder. Versinkt dann tagsüber wieder in einen mutistisch (sub-)stuporösen Zustand, wirkt aber teils »oberflächlich«, »merkwürdig lächelnd«, »ängstlich-mißtrauisch«, sich häufig umsehend, schaut gelegentlich vor sich hinmurmelnd zur Zimmerdecke. Kaum explorierbar, nur kurz ansprechbar. Nimmt jeweils aber 2 x 2 Kapseln Distraneurin um 16 und 22 Uhr ein. Über ca. 8 Stunden wurde am 2. 11. 79 folgendes *psychopathologisches Zustandsbild* notiert: G. ist bewußtseinsklar bis leicht bewußtseinseingeengt.
Er weiß, daß er sich im Krankenhaus befindet, zeitlich und zur Situation ist er jedoch desorientiert. Für den Vortag besteht eine totale Amnesie. Bei eher gedrückter Stimmungslage besteht ein durchgehend ratloser und überaus ängstlicher Eindruck. Die Augen wandern ständig im Zimmer umher. Mit den Händen führt Herr G. stundenlang – mit nur 3maliger Unterbrechung für ca. 10 Minuten – nestelnde Bewegungen aus, zupft an der Bettdecke und an seiner rechten Wange. Er gibt an, überwiegend elementare »Klopf«- und »Hammer«-Geräusche sowie sich über ihn in der 3. Person »von rechts kommend« unterhaltende, angstmachende Stimmen (eine Frauen- und eine Männerstimme) zu hören. Im Denken wirkt G. inkohärent bis zerfahren, schweift immer wieder vom Thema ab. Oft hat das Denken keinen verständlichen, nachvollziehbaren Zusammenhang mehr und es werden nur Satzgruppen und Gedankenbruchstücke geäußert. G. kann sich kaum je eine Minute auf ein- und denselben Gedanken konzentrieren. Während des ganzen Tages starkes Schwitzen sowie fein- und mittelschlägiger Tremor, erhöhter Blutdruck und schneller Puls. Ab 15 Uhr einstündig anhaltendes tonisch-klonisches Zucken der gesamten rechten Körperhälfte bei offenbar weitgehend intaktem Bewußtsein. Dieser Zustand kann durch einmalige Injektion von 10 mg Valium intravenös kupiert werden. Ab 15.30 Uhr wegen der *gemischten Symptomatik* (Status mit psychomotorischen Anfällen und Alkoholentzugsdelir) Distraneurininfusionstherapie (Tropfgeschwindigkeit der 0,8 %igen Lösung 10–30/Min.), Flüssigkeitsbilanzierung, Digitalisierung usw. Trotzdem hält der im einzelnen beschriebene Zustand eines Status psychomotoricus mit Angst, akustischen und wohl auch szenisch-optischen Halluzinationen, Nesteln unter der Bettdecke, perioraler Unruhe, wenn auch diskontinuierlich, zunächst bis zum 4. 11. 79 (für etwa 36 Stunden) an. Die Symptome des Delirs schwächten sich unter Fortführung der Therapie schließlich ab.
Am 6. 11. 79 ab ca. 15 Uhr erstmals längere Phasen, in der G. für jeweils 30 bis 60 Minuten geordneter und orientierter erschien. Jedoch sehr schlechtes Konzentrationsvermögen und extrem hohe Störbarkeit. Immer noch flüchtige akustische und nachts noch gelegentlich szenische optische Halluzinationen: Gestalten, die ins Zimmer kommen und dem Patienten Angst ma-

chen. In der Nacht vom 7. zum 8. 11.79 erstmals 4stündiges Durchschlafen und relativ ruhig bei der frühmorgendlichen Mitteilung, er habe doch wieder das Gefühl »als ob ich abgeholt werden soll.«
Am 8. 11. 79 ist G. erstmals geordnet und orientiert, aber noch einmal für etwa 2 Stunden (14–16 Uhr) »gespannt, unruhiger Eindruck, steht 30 Minuten auf der Stelle und tippelt, spricht unartikuliert und verbigeriert«. Nach intravenöser Injektion von 10 mg Valium sistiert dieser Zustand.
Nach dem Abklingen der akuten exogenen Psychose bzw. des Status mit psychomotorischen Anfällen, Einleitung einer antikonvulsiven Therapie mit Ergenyl (1500 mg/d) und 4 x 50 mg Eunerpan. G. hielt sich dann fast 4 Wochen nur im Bett auf, wirkte antriebslos, unsicher und noch etwas mißtrauisch. Deutliche »Verwöhnungshaltung«, ohne Zukunftsperspektive, ohne Motivation für eine Tätigkeit oder gar für eine Entwöhnungskur. Verlegung in das Heim.

EEG-Befunde

EEG vom 2. 11. 79:
Labiler, schlecht ausgeprägter Grundrhythmus, der über weite Strecken durch monomorphe, mittelamplitudige Theta-Aktivität dominiert wird. Leichte bis mittelgradige Allgemeinveränderung. Frontal und zentral rasche Beta-Aktivität. Von beiderseits temporobasal her immer wieder einstreuend steile hohe Wellen überwiegend aus dem Theta- aber auch aus dem Delta-Bereich. Einzelne sharp-slow-wave-Komplexe sowie spike-wave-verdächtige Komplexe, die mit Bevorzugung über den seitlichen Schläfenlappenregionen registriert werden, aber ohne eindeutige Seitenbetonung. Diese Elemente deuten auf das Vorliegen einer epileptischen Funktionsstörung hin: »Der Befund entspricht einer partiellen (fokalen) Epilepsie mit komplexer Symptomatologie (= psychomotorische Anfälle).

EEG vom 6. 11. 79:
Schwere Allgemeinveränderung und vereinzelte steile Potentiale mit (zum Teil temporaler) Linksbetonung.

EEG vom 8. 11. 79:
Weiterhin pathologisches EEG, mittelgradig allgemeinverändert mit zentralbetonter, jedoch generalisiert auftretender rascher Aktivität (medikamentenbedingt). Keine epilepsieverdächtigen Muster. Eher Überwiegen der steilen Elemente über der rechten Hemisphäre. Steile Wellen unipolar rechts präzentral bis zentral.

EEG-Befund vom 8. 1. 80:
Normaler Befund.

Abschlußdiagnosen

1. Erstmanifestation eines Status mit psychomotorischen Anfällen im Rahmen eines Alkohol-Entzugssyndroms mit deliranter Symptomatik (ICD-Nr. 345.2,291.0)
2. Chronischer Alkoholismus (ICD-Nr. 303.2)
3. Zyklothymie (ICD-Nr. 296.3)

Diskussion

Wir haben drei sichere, als Erstmanifestationen imponierende Status psychomotorischer Anfälle beschrieben, die jeweils weit mehr als (die in der Literatur für einen Status psychomotoricus geforderten) 30 Minuten andauerten. Der Status psychomotorischer Anfälle, der bei A. zweimal zur Einweisung in unsere Klinik führte, wurde – einmal nach einem längerdauernden Zustand eindeutig verminderten Antriebs – durch »atonic seizures« (= To-

nusverlust im Sinne der »temporalen Ohnmacht« Landolts) eingeleitet. A. konnte sich jeweils an diese Zustände erinnern, so daß zu vermuten steht, daß ihnen eine Aura voranging. Der weitere Verlauf ist für den von Janz (23) und Wolf (36) beschriebenen Ablauf eines diskontinuierlichen Status mit intermediärer Ansprechbarkeit, verlangsamten Reaktionen, Bewußtseinstrübungen von mindestens 15minütiger Dauer charakteristisch. Es bestanden angstvoll erlebte, komplexe Halluzinationen, es wurden Stereotypien und Automatismen sowie schwere (post-)paroxysmale Erlebens- und Verhaltensstörungen im Sinne szenischer Dämmerzustände beobachtet. Teilweise fielen längerdauernde Perioden der Reorientierung auf. Die einzelnen Anfallphasen ließen sich jedoch oft schlecht voneinander abgrenzen.
Differentialdiagnostisch konnte ein Status von Petit mal intermédiaire bzw. ein Status von Pseudoabsencen (oder Übergangsformen) ebenso eindeutig ausgeschlossen werden wie ein Status mastikatorischer Jackson-Anfälle. Gegen einen Petit-mal-Status sprechen die optischen Halluzinationen, das jeweils langsame »Auftauen« in Form lang hingezogener Reorientierungszustände mit lakunärer bzw. totaler Amnesie. Krämpfe bei mastikatorischen Jackson-Anfällen haben den Charakter von Elementarbewegungen vom tonischen oder klonischen Typ. Dabei kommt es nicht zu komplexen Bewegungen von Handlungscharakter wie bei (oralen) psychomotorischen Anfällen. Mastikatorische Anfälle werden fast immer von sensiblen Symptomen eingeleitet (S. 324 in [23]), das Bewußtsein bleibt während der motorischen Symptome stets erhalten(S. 324 in [23]). Die im Stadium tiefer Bewußtseinstrübung beobachteten myoklonischen Anfälle im Schultergürtel-Arm-Bereich erklären sich am ehesten aus den engen anatomischen Beziehungen zwischen neokortikaler Rinde, temporoparietaler bzw. temporookzipitaler Übergangsregion. Die für den »psychomotor type« relativ typischen intervallären, bilateralen Anfallmuster der »square-topped« (4–6/sec)-Wellen, wie sie Gibbs und Gibbs 1937 zum erstenmal beschrieben (zit. nach Janz, S. 222 in [23]), sicherten darüber hinaus die psychomotorischen Anfälle.
Bei H. sind die Zusammenhänge komplizierter; jedoch wird man sich hier darauf festlegen können, daß ein Dämmerzustand vorlag, der klinisch weitgehend kontinuierlich imponierte, »spontan« (Janz, S. 220 in [23]) auftrat und mit graduell unterschiedlicher Bewußtseinstrübung einherging. Dem Dämmerzustand entsprachen eine lakunäre bzw. totale Amnesie, außerdem Störungen der Antriebs- und Stimmungslage sowie eine schwere Schlafbeeinträchtigung. In diesem Verlauf, der als produktiv-psychotische Episode, aber auch als Delir oder Verwirrtheitszustand imponierte, waren Anfallfragmente im Sinne einer psychomotorischen Krise und einer »Pseudoabsence« eingeblendet. Die Routine-(Oberflächen-)Hirnstromkurven ließen lediglich Vigilitätsschwankungen erkennen, und ein EEG-Befund konnte infolge seiner diskontinuierlichen Alpha-Hintergrundaktivität und Frequenzbeschleunigung dem psychopathologischen Korrelat eines Delirs entsprechen. Einmal ist zu vermuten, daß eine latente unterschwellige Krampfaktivität vorlag, die

im Intervall-EEG nicht erfaßt wurde; zum anderen wäre anzunehmen, daß eine erhöhte Krampfbereitschaft durch Interferenz regional bestimmter Krampfwellen und langsamer Schwankungen auf das generalisierte Anfallgeschehen stabilisierend wirkte (S. 221 in [23]).

An dieser Stelle ist aber anzumerken, daß Rodin (32) im Verlauf psychomotorischer Epilepsien sowohl im Routine- als auch im telemetrisch abgeleiteten EEG manchmal diffuse paroxysmale Entladungen sah, Krampfspitzen häufig verringert oder zu trägen Wellen transformiert waren, manchmal aber auch gehäuft auftraten. Bemerkenswert ist, daß unmittelbar nach dem Auftreten psychomotorischer Anfälle auch im telemetrisch abgeleiteten EEG keinerlei Anomalien gefunden wurden. Anfälle traten unerwartet auf und ließen sich nicht voraussagen. Nach den Untersuchungen von Oller-Daurella (29) sind charakteristische EEG-Zeichen beim Status psychomotoricus praktisch nicht bekannt.

Nach über einem Monat war der Dämmerzustand abgeklungen; bei der Entlassung imponierten jedoch noch Kritik- und Urteilsschwäche, die sich im weiteren Verlauf auch dadurch äußerten, daß H., wie wir erfuhren, weiter reichlich Alkohol konsumierte und die empfohlene antiepileptische Medikation aus eigener Initiative absetzte.

H. G. erinnert stark an Fall 1 (O. A.). Es handelt sich um einen variablen, diskontinuierlichen Status, der deshalb besonders instruktiv ist, weil er sich erstmals im Rahmen eines alkoholischen Entzugssyndroms manifestierte und früher eine schizoaffektive Psychose bei Alkoholmißbrauch diagnostiziert wurde.

Der Fall Ellen H. wurde von Helmchen et al. (18) auf Grund des EEG-Befundes klassifiziert. Das klinische Bild ließ sich differentialdiagnostisch weder einem Dämmerzustand noch einer produktiv-psychotischen Episode zuordnen. Janz rubriziert diesen »Status sensorischer Anfälle« – in der Literatur bisher nur bei Helmchen und jetzt bei Dreyer (9 a) beschrieben – als »Aura continua« (S. 603 in [24]), schreibt aber an anderer Stelle: »Das klinische Spektrum (eines psychomotorischen Status, Anm. d. Ref.) reicht von der Aura continua über psychopathologische Zustände, die unter dem Begriff epileptische Delirien oder episodische Dämmerzustände bzw. Verwirrtheitszustände bekannt sind, bis hin zu gehäuft auftretenden, aber deutlich voneinander abgesetzten psychomotorischen Anfällen mit intervallär unauffälligem Verhalten« (S. 219 in [23]). Nach dem klinischen Bild war ein Status psychomotorischer Anfälle durchaus in differentialdiagnostische Erwägungen einzubeziehen; denn Ellen H. litt zumindest passager auch an komplexeren, szenisch ausgeformten Halluzinationen, denen sie sich intensiv zuwandte. Der EEG-Befund vermochte jedoch die Diagnose zu sichern.

Die nach wie vor klinisch und elektroenzephalographisch selten und im wesentlichen kasuistisch beschriebenen Status psychomotorischer Anfälle gaben in der Vergangenheit Anlaß zu Hypothesenbildungen und Kontroversen. Da heute jedoch zweifelsfrei feststeht (21, 23, 36, 37), daß analog zu anderen Statusformen (S. 218 in [23]) auch Status psychomotorischer Anfälle vorkommen, ist ein Teil der divergierenden Auffassungen sicher auch in den oft großen Schwierigkeiten differentialdiagnostisch-klinischer Abgrenzung zu sehen (9, 10, 11, 15, 31, 33). Daß kontroverse Meinungen geäußert wurden, verwundert nicht, da schon das Anfallbild eines einzelnen psychomotorischen Anfalles außerordentlich vielgestaltig ist. Die oft zu beobachtende sukzessive Abfolge von Anfallabschnitten ist zwar häufig, aber nicht obligat (22). Es entspricht allgemeiner Erfahrung, daß Aura, Anfallkern und postparoxysmales Verhalten klinisch überlappend in Erscheinung treten können; auf der anderen Seite kann jede dieser Anfallepisoden auch isoliert vorkommen, wobei für die Manifestation paroxysmaler Hirnfunktionsstörungen unspezifische Zeitgeber, psychodynamische Faktoren für das Auftreten, die Häufung, die Länge und die phänomenologische Ausgestaltung dieser Episoden psychomotorischer Epilepsien von (situativer) Relevanz sind. Dem entsprechend kann ein Status psychomotorischer Anfälle Gegenstand überwiegend psychopathologischer, psychodynamischer, psychophysiologischer oder auch hirntopographischer Überlegungen sein.

Ein Konsens ist möglich

Die möglichen Interpretationen auf verschiedenen Bezugsebenen sollten jedoch auf der einen Seite eine Zusammenschau und einen Konsens ermöglichen, auf der anderen Seite den Einsatz aller Methoden (EEG-Telemetrie, synchrones Doppelbildverfahren) rechtfertigen, um öfter einen Status psychomotorischer Anfälle – sei er kontinuierlich oder diskontinuierlich – zu diagnostizieren. Zur Zeit freilich ist noch immer nicht routinemäßig damit zu rechnen, in Kürze über klar definierte, klinisch-elektroenzephalographische Syndrome zu verfügen. Eine große Vielfalt klinischer Manifestationsformen entspricht wahrscheinlich auch bei telemetrischen Langzeit-EEG-Ableitungen verschiedenen elektrobiologischen Befunden; der psychopathologische Befund **und** ein korrelierender EEG-Befund können zwar immer häufiger, aber doch nur in relativ wenigen Fällen die Diagnose sichern, wenn eine besondere technische Ausrüstung vorhanden ist (9 a). Deshalb sollte ein Status psychomotorischer Anfälle öfter in differentialdiagnostische Überlegungen einbezogen werden, wenn

a) eine präzis erhobene Anamnese vorliegt, klare Anfallschilderungen und -beobachtungen, vielleicht auch die Kenntnis typischer anfallauslösender Situationen (z. B. Trinkexzesse, inkomplettes Entzugsdelir) zumindest eine richtungweisende Verdachtsdiagnose ermöglichen,

b) ein »organischer« Dämmerzustand oder eine schwer zu kategorisierende produktiv-psychotische Episode vorliegt oder unklare Schilderungen auf ein Anfallgeschehen verdächtig sind.

Wie auch wir betonen möchten, kann das Routine-EEG zwar keine eindeutigen Hinweise auf einen Status psychomotoricus liefern, aber die klinische Verdachtsdiagnose erhärten. Die immer wieder erhobene Forderung einer kontinuierlichen, elektroenzephalographischen Registrierung in definierten Verhaltens- und Erlebnissituationen ist nicht nur berechtigt, sondern sogar notwendig, und sichert – speziell im Rahmen synchroner Doppelbildtechnik – die Diagnose.

Zusammenfassung

Unsere Kenntnisse über die psychomotorische Epilepsie sind besser geworden. Auch vom Nicht-Nervenarzt mit neurologisch-psychiatrischer Vorbildung kann und sollte heute zumindest die Verdachtsdiagnose gestellt werden. Diese Aussage und Forderung scheinen berechtigt, trotz der klinischphänomenologischen Vielfalt dieser Anfallform und einer wenig einheitlichen Terminologie. Anhand der Literatur und kasuistischer Evidenz wird dargestellt, daß ein Status psychomotorischer Anfälle bei fehlendem, uncharakteristischem oder typischem EEG-Befund mit hoher Wahrscheinlichkeit zu diagnostizieren ist, wenn eine präzise Anamnese und Beobachtungsdetails von Anfällen, Anfallrudimenten bzw. -äquivalenten vorliegen. In der diagnostischen Wertigkeit kann einerseits der psychopathologische (psychomotorische), andererseits der EEG-Befund führen. Auch wenn eine sichere Zuordnung dieser Befunde meist nicht möglich ist, sind diese Feststellungen für die Praxis belangvoll, erlauben sie doch eher, an die Diagnose »Status mit psychomotorischen Anfällen« zu denken als bisher. Dazu kommt, daß es auch in naher Zukunft nur wenigen Nervenkliniken mit Speziallabor vorbehalten bleiben wird, einen kleinen Teil dieser, vermutlich gar nicht so selten vorkommenden Zustandsbilder sicher zu erkennen.

Literatur

1. Alliez, J.: Epilepsie psychique et lobe temporal. Peut-on envisager une pathologic rhinencéphalique? Evolut. psychiat. 1, 21 (1952). – 2. Bente, D.: Episodische Psychosen im Rahmen der Epilepsie. Klinische und elektroencephalographische Aspekte. In: Das ärztliche Gespräch 11; Tropon, Köln 1969. – 3. Boeri, R. und L. Pacini: Die Paramnesie-Auren bei der Epilepsie. Ärztl. Prax. XXVI, 39, 1969 (1974). – 4. Caffi, J.: Zur Frage klinischer Anfallformen bei psychomotorischer Epilepsie. Schweiz. med. Wschr. 103, 469 (1973). – 5. Christian, W.: Klinische Elektroenzephalographie. Thieme, Stuttgart 1968. – 6. Dalby, M. A.: Epilepsy and 3 per second spike and wave rhythm. Munksgaard, Copenhagen 1969. – 7. Dell, M. B.: L'épilepsie temporale. Presse méd. 61, 505 (1953). – 8. Dreyer, R.: Zur Frage des Status epilepticus mit psychomotorischen Anfällen. Nervenarzt 36, 221 (1965). – 9. Dreyer, R.: Die Behandlung des Status epilepticus. Med. Welt 20 (N. F.), 1211 (1969). – 9 a. Dreyer, R.: Status mit psychomotorischen Anfällen. Beitrag zur klinischen und hirnelektrischen Problematik. Eine Video-Band-Analyse von 7 Fällen mit 9 Staten. Nervenarzt 48, 612 (1977). – 10. Gastaut, H.: So-called »psychomotor« and »temporal« epilepsy. A critical study. Epilepsia (Boston) 2, 57 (1953). – 11. Gastaut, H., J. Roger et A. Roger: Sur la signification de certaines fuges épileptiques. A propos d'une observation électroclinique d'état de mal temporal. Rev. neurol. 94, 298 (1956). – 12. Gibbs, E. L., F. A. Gibbs and B. Fuster: Psychomotor epilepsy. Arch. Neurol. Psychiat. (Chic.) 60, 331 (1948). – 12a. Gloor, P.: Primary and secondary generalized epilepsies with spike and wave discharges: differential diagnostic problems. – 14. Meeting EEG Alpin, Zermatt 1972. – 13. Gruhle, H. W.: Über den Wahn bei der Epilepsie. Z. ges. Neurol. Psychiat. 154, 395 (1936). – 14. Grüneberg, F. und H. Helmchen: Impulsiv-Petit-mal-Status und paranoide Psychose. Nervenarzt 40, 381 (1969). – 15. Hallen, O.: Die differentialdiagnostische Abgrenzung epileptischer gegen nichtepileptische Anfallsbilder. Med. Welt 26 (N. F.), 366 (1975). – 16. Hedenström, I. von und G. Schorsch: Atypische Hirnstrombilder bei epileptischen Anfällen. Arch. Psychiat. Nervenkr. 196, 627 (1958). – 17. Helmchen, H.: Zerebrale Bedingungskonstellationen psychopathologischer Syndrome bei Epileptikern. In: H. Helmchen, H. Hippius (Hrsg.): Entwicklungstendenzen biologischer Psychiatrie. Thieme, Stuttgart 1975. – 18. Helmchen, H., I. Hoffmann und S. Kanowski: Dämmerzustand oder Status fokaler sensorischer Anfälle? Nervenarzt 40, 389 (1969). – 19. Heppner, F.: Limbisches System und Epilepsie. Huber, Bern/Stuttgart/Wien 1973. – 19 a. Hess, R., G. Bauer und E. Ketz: Centrencephale Epilepsie – temporale Epilepsie: Entitäten oder Abstraktionen? Nervenarzt 41, 525 (1970). – 20. Hess, R., G. Scollo-Lavizzari and F. E. Wyss: Borderline Cases of Petit mal Status. Europ. Neurol. 5, 137 (1971). – 21. Hess, R. und E. Ketz: Epilepsie und andere Erkrankungen mit anfallsartigen neurologischen Symptomen. In: F. Hornborstel, W. Kaufmann, W. Siegenthaler (Hrsg.): Innere Medizin in Praxis und Klinik, Bd. II; Georg Thieme, Stuttgart 1973. – 22. Hirschmann, J.: Amnesien bei Epilepsie. Ärztl. Prax. XXVI, 36, 1821 (1974). – 23. Janz, D.: Die Epilepsien. Spezielle Pathologie und Therapie. Thieme,

Stuttgart 1969. – 24. Janz, D.: Anfalls-Syndrome. In: Kisker, K. P., J. E. Meyer, M. Müller, E. Strömgren (Hrsg.): Psychiatrie der Gegenwart, Klinische Psychiatrie II; Springer, Berlin/Heidelberg/New York 1972. – 25. Jasper, H. H. and J. Kershman: Electroencephalographic classification of the epilepsies. Arch. Neurol. Psychiat. (Chic.) 45, 903 (1941). 26. Karbowski, K.: Die schwer klassifizierbaren Epilepsieformen. Nervenarzt 44, 594 (1973). – 27. Ketz, E.: Zum klinischen Aspekt der psychomotorischen Epilepsie. Hüthig, Heidelberg 1968. – 27 a. Lugaresi, E., R. Pazzaglia, J. Roger, M. Bureau-Paillas, G. Amrosetto et C. A. Tassinari: Epilepsies à situation nosologique intermédiaire entre formes primaires (Petit mal) et secondaires (Petit mal variant). Symposium Intern. sur l'Evolution et la Prognostic des Epilepsies; Venise 1972. – 28. Niedermeyer, E.: The generalized epilepsies. A clinical electroencephalographic study. Charles G. Thomas, Springfield, Ill. 1972. – 29. Oller-Daurella, L.: Crises épileptiques psychiques de longue durée. Revue de Neuropsychiatrie infantile 18, 547 (1970). – 30. Rabe, F.: Die Kombination hysterischer und epileptischer Anfälle. Schriftenreihe Neurologie, Band 5; Springer, Berlin/Heidelberg/New York 1970. – 31. Rabe, F.: Gehäufte Krampfanfälle und Dämmerzustände. Med. Welt 22, 805 (1971). – 32. Rodin, E. A., C. S. Rim and P. M. Rennick: The Effects of Carbamazepine on patients with psychomotor Epilepsy: Results of a Double-Blind Study. Epilepsia (New York) 15, 547 (1974). – 33. Roger, J., H. Lob and C. A. Tassinari: Status epilepticus. In: Vinken, P. J., G. W. Bruyn (Eds.): Handbook of Clinical Neurology; The Epilepsies. North-Holland Publishing Company, Amsterdam 1974. – 34. Schneemann, N.: Libidoökonomische Entlastungsfunktion und situative Relevanz cerebraler Anfälle (ein Beitrag zur Metabiologie der Epilepsie). Nervenarzt 46, 233 (1975). – 35. Wild, H.: Zerebrale Anfälle. In: Bodechtel, G. (Hrsg.): Differentialdiagnose neurologischer Krankheitsbilder. Thieme, Stuttgart 1974. – 36. Wolf, P.: Zur Klinik und Psychopathologie des Status psychomotoricus. Nervenarzt 41, 603 (1970). – 37. Flügel, K. A., M. Klupp, J. Kotzian: Dämmerzustände bei Status psychomotorischer Anfälle. Referat anläßlich der Jahrestagung der Deutschen Sektion der ILAE, Marburg 8. bis 10. Oktober 1981. – 38. Niedermayer, E., F. Fineyre, T. Riley, S. Uematsu: Absence status (Petit-mal-Status) with focal characteristics. Arch. Neurol. *36,* 417–421 (1979).

Alkoholinduzierte epileptische Anfälle – eine Studie zur Genese –

I. Einleitung

Unter welchen Bedingungen der Konsum von Alkohol epileptische Anfälle auslösen kann, wird seit vielen Jahren diskutiert. Aus zahlreichen Arbeiten wird deutlich, daß z. B. divergierende Begriffsbestimmungen Grund für Mißverständnisse sind und die Interpretation von Ergebnissen erschweren. So wurde der Terminus »Alkoholepilepsie« früher eindeutig auf die im Umfeld des alkoholischen Prädelirs bzw. Delirs auftretenden Anfälle bezogen. Lange Zeit wurde eine gemeinsame (genetisch determinierte) Disposition von Alkoholismus und Epilepsie (Delirium epilepticum [24]) angenommen. Für Gastaut (17) und M. Bleuler (8) galt dies bis in die jüngste Zeit und wurde in die 252. Auflage (1975) eines klinischen Wörterbuches (48) übernommen. Die Entstehung eines Delirs wird für möglich gehalten, »wenn aus konstitutionellen oder hirnorganischen Gründen« (50) die Alkoholtoleranz vermindert ist. Heute wird von (sog., 39) »Alkoholepilepsie« entweder dann gesprochen, wenn epileptische Anfälle »mit dem vermutlichen Fehlen einer einheitlichen Genese« (29) oder eine latente Anfallbereitschaft eindeutig nach Beginn des Alkoholabusus auftreten, also alkoholbedingt und z. B. »auf freier Strecke« (14) entstehen. Diese Anfälle stehen demnach nicht in Beziehung zu Abstinenz oder Trinkexzessen, korrelieren vielmehr einem der Epilepsie entsprechenden prozeßhaften Krankheitsverlauf. Es wird auch empfohlen, auf den Begriff Alkoholepilepsie wegen seiner Mehrdeutigkeit zu verzichten (43), zumal eine einheitliche Erklärung für das Bedingungsgefüge von Anfällen bei Alkoholismus »vermutlich« nicht (29) möglich sei; denn »es ist ein Unterschied, ob es sich um einen generalisierten Krampfanfall bei der plötzlichen Entziehung, um eine Dämmerattacke bei einer alkoholbedingten Hirnatrophie, oder um einen Anfall in der Nachphase der Intoxikation während des Alkoholkaters handelt« (56).

Im Alkohol-Anflutungsstadium besteht bei beginnendem Rausch für kurze Dauer eine vermehrte Krampfneigung, die auch im EEG in dieser Phase durch den Nachweis paroxysmaler Störungen zu erkennen ist. Bei Blutalkoholkonzentrationen von 0,8 Promille besteht eine Frequenzverlangsamung auf 7,5 bis 9/sec bei gleichzeitiger Amplitudenzunahme bis hin zu leichter Dysrhythmie. Bei Werten von 1 bis 1,5 Promille werden im EEG, abhängig von Anstiegsgeschwindigkeit der Blutalkoholkonzentration und absolutem Promillewert, träge Wellen von 4,5 bis 6/sec registriert. Anfallprovozierende Schwankungen des Blutalkoholspiegels wurden angenommen (25).

Kybernetischen Prinzipien entsprechend, kann es, besonders bei wiederholter (längerfristiger), depressorischer alkoholtoxischer Wirkung auf neuronale Systeme, zu einem »Reglerdurchschlag«, d. h. zu einer Anfallmanifestation kommen, dies vor allem bei vorgeschädigtem Gehirn.

Postuliert wird für die Kombination von alkoholischem Entzugsdelir und Anfällen eine »weitgehend gemeinsame syndromgenetische Strecke« (44, 54). Aber gerade die Frage, ob ein (mit Anfällen einhergehendes) Delir bzw. Prädelir stets als Entzugssyndrom aufzufassen ist (7, 26, 30), oder ob es auch (Grand-mal-)Anfälle – die sich nach Koufen (29) alle im relativen Entzug etablieren – und Delirien im Verlauf kontinuierlichen (10, 49) oder sogar vermehrten Trinkens (35) gibt, wird bis jetzt uneinheitlich beantwortet. Nach bisherigen Ergebnissen und Erfahrungen kann dies aber kaum noch ernsthaft zu bezweifeln sein. Allerdings stellen sich im Rahmen der »Entziehungssituation differentialdiagnostische Probleme« (45).
Für die genannten Diskrepanzen wird z. B. verantwortlich gemacht, daß neben einem sehr unterschiedlich zusammengesetzten, meist retrospektiv untersuchten Krankengut, nur wenige prospektive Stichproben überprüft wurden (2, 29, 35). Zu beachten ist, daß der Begriff »Spätepilepsie« – vor allem der alkoholbedingten – bezüglich der Altersgrenze uneinheitlich interpretiert wird. Eine Reihe von Autoren (26, 40) spricht von sich spät manifestierenden Anfällen, die erstmals nach dem 25. Lebensjahr auftreten, andere (32) von sogenannter Spätepilepsie nach dem 45. Lebensjahr. Ohne eine ausdrückliche Altersangabe (2, 8, 29) ist vermutlich die Erstmanifestation von Anfällen nach dem 30. Lebensjahr gemeint. Unklar bleibt schließlich häufig, welcher Alkoholismus nach Trinkstil, Art und Menge bzw. nach Form und Verlauf den alkoholbedingten »Spätepilepsien« zugrundeliegt.
Die Systematik von präalkoholischen Epilepsien, die Zuordnung epileptischer Anfälle nach Trunksucht, ist problematisch.
Die (unterschiedlich beschriebene) Häufigkeit von Drittdeliren (bis zu 8,1 %) und von epileptischen Reaktionen im Vorfeld des Alkoholdelirs (15,7 bis 42,8 %; in 55) weist auf die erhöhte alkoholinduzierte Anfallsbereitschaft, damit auch auf die zu diskutierende Organizität hin.
Nicht immer klar im Hinblick auf Begriffsbestimmung (und Therapienotwendigkeit) ist auch, wann von alkoholischem Abstinenz- bzw. Entzugssyndrom, von relativem Entzug, von Prädelir, »tremulous state«, »acute hallucinatory state«, inkomplettem Delir bzw. Delir – besser delirantem Syndrom – als Alkoholpsychose, im Rahmen ganz unspezifischer Reaktionen des Gehirns auf unterschiedliche Noxen (27), gesprochen wird. Dies ist um so gravierender, als seit Jahrzehnten ein delirantes Syndrom im Verlauf der Grundkrankheit Epilepsie (epileptisches Delir) bekannt ist, bzw. Medikamente einen deliranten Zustand, eine Verwirrtheitspsychose bei Anfallskrankheit (zumindest mit-)bewirken können (24).

II. Hypothesen

Solche definitorischen Mängel – eine Klassifikation wurde jetzt versucht (56 a) – ätiologischen Spekulationen und Unschärfen der Verlaufsbeurteilung, die zu ganz unterschiedlich interpretierbaren (30, 39, 40) Daten führen, waren

gerade in den letzten drei Dekaden Anlaß zu den verschiedensten Hypothesenbildungen. Diese bezogen sich zunächst auf das in die Neuropsychiatrie eingebrachte Regelkreisprinzip (52) bzw. eine »krisenhafte Umsteuerung« (51, 44). Die Alkoholwirkung wurde als Regulationsphänomen und Manifestationsbedingung für Rausch, Anfall und Delir gesehen (25). Entsprechende Zusammenhänge diskutierten Wieser, später Feuerlein unter dem Begriff der Homöostase (56) bzw. der gestörten Adaptation.
Nach EEG-Schlafstudien korreliert das Syndrom der gestörten Adaptation und der Anfallmanifestation mit dem REM-Schlaf-Rebound (13) bzw. nach einer neuropharmakologischen Hypothese mit einer herabgesetzten Krampfbereitschaft des Gehirns. Andere (35) sehen im Prädelir eine »Steigerung der Adaptationsstörung« und vertreten die Auffassung, daß »die Fixierung auf die Hypothese eines Abstinenzsyndroms mit überschießender Gegenregulation zu Schwierigkeiten in der Interpretation von Anfällen führt, denen kein Entzug vorausgeht« und »die Hypothese kann auch nicht erklären, warum bei früher stattgefundenem Alkoholentzug mit Prädelir keine Anfälle auftreten und warum es nach dem ersten Anfall so häufig zu Rezidiven kommt.« Neben Marks (34) glaubten diese Autoren, eine hereditäre Krampfdisposition bei Alkoholkranken ausschließen zu können. Sie stützten ihre Hypothese der »gesteigerten Adaptationsstörung« auf ihre Befunde, wonach Anfälle sowohl bei kontinuierlichem, aber auch bei zunehmendem Alkoholkonsum und nicht nur im Verlauf von relativem oder absolutem Entzug auftreten. In diese Richtung weist auch die eher richtige Feststellung, daß ein Delirium tremens nur in höchstens der Hälfte aller Fälle als Entzugssyndrom aufzufassen sei, und daß hirnorganische Anfälle dem Delir lange Zeit vorausgehen können (49), z. B. bei 19% von N = 54 innerhalb der Woche vor Ausbruch des alkohologenen Delirs. Auch andere Noxen wie Infekte, Schädelhirntraumata, Alkoholintoxikationen wurden in der Woche vor Ausbruch des (Provokations?-)Delirs registriert (1). Deshalb ist auch (epileptischen) EEG-Befunden, die während des Delirs, Tage bis Wochen danach (23), oder während des Entzugs (29, 30) erhoben wurden, nur eingeschränkt Bedeutung beizumessen für die Koppelung von erhöhter Anfallsbereitschaft und Alkoholkonsum bei »Adaptationsstörung«.
Wiederholt ist geäußert worden, daß das Anfallsgeschehen »streng« (54) oder doch »überwiegend« (29) an den (zumindest relativen) alkoholischen Entzug gebunden sei. Entsprechend wird behauptet, daß »die pathogenetische Interpretation des alkoholischen Entzugssyndroms und der alkoholischen Krampfanfälle jene, der alkoholischen Eigenwirkung entgegengesetzte, kompensatorische Gegenregulation« fokussiert, »die auch nach Absinken des Äthanolspiegels weiterläuft, oder aufgrund eines nicht zu sättigenden Alkoholbedarfs die Oberhand gewinnt« (54). Damit wird auf das elektrophysiologische Modell des »Kindling« – »eine interessante Modellvorstellung zur Entstehung des Alkoholentzugssyndroms« (15) – Bezug genommen (6, 33).

»Kindling« meint einen erstmals von Goddard (1969 in 19) beschriebenen Effekt: Bei Säugetieren (Katzen und Ratten) führen periodische – optimal im 24-Stunden-Rhythmus wirkende – elektrische Stimulationen verschiedenster Hirngebiete, besonders aber des limbischen Systems im Hippokampusgebiet nach vielen periodischen Wiederholungen letztlich zu großen generalisierten Anfällen. Jede Stimuluswiederholung mit Reizstärken, die nur eine leichte Arousal-Reaktion bewirken, senkt die Nachentladungsschwelle etwas tiefer, d. h. die Schwelle jener Stromstärke, die erforderlich ist, um ein massives hypersynchrones Nachentladungsmuster im EEG und motorisch einen generalisierten epileptischen Anfall zu provozieren. Diese Nachentladungsschwelle sinkt mit der Anzahl der vorausgegangenen periodischen Reizungen schließlich so weit, daß sie durch jeweils eine spätere Wiederholung überwunden und ein motorisches Anfallsgeschehen in Gang gesetzt wird. Dies geschieht bei Ratten ungefähr um den 20. Tag und läßt sich im Tierversuch u. a. auch durch Kokain und Alkohol bewirken, was durch Verhaltensbeobachtungen und intrazerebrale EEG-Ableitungen belegt wurde. Zwischen einzelnen periodischen Stimulationen sind vegetative Alterationen (»Hyperirritabilität«) korrelierend mit EEG-Dysrhythmien zu beobachten, während des Entzugs sind »Hyperirritabilität« (gesteigerte, evozierte Reaktionen bei gesenkter Krampfschwelle) zu registrieren.
Aus der Tatsache, daß nun bei alkoholabhängigen Tieren mit zunehmender Anzahl der Entzugsphasen Veränderungen im subkortikalen EEG vom gleichen Typ und gleicher Topographie wie bei elektrophysiologischem »Kindling« auftreten, wird nun – unzulässigerweise – geschlossen, daß »entsprechend beim Menschen der Schweregrad des Entzugssyndroms mit der Dauer des Mißbrauchs, d. h. mit der Häufigkeit des notwendigerweise alle 24 Stunden stattfindenden Entzugs steigt«; denn das »Kindling-Modell des alkoholischen Entzugssyndroms nimmt an, daß wiederholte Episoden von Entzug, d. h. des Absinkens eines ursprünglich hohen Alkoholspiegels, auf subkortikale, primär limbische, hypothalamische und thalamische Strukturen einen Kindling-Reiz ausüben. Ein diesbezüglicher Fokus etabliert und weitet sich allmählich aus, parallel zu der klinischen Schwere des Syndroms« (54).

Vom Kindling-Prozeß im Tierversuch wird nun sogar auf ursächliche Persönlichkeitsveränderungen und emotionale Instabilität des chronischen Alkoholikers, korrelierend mit zunehmenden spikeförmigen, interiktalen EEG-Entladungen, geschlossen; denn »der Entzug des Alkohols wiederholt sich unzählige Male in zeitlichen Abständen, meist im 24-Stunden-Rhythmus. Analog hierzu steigt die Schwere des Entzugssyndroms. Der Verlauf ist progressiv, kumulativ und undirektional. Er endet mit Entzugsanfällen und/oder einem Delirium tremens.« In der »analogen Prozedur des wiederholten Entzugs« wird der gemeinsame Endpunkt von Entzugsanfällen und/oder einem Delir gesehen, aber angemerkt, daß sich »das Syndrom des Delirium tremens in seiner klassischen Ausbildung beim Menschen« bei Tieren nicht manifestiere (54).
Einzuwenden bleibt freilich auch, daß nur höchstens die Hälfte aller Alkoholiker, die ein Delir entwickeln, zur Gruppe der Spiegel-(=Delta-)Trinker (mit »notwendigerweise alle 24 Stunden stattfindendem Entzug«) gehören und die jeweils gefundene Korrelation Grand mal/Delir ist sehr unterschiedlich (s. Abschn. III).

III. Klinik des Prädelirs und Delirs

Nach allem ist sehr unwahrscheinlich, daß mit dem Kindling-Effekt der Trinkstil (des Delta- bzw. Spiegeltrinkers) korrespondiert. Die Ergebnisse, wonach sich alle Patienten im Entzug befanden (30) entsprechen zwar diesem Modell, sind aber nur für einen Teil der Alkoholabhängigen repräsentativ.

Fest steht dagegen, daß – obwohl diese Faktoren sicherlich unterschätzt werden – Kriterien, wie Alter, Dauer des Alkoholmißbrauchs (4), Art (Schnaps; 44) und Dosis des Alkoholkonsums (über 150 g/d), sowie abrupter Alkoholentzug keineswegs zwangsläufig, d. h. mit gewisser Regelhaftigkeit oder gar Gesetzmäßigkeit mit einem Delirium tremens und/oder Entzugsanfällen korrelieren. Dies ist seit langem bekannt und wurde auch z. B. durch die Ergebnisse von Olbrich (41) bestätigt.

Nach dem »Kindling-Prozeß mit den limbischen Strukturen als Brennpunkte« wäre zu erwarten, daß sich bei (relativem) Entzug öfter psychomotorische Anfälle etablieren, was nach Feuerlein (14) »ziemlich selten« ist.

Wir konnten aber immerhin bei acht chronisch alkoholkranken Männern (2 hatten eine familiäre Belastung mit Epilepsie) mit exzessivem Bier-, Wein- oder Schnapsabusus bis zur Klinikeinweisung im Rahmen eines Prädelirs mit massivem psychovegetativem Syndrom tageszeitlich nicht gebundene, psychomotorische Anfälle klinisch eindeutig registrieren. In allen Fällen ließen sich temporale 4-6 Hz Theta-Gruppierungen bzw. Parenrhythmien nachweisen. Vor Manifestation des Alkoholismus bestand keine Epilepsie. Bei zwei Kranken beobachteten wir einen Status mit psychomotorischen Anfällen (bei chronischem Alkoholabusus bzw. Prädelir).

Solche Befunde sind auch ein Hinweis dafür, daß bei allen Alkoholkranken längerfristig eine toxisch bedingte, hirnorganische Schädigung resultiert, die zu einem Delir (Prädelir) und/oder zu Anfällen führen kann. Dabei ist es gleichgültig, welche soziogenetischen oder persönlichkeitsgebundenen Faktoren zu welcher Form des Trinkverhaltens geführt haben.

Bislang ist ungeklärt, warum *a)* nur etwa 9 bis 10 % (Schnaps- und Delta-Trinker?) bis maximal aber 20 % aller Trinker ein Delir entwickeln, *b)* nur 0,5 % bis (eher) 30 % aller Alkoholiker epileptische Anfälle (2, 14, 35) haben, *c)* Grands maux breit streuend in etwa 15 bis 25 % (36) mit Delirium tremens, bevorzugt mit Mehrfachdeliren, korrelieren, *d)* sich »Spätepilepsien« nach Sozialschicht und Inzidenz von Alkoholismus in der Bevölkerung unterschiedlich häufig etablieren, *e)* die Dauer der Alkoholerkrankung bei der Gruppe mit Anfällen nach relativem Entzug etwa sechs Jahre und bei der Gruppe mit absolutem Entzug etwa 2,7 Jahre beträgt (2). Unter Umständen schon ein bis zwei Jahre nach Beginn des Alkoholabusus treten Anfälle nach absolutem Entzug seltener auf als später nach relativem Entzug. Dabei könnte es sich um eine Triggerung in Richtung zunehmender epileptischer Reaktionsbildung, um ein gestörtes Adaptationssystem, vor allem im Rahmen sich prozeßhaft und graduell unterschiedlich entwickelnder (3) mittel- bis hochgradiger Erweiterungen des inneren (14 %) und äußeren (61 %) liquorführenden Systems (bei N = 105, davon N = 28 mit Delir) handeln (4). In einem hohen Prozentsatz (46 %) hatten Alkoholiker mit Anfällen, aber nur 17 % der Kranken ohne Anfälle Atrophien im Computertomogramm (2).

Bis jetzt ist unklar, ob es sich bei dem durch Computertomogramme jeweils belegten Zusammenhang zwischen chronischem Alkoholismus und »Hirnatrophie« um einen nahezu 100 %igen handelt (20) oder ob es sich eher um die Darstellung intrakranieller Flüssigkeitsimbalancen mit eventuell nicht seltener Normalisierungstendenz bzw. um einen »kaum vermeidbaren« methodischen Fehler handelt, in dem nicht identische Schichten zerebraler Strukturen wegen nicht exakter tomographischer Reproduktion verglichen werden (38). Moderne Geräte mit präziserer Reproduzierbarkeit und gute Verlaufsbeobachtungen dürften aber eher bisherige, z. B. jüngst publizierte, Befunde bestätigen: Die Korrelation zwischen computertomographisch festgestellter Hirnatrophie (bzw. Kleinhirnatrophie [5]), organischem Psychosyndrom bei chronisch Alkoholkranken und vor allem epileptischen Anfällen ist sehr bedeutsam. Selbst bei kritischer Beurteilung der Zusammenhangsfrage und kleiner Fallzahl imponiert die Korrelation zwischen Hirnatrophie, Prädelir und epileptischen Anfällen (38). Die Anmerkung, der Begriff Atrophie sei wegen gegebener Reversibilität besser durch »Dystrophie« zu ersetzen (Hacker, 22), entbehrt jedenfalls zur Zeit noch der Berechtigung.

Besonders die Konditionierung der »Symptomverbindung Prädelir/Anfall« könnte neben gestörter Adaptation und entsprechend veränderter Anfallsbereitschaft korrelieren mit zunehmender alkohologener Enzephalopathie und fortschreitender epileptischer Reaktionsbildung.
Daß alkoholisches (Prä-)Delir und Anfallsgeschehen bei gesteigerter Adaptationsstörung eine *weite* gemeinsame pathogenetische Strecke (und nicht nur eine pathogenetische Endstrecke, korrelierend mit der Dauer des Spiegeltrinkens und der Trinkmenge) haben, resultiert z. B. aus der Häufung von Anfällen im Um-(Vor-)feld eines Prädelirs (35), aber auch eines Delirs ganz unterschiedlicher Genese (z. B. im Rahmen zerebraler Strukturänderungen). Dies gilt, auch wenn typische EEG-Anomalien, die z. B. auf ein epileptisches Syndrom hindeuten, im Routine-Oberflächen-EEG damit oft nicht korrelieren. Zu bedenken ist aber, daß z. B. nur ca. 50 % aller Anfallskranken spezifische Anomalien im Ruhe-EEG haben.

Immerhin stellte Penin (42) bereits vor 10 Jahren fest, daß es im Rahmen einer (Alkohol-) Entziehungspsychose, »die entweder ein Delir oder eine Halluzinose ist, stets zu sehr deutlichen EEG-Veränderungen mit meist paroxysmalen Dysrhythmien oder auch generalisierten Entladungen« kommt, wenn Anfälle auftreten.
Nach neueren Studien wurden durchschnittlich 15 bis 20 % abnorme EEG-Befunde (erhöhte Anfallsbereitschaft) sowohl bei Delir-Kranken als auch bei »Alkoholepilepsien« gefunden. Alkohol-(Prädelir-)Kranke mit Anfällen zeigen gehäuft einen unregelmäßigen, irregulären Alpha-Rhythmus (in 39 %) und in 61 % nach Stimulation einen Photomyoklonus im EEG (35).
Präzisere zeitgebundene Zusammenhänge sind für die Zukunft durch langzeittelemetrische EEG- bzw. Doppelbildaufzeichnungen z. B. im Vorfeld des Delirs viel eher zu verifizieren, zumal bekannt ist, daß sowohl die klinischen als auch die im Routine-EEG faßbaren Symptome des Delirs und der (massiv) erhöhten Krampfbereitschaft zeitlich erheblich (Stunden bis Tage) dissoziieren können, und vor allem im Zustand des (Prä-)Delirs Artefakte häufig eine Auswertung erschweren.
Das hypothetisch zu vermutende Prinzip einer gemeinsamen, weiten pathogenetischen Strekke ist auch therapeutischer Relevanz zu entnehmen: Aus den seit 1972 zahlreich vorliegenden Publikationen geht hervor, daß Natrium-Valproinat eine sehr gute Wirksamkeit z. B. beim inkompletten alkoholbedingten deliranten Syndrom, auf dessen Prävention, als auch aktuell und präventiv auf die Etablierung von Anfällen hat (9, 28, 36, 54, 57).

IV. Alkoholismus und zerebraler Strukturschaden

Morphologischen Faktoren kommt sicher eine immer größere Bedeutung zu bei der Entstehung von Anfällen im Verlauf von chronischem Alkoholismus, zumal »die Häufigkeit und Regelmäßigkeit von (Anfalls-)Rezidiven auf ein nach dem ersten Anfall erhöhtes Risiko hinweist« (35), möglicherweise aufgrund einer dann veränderten organischen Reaktionsbereitschaft.

Diese wird u. a. belegt durch die Ergebnisse einer japanischen Studie, wonach bei 230 Alkoholikern in 37 % abnorme EEG-Befunde, bei einer Kontrollgruppe (N = 105) dagegen nur in 8,6 % gefunden wurden. Grenzwertige, alterskorrigierte EEG-Verläufe fanden sich bei Alkoholkonsum dreimal so häufig wie bei Kontrollen und abhängig vom Stadium der Erkrankung (Einteilung nach Jellinek). Im Stadium II der psychischen und physischen Abhängigkeit (Dependenz) fanden sich bei N = 77 in 44,1 %, im Stadium III (mit Alkoholpsychosen) sogar bei N = 60 in 48,4 % und schließlich im Stadium IV (der Demenz) bei N = 11 in 81,8 % EEG-Anomalien. Registriert wurden bei Alkoholikern gehäuft langsame Wellen, irreguläre Alpha-Aktivitäten und paroxysmale Abnormitäten. Eine Verlaufsbeobachtung bei N = 62 bis zu sechs Jahren ließ bei 56,5 % der Fälle im Stadium II der Abhängigkeit, aber nur in 2 % der Fälle im Stadium III und IV eine Rückbildung der EEG-Anomalien konstatieren (37).
Diffuse EEG-Anomalien fanden sich vor allem bei chronischem Alkoholismus, wenn psychische Symptome bestanden (31). Nach neueren klinischen Befunden zeigte sich bei männlichen Alkoholikern noch nach 5-jähriger Abstinenz ein organisches Psychosyndrom, ein eindeutiges Leistungsdefizit (21). Auch Cutting (12) berichtete über entsprechende Befunde.
Spezielle EEG-Befunde geben also zumindest konkrete Hinweise auf das Ausmaß der zerebralen Schädigung, auf die (möglichen) Veränderungen unter der Therapie und die Prognose bei Alkoholkranken.

Neben erworbenen Hirnschädigungen spielen aber auch andere morphologisch faßbare, evtl. »anlagebedingte« Faktoren (32) eine Rolle. Diese erlauben es, die These aufzustellen, »daß Persönlichkeit und Charakter des Alkoholikers nicht ausschließlich von der Umwelt geformt werden« (53); denn Schädelübersichtsaufnahmen (N = 100 Alkoholiker, Kontrollgruppe von 100 Probanden, die »mit Sicherheit keine Alkoholiker und keine Epileptiker waren«) wurden im Blindversuch verglichen und nach Gesichtspunkten frühkindlicher Hirnschädigung (einheitliche Merkmalsliste) beurteilt. Die Befunde weisen darauf hin, daß »Alkoholkranke schon vor Beginn des Alkoholmißbrauchs infolge einer frühkindlichen Hirnschädigung mit besonderen Charakterzügen zum Alkoholiker disponiert sind«. Diese »gewisse Disposition zum chronischen Alkoholismus« (53) erfährt auch eine Stützung durch andere Befunde: Im Familienbild prädeliranter Alkoholiker fanden sich gehäuft Alkoholkranke (35). Daß auch der Erziehungsstil belangvoll ist in diesem Bedingungsgefüge (58), sei angemerkt.
Im Hinblick auf eine zu diskutierende Prädisposition einer weiten gemeinsamen Strecke von Anfällen und Alkoholismus ist zu bedenken, daß bei chronischen Alkoholikern bereits vor Jahren in 25 % leichte, in 25 % deutliche pathologische EEG-Abweichungen festgestellt wurden, z. B. allgemeine Verlangsamung der Rhythmen, dominierende Theta-Aktivität mit eingestreuten Delta-Wellen. Eine Korrelation des EEG-Befundes zur Dauer des Abusus bzw. der Art oder Menge des Getränkes wurde dabei nicht gefunden (11).

Gibbs und Gibbs (18) beschrieben ein bilateral synchrones »B-mitten«-Muster im EEG (als anormales Schlafmuster), das zwar ätiologisch unspezifisch sei, aber am häufigsten bei Psychosen und Alkoholismus im Erwachsenenalter auftrete und etwas mehr mit Epilepsie korreliere als die anderen (»A-mitten«-)Muster.

Neuere Resultate bestätigen, daß Alkoholkranke ein schlechter synchronisiertes und langsameres Ruhe-EEG mit weniger Alpha-Wellen haben, als Nicht-Alkoholiker (47). Daß diese Anomalien schon vor Trinkbeginn bestanden und dementsprechend auf eine Prädisposition zu Alkoholismus hinweisen, wurde kürzlich berichtet: Faktoren des Alkoholmetabolismus können dafür ebenso eine Rolle spielen, wie die auch beim Menschen möglicherweise genetisch determinierten Unterschiede in der Spontanaktivität des retikulären aktivierenden Systems, was im Tiermodell bei Ratten nachgewiesen wurde (46).

Wenngleich die Ergebnisse von Tierversuchen nicht unbedingt Rückschlüsse auf den Menschen erlauben, was auch für das Kindling-Modell zutrifft, so fällt doch auf, daß sich z. B. ohne Annahme von genetischen Faktoren nicht erklären läßt, daß es z. B. gezüchtete Nagetierstämme gibt, die im Selbstwahlversuch alkoholische Getränke entweder völlig ablehnen oder bevorzugen. Auch aus der Zwillings- und Adoptivkinderforschung gibt es konkrete Hinweise für eine genetische Prädisposition zum Alkoholismus. Solche hypothetischen Überlegungen treffen auch zu für pharmakologische Versuche an Ratten, denen direkt (zerebral) Abbauprodukte des Azetaldehyds zugeführt wurden und die bisher Alkohol ablehnten; es wird vermutet, daß diese Metaboliten mittelüberdauernd einen langfristigen Alkoholkonsum bewirken (16) und dopaminerg stimulieren.
Offenbar bestehen auch hereditär determinierte Unterschiede bei Alkoholikern in der Art der Metabolisierung von Äthanol: Nach 3 bis 4 »drinks« haben abhängige Männer mit Alkoholismus in der Familie höhere Pegel des beim Alkoholabbau entstehenden Azetaldehyd im Blut als Männer ohne Alkoholismus in der Familie (Schuckit, 59).

V. Konklusionen

Eine Synopsis neurophysiologischer, neuropharmakologischer, morphologischer, genetischer und klinischer Befunde zum Stichwort »alkoholinduzierte epileptische Anfälle« weist auch hin auf die Bedeutung unscharfer Definitionen wie »Spätepilepsie« und »Alkoholepilepsie«. Der Bezugsrahmen von Tiermodellen und das postulierte Bedingungsgefüge von Regulationstheorien sind unzureichend. Festzustellen ist: Beim chronischen Alkoholismus werden epileptische Anfälle, überwiegend vom Grand-mal-Typ, dann beobachtet, wenn bei Prädisposition zum Alkoholismus neben gestörter Adaptation (EEG-Anomalien!) eine akzessorische Hirnstörung (z. B. Schädel-Hirn-Trauma, Prädelir) zu registrieren ist, bzw. wenn es im Verlauf des zunehmenden Alkoholmißbrauchs bis hin zu chronischem Alkoholismus und rezidivierenden Anfällen, zu zunehmenden zerebralen Strukturveränderungen mit epileptischer Reaktionsbildung kommt, womöglich eine frühkindlich determinierte Disposition (Hirnläsion) vorliegt (Tabelle). Bedingt ist man mit Bleuler (8) also »doch wohl genötigt, im Alkoholismus das wesentliche kausale Moment einer Epilepsie im eigentlichen Sinne anzunehmen«. Ob es zusätzlich – zumindest in einem Teil der Fälle – auch einer besonderen Prädisposition zu epileptischen Anfällen bedarf, muß offen bleiben. Unwahrscheinlich, und wohl eher dem Vorurteilskatalog früherer Zeiten entnommen, ist, daß ein »epileptischer Charakter« (epileptoide Psychopathie) als Disposition zur Trunksucht (8) von Bedeutung ist, wenngleich eine »zufällige« Koinzidenz von Alkoholismus und Epilepsie nicht so selten ist; denn gesteigerter Alkoholkonsum bewirkt eine Störung der bioelektrischen Hirnaktivität zunehmend in Richtung auf ein klinisch relevantes epileptisches Syndrom (epilep-

Ursachen alkoholinduzierter epileptischer Anfälle

---

1. (Prä-)Disposition zu Alkoholismus in der Familie
2. Frühkindliche Hirnschädigung
3. a) Alkohologener zerebraler Strukturschaden
   b) Epileptogener zerebraler Strukturschaden
4. (Rezidivierende) Anfälle im Vorfeld bzw. Umfeld von (rezidivierenden) prädeliranten und deliranten Syndromen

---

tische Reaktionsbildung). Alkoholabusus kann zur Provokation zerebraler Anfälle, die bisher nicht alkoholbedingt auftraten, beitragen. Vorwiegend aus morphologischer Sicht ist auch zu erklären, warum trotz Alkoholabstinenz ein Anfallsleiden perpetuiert, oder sich gelegentlich im Verlauf lange bestehender Epilepsie mit seltenen Anfällen und mit Persönlichkeitsveränderungen bei Alkoholzufuhr vermehrt Anfälle etablieren. Wegen zum Teil abbaubedingter geringer Zuverlässigkeit im Rahmen eines Behandlungsplanes sind diese dann schlecht zu therapieren. In jedem Fall handelt es sich heute um definierbare akzessorische Faktoren und Kriterien. Diese verdeutlichen die Genese »alkoholinduzierter Anfälle« immer mehr (Abb.). Damit

Genese der alkoholinduzierten epileptischen Anfälle

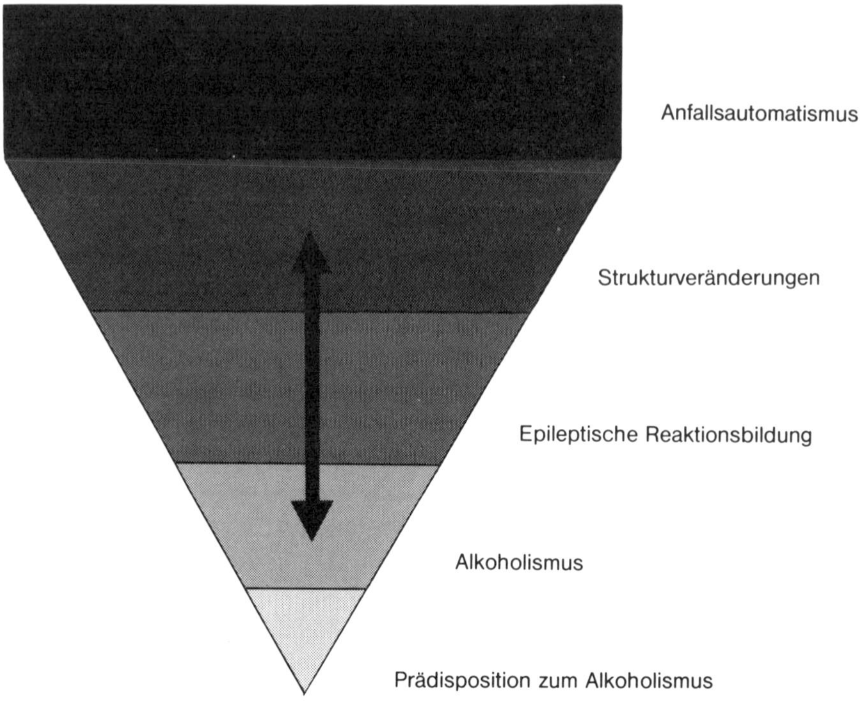

wird auch der präventive Stellenwert von rechtzeitiger Alkoholkarenz sowohl im Hinblick auf die Etablierung von epileptischen Anfällen und Hirnatrophie als auch auf die Therapie von Anfällen klarer.
Eine erhöhte Anfallsbereitschaft als Ausdruck einer (dynamischen) Adaptationsstörung korreliert mit einem prädispositionellen Faktor (zum Alkoholismus) und mit der Noxe Alkohol sowie eventuell einer der epileptischen Reaktionsbildung zugrunde liegenden Basisstörung. Im Längsschnitt ist die (alkohologene und epileptogene) Adaptationsstörung letztlich stets korreliert mit einem zerebralen Strukturschaden, der einen Anfallsautomatismus in Gang setzen kann. Dabei sind Grands maux die Regel, psychomotorische Anfälle sind zwar nicht häufig, aber auch nicht selten.

Zusammenfassung

Die Studie will vor dem Hintergrund definitorischer Schwierigkeiten, zum Teil lange bekannter Hypothesen und theoretischer Ansätze aus ganz unterschiedlichen Wissensgebieten, einen Beitrag leisten zur Zusammenhangsanalyse von Alkoholkonsum und erhöhter Anfallsbereitschaft bzw. epileptischer Reaktionsbildung. Es wird dabei differenziert zwischen (sub-)akuter Alkoholzufuhr, chronischem Alkoholismus sowie alkohologenem (Prä-)Delir. Der jeweilige Stellenwert wird unter Berücksichtigung neurophysiologischer und neuropharmakologischer, genetischer, (tier-)experimenteller, überwiegend aber klinischer Befunde untersucht. Dynamische (kinetische und funktionelle) Verlaufsaspekte sind bedeutsam für die Entstehung »alkoholinduzierter epileptischer Anfälle«. Besonders belangvoll sind bisher unterschätzte prädispositionelle Faktoren und (definierte) organische Befunde.

Literatur

1. Anger, B., H. Rothenbacher: Therapie des Delirium tremens. Ergebnisse mit einem integrierten medikamentös-psychotherapeutischen Behandlungskonzept. Nervenarzt *51*, 488–492 (1980). – 2. Avdaloff, W.: Die Alkoholepilepsie. DBÄ *5*, 292 (1979). – 3. Avdaloff, W.: Cerebral Atrophy and Alcohol-Withdrawal Epilepsy – A Clinical and Computer Tomographic Study – In: H. Meinardi and A. J. Rowan (Eds.): Advances in Epileptology. Swets & Zeitlinger B. V., Amsterdam and Lisse 1978, 389–393. – 4. Avdaloff, W., W. Mauersberger: Die zerebrale Atrophie bei Alkoholismus. Vortrag gehalten auf dem Kongreß der Deutschen Gesellschaft für Psychiatrie und Nervenheilkunde 29./30. 9. 78, Konstanz. – 5. Avdaloff, W., W. Mauersberger: Über die frühen Symptome der Kleinhirnatrophie beim chronischen Alkoholismus. Nervenarzt *52*, 333–339 (1981). – 6. Ballenger, J. C., Post, R. M.: Kindling as a model for alcohol withdrawal syndromes. Brit. J. Psychiatry *133*, 1–14 (1978). – 7. Bericht in Selecta *46*, 4080 (1980): Saunders-Sutton-Syndrom (Delirium tremens). – 8. Bleuler, E.: Lehrbuch der Psychiatrie. Neubearb. von Manfred Bleuler, 14. Aufl. Springer, Berlin/Heidelberg/New York 1979, 313. – 9. Boeckh, E.: Das Alkohol-Entzugssyndrom und seine Therapie. Fortschr. Med. *98*, 444–450 (1980). – 10. Brune, F.: Anhebung der Krampfschwelle als therapeutisches Prinzip bei der Behandlung von Alkohol-Delirien. Nervenarzt *37*, 415–418 (1966). – 11. Christian, W.: Klinische Elektroenzephalographie. Thieme, Stuttgart 1968, 291–292. – 12. Cutting, J.: Specific psychological deficits in alcoholism. Brit. J. Psychiatry *133*, 119–123 (1978). – 13. Feuerlein, W.: Abstinenzsymptome und Alkoholpsychosen. Dtsch. med. J. *8*, 510–513 (1972). – 14. Feuerlein, W.: Alkoholismus – Mißbrauch und Abhängigkeit. Thieme, Stuttgart 1975, 97. – 15. Feuer-

lein, W.: Stand der Alkoholismusforschung. Nervenarzt *50*, 267–276 (1979). – 16. Feuerlein, W.: Sucht hat auch biologische Ursachen. Ärztl. Prax. XXXII. *68*, 2191 (1980). – 17. Gastaut, H.: Wörterbuch der Epilepsie. Hippokrates-Verlag, Stuttgart 1976, 20. – 18. Gibbs, F. A., E. L. Gibbs: Elektroenzephalographie. Gustav Fischer, Stuttgart 1971, 32–33. – 19. Goddard, G. V., D. C. McIntyre: Some properties of a lasting epileptogenic trace kindled by repeated electrical stimulation of the amygdala in mammals. In: Laitinen, L. V. and K. E. Livingston (Eds.): Surgical Approaches in Psychiatry. University Park Press, Baltimore 1972, 109–117. – 20. Götze, P., D. Kühne, J. Hansen, H. P. Knipp: Hirnatrophische Veränderungen bei chronischem Alkoholismus, eine klinische und computertomographische Studie. Arch. Psychiat. Nervenkr. *226*, 137 (1978). – 21. Grünberger, J.: Psychodiagnostik des Alkoholkranken. Maudrich, Wien/München/Bern 1977. – 22. Hacker, H., P. A. Fischer: Hirnatrophische Prozesse. Referat anläßlich der 97. Wanderversammlung Südwestdeutscher Neurologen und Psychiater, 13./14. 6. 1981 Baden-Baden. – 23. Holzbach, E.: Postdelirantes Syndrom: Neurophysiologische Befunde in der Restitutionsphase. Vortrag gehalten beim Wissenschaftlichen Symposium der Deutschen Hauptstelle gegen die Suchtgefahren, Tutzing, 8./10. 5. 78. – 24. Hubach, H.: Veränderungen der Krampferregbarkeit unter Einwirkung von Medikamenten und während der Entziehung. Fortschr. Neurol. Psychiat. *31*, 177–201 (1963). – 25. Hubach, H.: Die akuten Alkoholwirkungen als Regulationsphänomene. Nervenarzt *35*, 349–354 (1964). – 26. Kanzow, W. Th.: Anfälle: Differentialdiagnose und praktisches Vorgehen. Neurol. Psychiat. *5*, 134–138 (1979). – 27. Kashgari, A.: Delirium tremens – Symptomatik und Therapie. DÄ *3*, 119–121 (1980). – 28. Korn, M.: Erfahrungsbericht über zwei Behandlungsmethoden des Alkohol- und des Medikamentenentzugssyndroms. Therapiewoche *30*, 183 (1980). – 29. Koufen, H.: Anfälle bei Alkoholismus. Vortrag anläßlich der 96. Wanderversammlung Südwestdeutscher Neurologen und Psychiater, Baden-Baden, 30. Mai/1. Juni 1980. – 30. Koufen, H., W. Becker: Klinische und EEG-Untersuchungen zum Problem der sogenannten Alkohol-Epilesie. Nervenarzt *51*, 100–105 (1980). – 31. Kugler, J.: Elektroenzephalographie in Klinik und Praxis. Thieme, Stuttgart 1963, 152–154. – 32. Kuhlo, W., J. Schwarz: Katamnestische Untersuchungen bei sogenannter Spätepilepsie. Arch. Psychiat. Nervenkr. *215*, 8–21 (1971). – 33. Livingston, K. E.: Limbic System Dysfunction Induced by »Kindling«: Its Significance for Psychiatry. In: W. N. Sweet, S. Obrador, J. G. Martin-Rodriguez (Eds.): Neurosurgical Treatment in Psychiatry, Pain and Epilepsy. University Park Press, Baltimore/London/Tokyo 1975. – 34. Marks, N. S.: Controlled clinical trials of Piracetam in the treatment of alcohol withdrawal phase. Acta therapeutica *3*, 181 (1977). – 35. Meyer, J. G., H. Holzinger, K. Urban: Epileptische Anfälle im alkoholischen Prädelir. Nervenarzt *47*, 375–379 (1976). – 36. Mörl, M.: Die Alkoholkrankheit. Medizinisches Forum (Sonderdruck). Pharmazeut. Verl.-Ges. München. – 37. Mori, A.: Alkoholbedingte Hirnschädigung. Prognose und Therapieerfolg im EEG erkennbar. Zit. n. Med. Trib. *44*, 77 (1977). – 38. Neumann, N.-U.: Sind hirnatrophische Prozesse bei chronischen Alkoholikern reversibel? Psycho *7*, 237–242 (1981). – 39. Neundörfer, B., L. Meyer-Wahl, G. Meyer, E. Bals, R. Bals: Die sogenannte Spätepilepsie. Wien. Klin. Wschr. *90*, 765–772 (1978). – 40. Neundörfer, B.: Anmerkung zu der Arbeit von H. Koufen und W. Becker: Klinische und EEG-Untersuchungen zum Problem der sog. Alkohol-Epilepsie. Nervenarzt *51*, 499 (1980). – 41. Olbrich, R.: Alcohol withdrawal states and the need for treatment. Brit. J. Psychiatry *134*, 466–469 (1979). – 42. Penin, H.: Das EEG der symptomatischen Psychosen. Nervenarzt *42*, 242–252 (1971). – 43. Peters, U. H.: Wörterbuch der Psychiatrie und medizinischen Psychologie. Urban & Schwarzenberg, München/Wien/Baltimore 1977, 17. – 44. Philipp, M., N. Seyfeddinipur, A. Marneros: Epileptische Anfälle beim Delirium tremens. Nervenarzt *47*, 192–197 (1976). – 45. Poeck, K.: Neurologie, 2. Aufl. Springer, Berlin/Heidelberg/New York 1972, 533. – 46. Propping, P.: Genetic Aspects of Alcohol Action on the Electroencephalogramm (EEG). In: H. Begleiter (Ed.): Biological Effects of Alcohol. Plenum Publishing Corporation 1980, 589–601. – 47. Propping, P.: Alkohol and Alkoholism. Human Genetics, Suppl. *1*, 91–99 (1978). – 48. Pschyrembel, W.: Klinisches Wörterbuch. W. de Gruyter, Berlin/New York 1955, 224; 1975, 33. – 49. Scheid, W.: Lehrbuch der Neurologie. Thieme, Stuttgart/New York 1980, 488. – 50. Schulte, W., R. Tölle: Psychiatrie, 5. Aufl. Springer, Heidelberg/Berlin/New York 1979. – 51. Selbach, C., H. Selbach: Zum Problem der Krise. Mschr. Psychiat. Neurol. *129*, 215–234 (1955). – 52. Selbach, C., H. Selbach: Das Regelkreis-Prinzip in der Neuropsychiatrie. Wien. klin. Wschr. *69*, 727–734 (1957). – 53. Seyfeddinipur, N.: Zur Frage der frühkindlichen Hirnschädigung bei Alkoholikern unter Berücksichtigung der Schädelübersichtsaufnahmen. Nervenarzt *49*, 543–547 (1978). – 54. Tress, W.: Alkoholisches Entzugssyndrom. Z. Allg. Med. *56*, 363–369 (1980). – 55. Wenzel, R., G. Damaschke: Zu einigen

Aspekten der Epidemiologie des Delirium tremens. Psychiat. Neurol. med. Psychol. (Leipzig), *32*, 618–622 (1980). – 56. Wieser, S.: Alkoholismus II: Psychiatrische und neurologische Komplikationen. Fortschr. Neurol. Psychiat. *33*, 349–409 (1965). – 56a. Yamane, H., N. Katoh: Alcoholic Epilepsy. A Definition and a Description of other Convulsions related to Alcoholism. Eur. Neurol. *17*, 20 (1981). – 57. Bericht in Praxiskurier *49*, 31–35 (1979): Gegen Anfallsleiden und Alkohol-Entzugssyndrom Natriumvalproinat. – 58. Ergebnisse einer Repräsentativerhebung in Baden-Württemberg. Hrsg.: Ministerium für Arbeit, Gesundheit und Sozialordnung 1980; Suchtmittelmißbrauch – Erscheinungsformen, Zusammenhänge, Motivationen, Verbreitung. – 59. Zitat in Praxiskurier *6*, 47 (1981).

Gibt es die »epileptische Wesensänderung«?

Die Tatsache, daß Janz (19a) aufgrund sehr subtiler Untersuchungen vor 13 Jahren formulieren konnte: »Die für Epilepsie angeblich typische Wesensänderung ist obsolet geworden«, hat in der Folge nicht zu einer einheitlichen Lehrmeinung der Epileptologen geführt.
Huber und Penin (18) äußerten sich dahingehend, daß »bei den chronischen Syndromen der Epileptiker« – gemeint sind Wesensänderung und Demenz – »die Ansicht von der totalen Konstanz, Endgültigkeit und Irreversibilität genauso zu relativieren ist wie bei chronisch Schizophrenen«. Im »Wörterbuch der Epilepsie« (1976) schreibt Gastaut (10) zum Begriff der epileptischen Wesensänderung: »... eine Bezeichnung, die die irrige Ansicht ausdrückt, daß Epileptiker gewisse, für Epilepsie kennzeichnende Verhaltensstörungen (epileptisches Verhalten) bieten sollen.«
Demgegenüber wird von anderen Epileptologen eine gegenteilige Ansicht vertreten. Im »Lexikon der Psychiatrie« (7) wird die epileptische Wesensänderung von den paroxysmalen und episodischen Phänomenen als Dauerveränderung abgegrenzt. Auch in der neuesten Auflage »Wörterbuch der Psychiatrie und medizinischen Psychologie« von Peters (32) wird Wesensänderung als die dauerhafte Veränderung persönlichkeitseigener Charakteristika und als Abbau des Charakters definiert. Horstmann und Michaelis (17) schrieben noch 1975: »Bei etwa 50 % aller (erwachsenen, Anm. d. Verf.) Epileptiker besteht außer den Anfällen eine psychische Dauerschädigung, die sogenannte epileptische Wesensänderung.« Diese Häufigkeit wird freilich nur für »psychische Störungen allgemein« von den meisten Autoren bestätigt (Huber, Lorgé, Matthes in 16a). Bezüglich der Wesensänderung bei den von ihr untersuchten epileptischen Kindern registrierte Freudenberg (6a) diese bei 54 %; bei zwei Dritteln fand sie die erethische, bei einem Drittel die enechetische Form. Diese Häufigkeit spezifischer psychopathologischer Syndrome (enechetisches- bzw. Perseverations-Syndrom) konnte Lempp (26) nicht bestätigen.
Lange und Mucha (24) stellten 1972 fest, daß bei weitgehendem Mangel an grundlegender Überprüfung dogmatisch tradierte Meinungen vorliegen. Dem entspricht die Mitteilung von Peters (31), daß es sich um eine weitgehend deutsche Tradition der Beschreibungen und der Beweise handelt, die sich bis zum Ende des 18. Jahrhunderts zurückverfolgen läßt. In diesen Überlieferungen wird epileptisches Wesen sehr einheitlich in ganz bestimmter, qualitativ wertender Weise beschrieben.

Lange Zeit stand nahezu ausschließlich die Symptomatik des großen epileptischen Anfalles im Blickfeld des Interesses. Noch bis weit über die Jahrhundertwende hinaus vertraten Ärzte die Auffassung, daß die Mehrzahl der Kranken mit Epilepsie als Folge gehäufter Anfälle, damit verbundenen hypoxidotischen und traumatischen Schäden eine, bei fortschreitender Dauer der Erkrankung schwere Demenz entwickeln würde. Psychische Dauerstörungen wurden im wesentlichen als Abbau der Intelligenz und mnestischer Funktionen (epileptische »Verblödung«) aufgefaßt. Zu bemerken ist aber, daß noch in neuerer Zeit Epileptologen wie v. Hedenström und Lorgé feststellten, die Wesensänderung sei korreliert mit der Häufung von Anfällen.

Vor genau 100 Jahren definierte Samt das angebliche Wesen der Epileptiker in robuster Einprägsamkeit (8): »Das Gebetbuch in der Tasche, den lieben Gott auf der Zunge und den Ausbund von Kanaillerie im Leib.« Seit etwa der Jahrhundertwende war man überzeugt, daß die Epilepsie zu einer »Charakterdegeneration« mit affektiven und ethischen Persönlichkeitsstörungen führen würde. Diese wiederholt aufgestellte Hypothese ist aber nie verifiziert worden. Beschrieben wurden dagegen überwiegend dem Verhaltensbegriff zugehörige Verhaltenseigenschaften (z. B. übertriebene Höflichkeit, Aufdringlichkeit, schwülstige Redeweise) statt – wie Lersch z. B. fordert – innerseelische Vorgänge und Zustände, die dem eigentlichen charakterologischen Wesensbegriff zuzuordnen wären. Bis etwa 1930 hatte sich die Auffassung durchgesetzt, daß Anfallkranke durch die immer wieder beschriebenen »typischen« Persönlichkeitszüge gekennzeichnet seien. In einer Negativliste und in Anlehnung an Ganner (8) lassen sich diese so zusammenfassen: Erschwerung der seelischen Verarbeitung, Umständlichkeit, Verlangsamung, Schwerfälligkeit, Haften, Kleben (sowohl bezüglich der Affekte als auch im Denkablauf), verzögerte affektive Ableitungsfähigkeit, Pedanterie, Kleinlichkeit, Eigensinn, Selbstgerechtigkeit, gravitätische Höflichkeit, süßliche Feierlichkeit, leichte Kränkbarkeit, Rechthaberei, Trotz, nachtragendes Wesen, Mißtrauen, Widersetzlichkeit, Aggressivität, Streit-, Herrsch- und Geltungssucht. Heute können die angeblichen Charakteristika epileptischen Wesens – der Realität näherkommend – zwei Polen zugeordnet werden: Einerseits werden Patienten als torpid, schwunglos, unterwürfig, treuherzig, devot, hilfsbereit, fleißig und gründlich, andererseits als dranghaft, betriebsam, schimpfbereit, erregbar, explosibel, distanz-, halt- und rücksichtslos sowie brutal bezeichnet. Auch über Merkmale wie gutherzig, zugetan, offen, dankbar für Wohltaten – wenn auch Geduld fordernd – wird berichtet.

Daß es sich bei diesen epileptischen Charakterzügen um eine Merkmalauflistung handelt, die eine gültige Bestimmung epileptischen Wesens nicht zuläßt, wird wiederholt betont. Die beschriebenen Leistungs-, Wesens- und vor allem Verhaltensbegriffe ergeben ein unscharfes, unzutreffendes Bild epileptischen Charakters, zumal die Merkmale strukturell widersprüchlich sind (24). Bräutigam (2) definierte aus psychoanalytischer Sicht: »Die epileptische Wesensänderung ist im ganzen als kompensatorische Reaktionsbildung auf unbewußte, überwertige Aggressivität zu verstehen«; dies hat zu einem besseren Verständnis über das Wesen psychischer Störungen bei Anfallkranken auch bei Betrachtung im Längsschnitt beigetragen. Bis heute sind aber keine Aussagen über Entstehungsbedingungen zu machen, und es ist kein Instrument entwickelt worden, das epileptisches Wesen gültig, umfassend, zuverlässig und objektiv bestimmen könnte. Belegt ist nur, daß

Anfallkranke – zum Teil bis in die jüngste Zeit hinein – ein überwiegend subjektives Werturteil erfuhren. Zu Recht wurde z. B. von Janz betont, daß die Attribute der Wesensänderung ein Zerrbild ergeben, das weniger die Art der Kranken als die Reaktion der Untersucher und der Gesellschaft wiedergibt. Es handelt sich um den Ausdruck einer Abwehr, die in der Gesellschaft – auch in Ärzten – als Ursache für eine erschwerte soziale Rehabilitation wirksam ist.

Konstitutionsbiologische Ansätze

Von 1930 bis etwa 1950 wiesen Befunde konstitutionsbiologischer Forscher im überwiegend deutschsprachigen Bereich darauf hin, daß es eine epilepsiespezifische Konstitution und ein korrelierendes, typisches, spezifisches epileptisches Wesen nicht geben kann, allenfalls eine konstitutionsbiologische Ordnung, die zusammen mit einer der Epilepsie zugrundeliegenden Hirnkrankheit Art und Ausmaß der Wesensänderung bestimmt. Relativ enge Beziehungen wurden zwischen Ausgangspersönlichkeit und den sich entwickelnden psychischen Veränderungen gefunden. Angenommen wurde, daß zwischen dem Viskösen des Athletikers und dem Enechetischen des Epileptikers nur graduelle Unterschiede bestehen (3).
Versteht man aber unter Konstitution nicht nur die Summe der Körperbaumerkmale, die dazu gehörende seelische Gesamtverfassung und Triebstrukturen, sondern auch die Art, auf Belastungen zu reagieren und vor allem biologisch-vegetatives Verhalten (38), ist festzustellen: Unter Zugrundelegung der Konstitutionstypen von Kretschmer (21) fand Westphal (45) eine nahezu gleich verteilte Häufung Leptosomer, Athletiker und vor allem Dysplastiker von je 29 % am ausgeprägtesten bei idiopathischen Epilepsien, d. h. bei einer Kombination großer und kleiner Anfälle. Diese Ergebnisse konnte Helmchen (15) weitgehend bestätigen, aber auch erweitern: Er untersuchte 178 Patienten mit tageszeitlich (vegetativ) gebundenen Anfällen vom Grand-mal-Typ, und zwar 90 Aufwach- und 88 Schlaf-Epileptiker, denen, wie noch zu erläutern sein wird, ein ganz bestimmtes Wesen zuzuordnen ist.
Mauz (27) beschrieb die iktaffine Konstitution, worunter er einen Konstitutionstyp mit ererbten und familiären Merkmalen erhöhter Anfallbereitschaft verstand. Dieser Autor unterteilte in kombinierte Defekt- und enechetische Konstitution. Bei ersterer handelt es sich um eine typologisch uneinheitliche Gruppe mit teilweise minderwertig angelegten Körpersystemen (z. B. Dysplasien, Insuffizienz des Gefäßsystems, Status dysrhaphicus) und um asthenisch-reflexinsuffiziente explosible Temperamente. Diesen Kranken entsprechen die sogenannten epileptoiden Psychopathen (Römer und Wilmanns, in [4]) mit plötzlich auftretenden explosiven Verstimmungen, im Extrem jene Gruppe von Persönlichkeiten, die Binswanger (1) und Kraepelin (20) als epileptische »Schwindler« bezeichneten. Kraepelin nannte sie auch

Hochstapler und Vagabunden. Zur enechetischen Konstitution korreliert nach Mauz eine anlagebedingte (»genuine«) Epilepsie mit spezifischer, ausgeprägter Wesensänderung, für die das »Haftsyndrom« charakteristisch ist. Diese Anfallkranken gelten als verlangsamt, weitschweifig, erschwert umstellungsfähig, vorstellungs- und erinnerungsarm.
Die Frage, ob die bei Kranken mit symptomatischen Epilepsien auftretende »typische« Wesensänderung als Hinweis auf eine »epileptische«, d. h. iktaffine Konstitution (22, 27) zu werten ist, oder ob auch sicher symptomatische Epilepsien ohne Mitwirkung eines Anlageanteils typische Wesensänderungen bewirken können, ist weder im konkreten Fall noch grundsätzlich definitiv zu beantworten (18). Dafür sprechen auch die Befunde von v. Hedenström. Sie fand bei Patienten mit nachweisbarer Hirnschädigung eine Wesensänderung gleich häufig wie bei genuiner Epilepsie (14). Westphal (45) fand bei Epileptikern einen entsprechend hohen Anteil athletischer und dysplastischer Konstitutionstypen, gleichgültig, ob ein Haftsyndrom vorlag oder nicht. Nach Stauder (42), der als Grundelement epileptischer Wesensänderung das – phänomenologisch mit dem Haftsyndrom praktisch identische – Perseverationssyndrom definierte, soll sich die (anlagebedingte) Wesensänderung bei jenen Anfallkranken mit athletischer Konstitution bevorzugt entwickeln, die an sogenannten »symptomreichen« Verläufen mit langdauernden und häufigen Bewußtseinsstörungen, wie z. B. Dämmerzuständen, leiden. Damit wurde für die Genese der Wesensänderung erstmals ein prozeßfaktorielles Geschehen diskutiert und andererseits die These aufgestellt, daß die Wesensänderung eine – bis zu einem gewissen Grad reversible – besondere Form chronischer Bewußtseinsstörung sei.

Ursachenbündel der »Wesensänderung«

Durch Pernstich (29) ist die Ansicht vertreten worden, daß die Wesensänderung ein dem Symptom Anfall gleichwertiges oder sogar überlegenes (Primär-)Symptom sei; denn »die ständig erhöhte Bereitschaft zu Reaktionen gesteigerter Reizbarkeit dürfte als psychisches Korrelat der ein Krampfleiden kennzeichnenden erhöhten zentralnervösen Erregbarkeit zu werten sein«; der Verlangsamung liege dagegen eine krankheitsbedingte Verzögerung im Ablauf hirnphysiologischer Vorgänge zugrunde (35). Huber und Penin (18) vertreten den Standpunkt, daß mögliche – bereits von Scholz (34) diskutierte – Auswirkungen iktogener Hypoxidoseschäden auf die Entwicklung einer Wesensänderung grundsätzlich zu unterscheiden seien vom hypothetischen Krankheitsprozeß, der vermutlich sowohl den Anfällen als auch den reversiblen und »irreversiblen« Psychosyndromen zugrundeliege. Sie verweisen auf Schorsch (35), der in eher zur Wesensänderung disponierende Prozeßepilepsien und in »stationäre« Epilepsien trennt. Dieser Autor sieht in noch unbekannten Störungen des Hirnstoffwechsels die Ursache der Wesensänderung, nicht jedoch in den Anfällen, und in der Konstitution

nur insoweit, als sie einen »günstigen Boden« für die Entwicklung des Krankheitsprozesses abgeben kann. Neben Conrad (4) vertreten auch Selbach und Mitarbeiter (38) diese Hypothese. Daß die epileptische Wesensänderung ein prozeßbedingtes Primärsymptom sein könnte, dafür wurden wiederholt Indizien angeführt: a) Züge epileptischer Wesensänderung konnten in Einzelfällen vor Manifestation des Anfallsleidens festgestellt werden (29, 30). Skalweit (39) beschrieb eine vor der Anfallsymptomatik sich manifestierende progrediente »spezifische« Wesensänderung bei enechetischer Konstitution. b) Patienten mit Epilepsien geringer Anfallfrequenz können eine sehr ausgeprägte Wesensänderung aufweisen (37); schwere Persönlichkeitsveränderungen im Sinne »epileptischer Defektzustände« bilden sich mitunter ohne Anfälle aus (18). c) Epileptiker mit sehr wenigen Iktus bzw. Menschen ohne epileptische Anfälle können gleiche Züge einer Wesensänderung haben. d) Bei klinisch gesunden Familienangehörigen von Kranken mit Epilepsien finden sich »Krampfpotentiale« im EEG und Wesensmerkmale, die der enechetischen Konstitution zugeordnet werden können (»epilepsia sine epilepsia«).
Während sich im deutschsprachigen Raum von 1930 bis etwa 1948 mehrere Forscher bemühten, epileptische Wesensmerkmale definierten Konstitutionstypen zuzuordnen – damit allerdings auch den Anlagefaktor einseitig betonten –, wurde von überwiegend angloamerikanischen Epileptologen die Auffassung vertreten, Anfallkranke seien nach Persönlichkeit und Intelligenzstruktur im Grundsatz nicht von »normalen« Menschen zu unterscheiden. Dennoch diagnostizierte Persönlichkeitsstörungen oder Intelligenzabbau seien die Folge von a) strukturellen Hirnschädigungen, b) nicht unterdrückbaren Anfällen, c) antiepileptischer Medikation oder d) psychischer Reaktion auf soziale Isolierung.

Angemerkt sei, daß unter Einbeziehung von Konstitution und Krankheitsprozeß die heute gültige Mehrfaktorentheorie zur Genese epileptischen Wesenswandels definiert ist.

Über nicht kontrollierbare Anfälle und Antiepileptika als Ursache für die Entstehung einer Wesensänderung wurde erstmals 1949 berichtet: Die Wesensänderung nehme bei Unterdrückung generalisierter Anfälle in 20 % zu, Verstimmungen und Dämmerzustände würden gehäuft registriert. Nach Wiederauftreten der Anfälle schwächten sich diese Psychosyndrome ab (11). Schorsch (35) vertrat dazu die Auffassung, daß es sich bei diesem hohen Prozentsatz um Kranke handeln müsse, deren Anfälle sich mit den zur Verfügung stehenden sedierenden (»narkotischen«) Medikamenten nicht beherrschen ließen. Er diskutierte auch das Ausmaß individueller Reaktionsbereitschaft für die Entwicklung von Psychosyndromen bei medikamentöser Anfallunterdrückung. In diesem Zusammenhang sind immer wieder gemachte Beobachtungen zu erwähnen, wonach die erwünschte medikamentöse Hauptwirkung der Anfallunterdrückung gerade dadurch indirekt den unerwünschten Effekt der Provokation akuter psychischer Störungen (Alternativpsychose nach Tellenbach) oder der Verstärkung schon bestehender psychopathologischer Syndrome – bis hin zur Wesensänderung – haben kann (5a). Solche Behauptungen haben bis heute Anlaß gegeben zu diskutieren, ob man die Wesensänderung bei Epilepsie als Psychose (S. 77 und S. 82 in [5a] und [46]) bezeichnen dürfe oder nicht, wenn etwa chronische »inaktive« paranoide Syndrome vorliegen.

Epilepsieformen und Psychosyndrome

Nach 1945 stand die Frage der Zuordnung psychopathologischer Syndrome zur Epilepsie deshalb zunehmend zur Diskussion, da Anfalltypen besser differenziert werden konnten und der psychomotorischen Epilepsie eine immer größere Bedeutung für die Entstehung epileptischen Wesens zugemessen wurde.

Anzumerken ist, daß Stauder (41) im Verlauf von Rorschach-Untersuchungen bei drei Kranken mit Schläfenlappentumoren auffiel, daß diese das gleiche Psychosyndrom aufwiesen, wie es bei Patienten mit genuiner Epilepsie gefunden wurde. Dasselbe Problem wurde schon 1940 von Knapp behandelt und von Simma (38 a) anhand von vier Patienten mit groben Temporallappenläsionen diskutiert.

Erstmals wurde 1948 mitgeteilt, daß die sogenannte Wesensänderung gehäuft bei Patienten mit psychomotorischer Epilepsie auftrete (12). Diese Feststellung wurde in Deutschland besonders durch die Befunde von Meyer-Mickeleit (28) und Hallen (13), in Frankreich von Gastaut und Mitarbeitern – 1951 bis 1955 – bestätigt. Aber gerade im Zuge einer zunehmend besseren Herausarbeitung differenter Epilepsien wurde es immer schwieriger, bestimmte Wesensmerkmale bestimmten Kranken mit Epilepsie zuzuordnen. Klinische Beobachtungen und Beschreibungen, testpsychologische Befunde, erhoben etwa durch den ebensoviel verwendeten wie umstrittenen Rorschach-Test, oder experimentelle Untersuchungsanordnungen zur Umstellungs- und Anpassungsfähigkeit von Anfallkranken (33) ließen keine einheitliche Beurteilung zu. Durch Befunde von Janz konnten nicht nur Epilepsien vom Grand-mal-Typ in Aufwach-, Schlaf- und diffuse Epilepsien, sondern auch zwei Arten »epileptischen Charakters« voneinander abgegrenzt werden. Zwei ganz unterschiedliche epileptische Psychosyndrome seien zwei verschiedenen Epilepsieformen zuzuordnen. Die Schlaf-Epilepsie gehöre zur sogenannten temporalen, die Aufwach-Epilepsie zur sogenannten zentrenzephalen Anfallform (19). Im Hinblick auf die von Mauz herausgestellten Konstitutionstypen sieht Janz eine Beziehung der enechetischen Konstitution zur Schlaf-Epilepsie, der kombinierten Defektkonstitution zur Aufwach-Epilepsie.

Der Psychologe Leder (25) untersuchte 89 Epileptiker, 34 Kranke mit isolierten und kombinierten pyknoleptischen Anfällen und/oder Aufwach-Grandmal (»Aufwachgruppe«) und 55 Kranke mit isolierten und kombinierten psychomotorischen Anfällen und/oder Schlaf-Grand-mal (»Schlafgruppe«). Er kam zu dem Ergebnis, daß sich aufgrund der Testprotokolle im Blindversuch die beiden Gruppen sehr gut unterscheiden ließen: Beim Patienten mit Aufwach-Epilepsie dominiere ein instabiles Wesen, die Tendenz zum unsoliden, fast asozialen Verhalten, mit Neigung zu Haltlosigkeit, fast Leichtsinn, Suggestibilität, leichter Verführbarkeit und Wechselhaftigkeit von Stimmungen. Beim Kranken mit Schlaf-Epilepsie zeige sich demgegenüber ein ausgeprägt angepaßtes Verhalten eher in hypersozialer Richtung. Dieser lasse eine deutlich stärkere Tendenz zur Perseveration, Einschränkung der Phantasie und reduzierter Fähigkeit zu affektivem Rapport erkennen. Die Formen der Abwehr, Bewältigung von Unlust und Konflikten seien bei den Kranken beider Gruppen ganz verschieden. Im Unterschied zu dem »offenbar rigoros verdrängenden Schlaf-Epileptiker« (25) wandle der »durch eine starke Entäußerungstendenz gekennzeichnete« (43) Patient mit Aufwachepilepsie »nur ungenügend zu verdrängende« aggressive Ansprüche leugnerisch ab (25).

Eindeutige Zuordnung von Psychosyndromen unmöglich

Gastaut (9) freilich ist der Auffassung, daß das für die idiopathische Epilepsie als typisch geltende Psychosyndrom im wesentlichen der psychomotorischen Epilepsie zuzuordnen sei. Bei 60 Patienten mit dieser Anfallform fand er zwei Typen von Wesensänderung: Die häufiger zu diagnostizierende sei gekennzeichnet durch geringe motorische und affektive Aktivität, generelle Verlangsamung aller intellektuellen Prozesse, Perseveration und gut angepaßten (= koartierten) Erlebnistyp. Der zweite, seltener vorkommende Typ eines Wesenswandels sei definiert durch unauffällige Aktivität, aber ständige Reizbarkeit. Gastaut kommt zu der Schlußfolgerung, daß klare Korrelationen nicht herzustellen seien. Andere Ergebnisse bestätigen dies: Landolt (23) beschrieb aufgrund von Untersuchungen in einer Anstalt das »temporale« Psychosyndrom mit Unsicherheit in Haltung und Verhalten, Kontakt- und Durchhalteschwäche, Dranghaftigkeit, amorpher Streuntendenz, Beziehungsarmut zu sich und der Umwelt. Mit der Fülle der zu diskutierenden psychischen Veränderungen sei bei diesem Psychosyndrom eine Ordnung kaum möglich. Hallen (13) kam »an einem anscheinend teilweise identischen Untersuchungsgut« (31) hinsichtlich der Wesensänderung zu gegensätzlichen psychopathologischen Befunden.

Peters (30) beschrieb das »pseudopsychopathische Affektsyndrom« bei Temporallappen-Epilepsie, dem eine Reifungsstörung der Gesamtpersönlichkeit zugrunde liege. Die Kranken seien infantil, egozentrisch, hypochondrisch und parasozial. Dieses »zweite« Wesen sei jedoch nicht identisch mit dem von Janz beschriebenen Psychosyndrom bei Aufwach-Epilepsie (31). Janz (19) versuchte diese erheblichen Unterschiede zu erklären. Er verwies darauf, daß nicht nach Anfalltyp und -verlauf getrennt worden sei, die psychomotorische Epilepsie als »gemeinsame Endstrecke« aller Anfallformen angesehen werde.

»Wesensänderung« und psychomotorische Epilepsie

Zu der strittigen Frage der Zuordnung psychopathologischer Syndrome meinte Landolt, daß in der Regel ein Mischbild von Wesensänderung und Demenz vorliege, was sich wiederum am ehesten bei langfristig hospitalisierten Kranken mit »symptomreichen« Verläufen, ungünstigem Milieu und unzureichender Medikation finden könnte. Heute ist festzustellen, daß etwa ebensoviele Autoren psychische Auffälligkeiten bei psychomotorischer Epilepsie bestätigen wie verneinen oder anzweifeln. Für diese Diskrepanz gibt es folgende Gründe: 1. Die Stichproben sind zu inhomogen; 2. der Zeitfaktor wird nicht ausreichend beachtet, d. h. »synchrone« Querschnittsbefunde und »diachrone« Längsschnittdaten (31) werden unkontrolliert und unsystematisch vermischt, nicht in Bezug zur Krankheit gesetzt; 3. nur gelegentlich wird zwischen krankheitsunabhängigen (prämorbiden) Persönlichkeitsvarianten, deren Zahl bei Epileptikern und Nicht-Epileptikern sicher gleich groß ist, und Persönlichkeitsveränderungen unterschieden. Letztere sind entweder direkter Ausdruck der auch die Epilepsie bedingenden Hirnkrankheit oder Folge der epileptischen Anfälle (16); 4. Effekte einer *Langzeit*-Medikation gehen nicht oder nur ungenügend in differentialdiagnostische Überlegungen ein und waren bisher nie Gegenstand systematischer Studien.
Als Ergebnis einer Reihe von Untersuchungen kann bisher lediglich als wahrscheinlich gelten: Eine Wesensänderung läßt sich überwiegend bei psychomotorischen Epilepsien mit konstanten, temporalen Herdbefunden im EEG und histologisch auffindbaren Läsionen im Temporallappen – unter Einbeziehung pararhinaler Strukturen – nachweisen (9, 38) und ist damit als – unspezifisches – hirnlokales Psychosyndrom (Bleuler) aufzufassen. Anzumerken ist aber, daß kürzlich Meencke (50) aufgrund eigener Untersuchungsergebnisse die Hypothese aufstellte, daß die von der klassischen Neuropathologie beschriebenen Schäden höchstwahrscheinlich nicht epilepsiespezifische Folgen von Anfällen sind. Allenfalls sei das Läsionsmuster durch die Kombination mit weiteren systemischen Risikofaktoren determiniert.

Der Kranke sieht sich im Spiegel der Umwelt

Neben Hirnschädigungs- und konstitutionsbiologischen Faktoren, denen ein hypothetischer Anteil an der Pathogenese der Wesensänderung zukommt, ist die personale, aber vor allem die soziale Realität der Anfallkranken für die Manifestation chronischer Psychosyndrome von Bedeutung. Der Kranke sieht sich im Spiegel der Umwelt, erfährt Ablehnung in der Gesellschaft und ist auf einen – keineswegs immer vorhandenen – günstigen »Empfangsraum« (Schulte) seiner Mitmenschen angewiesen. Vor vielen Jahren versuchten vorwiegend amerikanische Epileptologen, den Wesenswandel auf psychogene bzw. soziogene Reaktionsbildungen der Kranken zu reduzieren. Immer wieder wurde die Ansicht vertreten, daß das Milieu restriktiv geleiteter Anstalten fördernd auf die Entstehung eines chronischen Psycho-

syndroms bei Epileptikern wirke. Vor mehr als zwei Jahrzehnten wurde darauf hingewiesen, daß der Anfallkranke in einer Umgebung leben müsse, die bezüglich Toleranz und Geduld erheblich gefordert, oft überfordert sei (44). Vorurteile bewirken häufig schon beim Schulkind eine Außenseiterposition. Dazu kommt das Erlebnis der Ambivalenz der Eltern in Fürsorglichkeit und Erziehung. Schuldgefühle der Mutter wurzeln in verdrängten Haßregungen gegen das Kind. Sie können zu übertriebener Sorge um das Kind führen, damit zu dessen Einschränkung der Selbständigkeit und zu Haßliebe gegenüber der Mutter.
In diesem Zusammenhang sei angemerkt, daß im Kindes- und Jugendalter das Perseverationssyndrom normalerweise nur selten beobachtet wurde. Nach Lempp (26) ist dieses entweder Folge einer diffusen Hirnschädigung (z. B. nach Enzephalitis) oder einer Hirnrindenschädigung.

Inadäquate Langzeitmedikation fördert »Wesensänderung«

Immer mehr interessiert in den letzten Jahren jedoch der Stellenwert antiepileptischer Langzeitmedikation für die Entstehung chronischer Psychosyndrome – auch einer wie immer definierten Wesensänderung. Bereits Stauder (42) erkannte, daß die mit Luminal behandelten Dämmerzustände länger andauerten und schwere psychische Dauerfolgen hinterlassen können. Die Vermutung, daß »sedierende« Antikonvulsiva – vor allem bei Epilepsien im Kindesalter – dosisabhängig zu Leistungsschwankungen, erhöhter Reizbarkeit und Verstärkung eines erethisch-hyperkinetischen Syndroms führen, wurde diskutiert. Manche Forscher nehmen an, daß die Applikation von Barbituraten in »durchschnittlicher« Dosierung weder psychische Dauerschäden bewirke noch diese akzentuiere. Andere sind der Meinung, daß speziell anfallkranke Kinder möglichst überhaupt nicht mit Primidon oder Phenobarbital behandelt werden sollten.
Immer wieder wurde die Frage der Unter-, mehr der Überdosierung von Antiepileptika aufgeworfen. Sie läßt sich leichter beantworten, nachdem unsere Kenntnisse über die psychischen Wirkungen dieser Substanzen besser geworden sind (5). Grundsätzlich kann jedes Antiepileptikum negativ psychotrop wirken. Arzt/Patient-Vertrauensverhältnis, Dosierung und Einnahmeverhalten sind von entscheidender Bedeutung dafür, ob sich psychische (Dauer-)Störungen bei Anfallkranken manifestieren oder nicht. Besonders bei gemischten und/oder komplizierten Epilepsien hat sich die Dosierung an den Serumkonzentrationswerten zu orientieren; vor allem dann, wenn zwei Antiepileptika appliziert werden müssen. Wir haben 40 Patienten mit gemischter Epilepsie – diffuse Grand mal und psychomotorische Anfälle mit einer Verlaufsdauer von über 18 bzw. 12 Jahren – im Rahmen einer breiter angelegten Studie (Prä-, Retest-Verfahren mit Testbatterie, Erhebung psychopathologischer –, neurologischer –, EEG- und Laborbefunde) ambulant untersucht. Alle Kranken litten an psychischen Störungen (Wesensänderun-

gen, Verstimmungen, Neurotizismen) und wurden als therapieresistent angesehen. Nach optimierter Dosierung im Verlauf mehrmonatiger Behandlung waren Wesensänderungen vom enechetisch-perseveratorischen Typ nicht mehr nachweisbar oder von einer schwereren in eine leichtere Form überführt worden. Darüber hinaus ließ sich festlegen, bei welcher Tablettenzahl und welchen Serumwerten sich Anfallkranke z. B. besonders sicher und leistungsfähig fühlen, gelassen, wenig verstimmt und sozial angepaßt sind bei bestmöglicher Kontrolle der Anfälle (6). Diese Befunde weisen nicht nur darauf hin, daß sich psychische Störungen verhindern, mindern oder beseitigen lassen, sondern auch, daß die auf den Lebenserfolg bezogene Prognose verbessert werden kann (48).

An dieser Stelle sei noch einmal kurz auf unsere 1976 erhobenen Befunde (s. a. S. 48) hingewiesen, die ein weiterer Beleg für die – sicher nachzuprüfende – im folgenden skizzierte Auffassung sind:

Bei rechtzeitiger und richtiger Behandlung Anfallkranker nach Anfalltyp und -verlauf ist zu erwarten, daß die bisher bei Kranken mit Epilepsien oft zunehmend deutlicher werdende gefühlsmäßige Entdifferenzierung und Polarisierbarkeit von Wesensmerkmalen zumindest hintangehalten wird. Eine sich immer stärker ausprägende Ichbezogenheit, damit ein Wandel des Persönlichkeitskerns, läßt sich verhindern. Offenbar gibt es unter den eben genannten Bedingungen kein »typisches« chronisches epileptisches Psychosyndrom. Dem entspricht eine Äußerung von Sauter und Zöllner (33 a): »Eine typisch epileptische Wesensänderung gibt es unseres Erachtens nicht. Unsere neuropsychologischen Fallanalysen zeigen, daß es sowohl bei Erwachsenen wie auch bei Kindern nicht ein einziges psychopathologisches Symptom oder Syndrom gibt, das irgendwie für Epilepsie-Kranke spezifisch wäre und bei anderen Störungen des Hirns oder bei anderen Menschen in einer vergleichbaren Lebenslage nicht vorkäme.« Allenfalls finden sich bei bestimmten Epilepsien bestimmte Eigenschaften (s. a. 46, 47) gehäuft. Diese können im Querschnitt als Wesensänderung imponieren: Medikamentös bedingte, wechselnd starke Vigilanzbeeinträchtigungen bei Anfallkranken können die Tatsache erklären, daß dieselben oder verschiedene Untersucher psychische Störungen bei denselben Patienten unterschiedlich bewerten. Daß manche symptomatischen Epilepsien infolge der Schwere der zugrundeliegenden – sich früh manifestierenden – Hirnerkrankung und Epilepsie (6 a) tatsächlich mit einer psychischen Dauerstörung korreliert sind, dürfte nichts an der grundsätzlichen Feststellung ändern, daß es im wesentlichen nur epileptisches Funktionieren und Reagieren gibt (40). Dies gilt besonders, wenn die Krankheitsdauer möglichst kurz ist, eine mehrdimensionale Behandlung eingesetzt wird, die insbesondere psychosoziale Faktoren und die Umwelt berücksichtigt. »Vieles von dem, was man als epileptische Wesensänderung oder epileptische Demenz bezeichnet hat, kann durchaus noch reversiblen Charakter haben.« (Bemerkung S. 67 in 46). Diese Auffassungen wurden anläßlich eines Symposiums (49) bestätigt. Auch unter den Aspekten, daß wir heute verschiedene Formen psychomotorischer Epilepsie kennen und die Zuordnung tiefer bilateraler Läsionen des limbischen Systems zur Klinik noch unklar ist, wird sich an dieser Einschätzung voraussichtlich nichts ändern.

Zusammenfassung

Es gibt keine für Epilepsien typischen Persönlichkeitsstrukturen im Sinne einer im Quer- und vor allem im Längsschnitt gleichermaßen nachweisbaren »Wesensänderung«. Der jeweils behauptete epileptische Wesenswandel kann für die zu differenzierenden Anfallformen nicht eindeutig reproduzierbar definiert, der Begriff »Wesensänderung« demnach auch nicht operational verwendet werden. Heute steht aber fest, daß für die Manifestation bestimmter, gehäuft auftretender (Wesens-)Merkmale bzw. Eigenschaften nur mehrere Faktoren kausal in Frage kommen können. Neben organischen, psychodynamischen und sozialsituativen Ursachen ist ein bedeutsamer Teilfaktor sich ändernden Wesens bei Anfallkranken die rechtzeitige und optimale antiepileptische Langzeitmedikation. Ihr bisher fast unbekannter Stellenwert ist jetzt besser erforscht und gibt einmal mehr Anlaß zu der Annahme, daß es nur epileptisches Funktionieren und Reagieren geben kann.

Literatur

1. Binswanger, O.: Die Epilepsie, 2. Aufl.; Hölder, Wien-Leipzig 1913. – 2. Bräutigam, W.: Zur epileptischen Wesensänderung. Psyche (Stuttgart) 5, 523 (1950/51). – 3. Carl, H.: Vergleichende Untersuchungen mit dem Rorschachschen Deuteversuch zwischen gesunden Athletikern und genuinen Epileptikern mit athletischer Konstitution. Arch. Psychiat. Nervenkr. 183, 302 (1949). – 4. Conrad, K.: Der Erbkreis der Epilepsie. In: G. Just (Hrsg.) Handbuch der Erbbiologie des Menschen, Bd. V/2; Springer, Berlin 1939. – 5. Diehl, L. W.: Psychische Wirkungen von Antiepileptika. In: H. Helmchen, L. Diehl (Hrsg.) Antiepileptische Langzeitmedikation. Bibl. psychiat. 151, 190, Karger, Basel 1975. – 5 a. Diehl, L. u. H. Helmchen: Therapie epileptischer Psychosen und Verstimmungen. In: H. Penin (Hrsg.) Psychische Störungen bei Epilepsie. Schattauer, Stuttgart/New York 1973. – 6. Diehl, L. W.: Treatment of Complicated Epilepsies in Adults. Bibl. psychiat. 157, Karger, Basel 1978. – 6 a. Freudenberg, D.: Leistungs- und Verhaltensstörungen bei kindlichen Epilepsien. Karger, Basel 1968. – 7. Friedel, B.: Epilepsien. In: Ch. Müller (Hrsg.) Lexikon der Psychiatrie. Springer, Berlin/Heidelberg/New York 1973. – 8. Ganner, H.: Zur Frage der Wesensänderung bei Epilepsie. Wien. Klin. Wschr. 80, 357 (1968). – 9. Gastaut, H., G. Morin et N. Lesevre: Etude du comportement des epileptiques psychomoteurs dans l'intervalle de leurs crises. Ann. med.-psychol. 113, 1 (1955). – 10. Gastaut, H.: Wörterbuch der Epilepsie. Hippokrates Verlag GmbH, Stuttgart 1976. – 11. Gibbs, F. A., G. M. Everett and R. K. Richards: Phenurone in epilepsy. Dis. nerv. Syst. 10, 47 (1949). – 12. Gibbs, F. A., E. L. Gibbs and B. Fuster: Psychomotor Epilepsy. Arch. Neurol. Psychiat. (Chicago) 60, 331 (1948). – 13. Hallen, O.: Die Psychiatrie der Oral-Petit-mal-Epilepsie. Psychiat. et Neurol. (Basel) 134, 43 (1957). – 14. Hedenström, I. v.: Bedeutung der Wesensveränderung für die Diagnose der kryptogenetischen und symptomatischen Epilepsie. Arch. Psychiat. Nervenkr. 206, 599 (1965). – 15. Helmchen, H.: Beitrag zur konstitutionellen Differenzierung im Bereich genuiner Epilepsien. Dtsch. Z. Nervenheilk. 178, 541 (1958). – 16. Helmchen, H.: Zerebrale Bedingungskonstellationen psychopathologischer Syndrome bei Epileptikern. In: H. Helmchen, H. Hippius (Hrsg.) Entwicklungstendenzen biologischer Psychiatrie. Thieme, Stuttgart 1975. – 16 a. Helmchen, H., J. Herha: Ein psychiatrisch-methodologischer Beitrag zur Frage epilepsiebedingter Hirnschäden. In: Doose, H., G. Gross-Selbeck (Hrsg.): Epilepsie 1978. Thieme,

Stuttgart 1979. – 17. Horstmann, P. und R. Michaelis: Zur Diagnose der epileptischen Wesensänderung. Lebensversicherungsmedizin 27, 77 (1975). – 18. Huber, G. und H. Penin: Psychische Dauerveränderungen und Persönlichkeit der Epileptiker. In: K. P. Kisker, J.-E. Meyer, M. Müller, E. Strömgren (Hrsg.) Psychiatrie der Gegenw. Bd. II/2, 2. Aufl.; Springer, Berlin/Heidelberg/New York 1972. – 19. Janz, D.: Die Epilepsien. Spezielle Pathologie und Therapie. Thieme, Stuttgart 1969. – 19 a. Janz, D.: Zur Abgrenzung verschiedener Psychosyndrome bei Epilepsie. Hippokrates 11, 402 (1968). – 20. Kraepelin, E.: Psychiatrie. 8. Aufl., Bd. 3; J. A. Barth, Leipzig 1913. – 21. Kretschmer, E.: Körperbau und Charakter. Springer, Berlin 1931. – 22. Krischek, J.: Iktaffine Konstitution und symptomatische Epilepsie. Med. Klin. 51, 2205 (1956). – 23. Landolt, H.: Die Temporallappenepilepsie und ihre Psychopathologie. Karger, Basel 1960. – 24. Lange, E., und H. Mucha: Die »epileptische Wesensänderung«. Zeitschr. f. d. ges. Nervenheilk. u. Psychotherapie 8, 433 (1972). – 25. Leder, A.: Zur Psychopathologie der Schlaf- und Aufwach-Epilepsie (eine psychodiagnostische Untersuchung). Nervenarzt 38, 434 (1967). – 26. Lempp, R.: Psychische Veränderungen bei Epilepsie im Kindesalter. In: H. Penin (Hrsg.) Psychische Störungen bei Epilepsie. Schattauer, Stuttgart/New York 1973. – 27. Mauz, F.: Die Veranlagung zu Krampfanfällen. Thieme, Leipzig 1937. – 28. Meyer-Mickeleit, R. W.: Die Dämmerattacken als charakteristischer Anfallstyp der temporalen Epilepsie (psychomotorische Anfälle, Äquivalente, Automatismen). Nervenarzt 24, 331 (1953). – 29. Pernstich, G.: Über die epileptische Wesensänderung. Wien. klin. Wschr. 69, 700 (1957). – 30. Peters, U. H.: Das pseudopsychopathische Affektsyndrom der Temporallappenepileptiker. Nervenarzt 40, 75 (1969). – 31. Peters, U. H.: Zur Psyche des Epileptikers im Erwachsenenalter. In: H. Penin (Hrsg.) Psychische Störungen bei Epilepsie. Schattauer, Stuttgart/New York 1973. – 32. Peters, U. H.: Wörterbuch der Psychiatrie und medizinischen Psychologie. Urban u. Schwarzenberg, München/Wien/Baltimore 1977. – 33. Remschmidt, H.: Experimentelle Untersuchungen zur sogenannten Wesensänderung. Fortschr. Neurol. Psychiat. 38, 524 (1970). – 33 a. Sauter, R., U. Zöllner: Die Behandlung psychischer Störungen bei Anfallkranken. Der Praktische Arzt, Österr. Monatsschr. f. Allgemeinmed. 382 (1978), 1713–1720. – 34. Scholz, W.: Die Krampfschädigung des Gehirns. Springer, Berlin/Göttingen/Heidelberg 1951. – 35. Schorsch, G.: Zur epileptischen Wesensänderung. Nervenarzt 40, 521 (1969). – 36. Schulte, W.: Epilepsie in der Sicht des Patienten. Nervenarzt 38, 296 (1967). – 37. Selbach, H.: Die zerebralen Anfallsleiden. In: Hdbch. d. inn. Med. u. Neurol., 4. Aufl., Bd. V/3; Springer, Berlin/Göttingen/Heidelberg 1953. – 38. Selbach, H., H. Helmchen und H. Künkel: Die Epilepsie: Pathophysiologie, Klinik und Therapie. In: Cobert, R., K. Gutzeit, H. E. Bock, F. Hartmann (Hrsg.) Klinik der Gegenw., Bd. V; Urban u. Schwarzenberg, München/Berlin 1965. – 38 a. Simma, K.: Läsionen des Temporallappens und epileptische Wesensveränderung. Schweiz. Arch. Neurol. Neurochir. Psychiat. 76, 380 (1955). – 39. Skalweit, W.: Konstitution und Krankheit bei der genuinen Epilepsie. Nervenarzt 22, 288 (1951). – 40. Smits, H.: Bei Epilepsie gibt's nur ein Urteil: Lebenslänglich. Vortrag auf dem 7. Internationalen Symposium über Epilepsie; Juni 1975 Berlin. – 41. Stauder, K. H.: Epilepsie und Schläfenlappen. Arch. Psychiat. Nervenkrankh. 104, 181 (1936). – 42. Stauder, K. H.: Konstitution und Wesensänderung. Georg Thieme, Leipzig 1938. – 43. Tellenbach, H.: Epilepsie als Anfallsleiden und als Psychose. Über alternative Psychosen paranoider Prägung bei »forcierter Normalisierung« (Landolt) des Elektroencephalogramms Epileptischer. Nervenarzt *36,* 190 (1965). – 44. Werbenjak, E. und H. Strotzka: Die Mutter des epileptischen Kindes. Wien. Z. Nervenheilk. 4, 375 (1953). – 45. Westphal, K.: Körperbau und Charakter der Epileptiker. Nervenarzt 4, 96 (1931). – 46. Wolf, P. und G.-K. Köhler: Psychopathologische und pathogenetische Probleme psychotischer Syndrome bei Epilepsie. Hans Huber, Bern 1980. – 47. Demuth, W.: Persönlichkeitseigenschaften von Epileptikern. Psycho (Neurol. Psychiat.) *5,* 271 (1979). – 48. Helmchen, H.: Psychiatrische Prognose bei Epilepsien. Schweiz. Arch. Neurol., Neurochir., Psychiat. *124,* 71 (1979). – 49. Herha, J.: Gibt es eine »epileptische Wesensänderung«? DBÄ *5,* 306 (1979). – 50. Meencke, H.-J.: Führen epileptische Anfälle zu Hirnschäden? DBÄ *5,* 310 (1979).

Epileptische Verstimmungen und Dämmerzustände – Differentialdiagnose und forensische Relevanz (§ 63 StGB)

Nach Witter und nach dem jetzigen Wissensstand entspricht die Kriminalitätsbelastung der Anfallkranken ungefähr ihrem Bevölkerungsanteil; dies schließt freilich nicht aus, daß unter den Delikten, die von Patienten mit Epilepsie begangen werden, ein relativ hoher Anteil von Gewalttätern zu finden ist (20). Bereits vor vielen Jahren erkannte Gruhle (5, 6) als Risikofaktoren für solche Gewalttätigkeiten bei Epileptikern drei Komplikationsformen der Krankheit: a) die epileptische Verstimmung, b) den pathologischen Rausch und c) den epileptischen Dämmerzustand. Allen drei Störungen gemeinsam sei »eine deutliche, vom Dauerzustand abgehobene gemütliche Mißstimmung und die aus körperlichen Ursachen hervorgehende, also motivlose Entstehung.« Wesentlich sei außerdem der sthenische Affekt des Epileptikers, »... d. h. ein zur Entladung nach außen hin drängender Verstimmungszustand«, wie dies gelegentlich im alternierenden Bewußtsein vorkomme. Wyss (23) schrieb vor über zehn Jahren, daß Gruhles lapidare Feststellung Schule mache, die Kriminalität der Epileptiker sei vorwiegend eine Affekt- und Alkoholkriminalität. Er verwies auf »differenziertere Anschauungen in neuerer Zeit«, z. B. durch Wyrsch (22) und Schulte (17). Wie widersprüchlich und unzulänglich erforscht sich das weite Feld der forensischen Psychiatrie der Epilepsie darstellt, mag schon aus folgenden Anmerkungen hervorgehen: Scrinzi (18) meint: »Schulte zeigt, daß die kriminellen Entgleisungen sich *weitgehend* (!) mit den sogenannten Affekt- und Alkoholverbrechen decken. Diese Auffassung wird auch von kriminologischer Seite bestätigt«; in der Tat äußerte Schulte (17) unabhängig davon, daß »heutzutage der Kreis von krankhaften Störungen, die der Epilepsie zugehören, doch größer gezogen werden muß« (z. B. kriminogene psychomotorische Anfälle, Anm. d. Verf.) und daß »auch außerhalb von Dämmerzustand und höhergradiger Demenz der Epileptiker gefährdet und u. U. in seiner Verantwortlichkeit eingeengt ist: die *gelegentliche* (!) Gefährlichkeit des Epileptikers wird durch Affekt- und Alkoholkriminalität unter Beweis gestellt.«

Zuzustimmen ist der Bemerkung (2), daß »Gruhles noch eindeutig vom Trugschluß Jaspers' geprägtes Denken ›verständlich‹ gleichgesetzt mit psychisch bedingt, ›unverständlich‹ gleichgesetzt mit organisch verursacht, heute sicher einer grundsätzlichen Korrektur bedarf; denn

a) psychopathologischen Syndromen können (dieselben?) organische, d. h. basale Störungen – zumindest mit – zugrunde liegen wie der Krankheit Epilepsie: Dafür sprechen die durch verfehlte Reaktionen der Umwelt

mitbedingten Verstimmungen oder der »psychogene« Affekt (Scrinzi), der Anfallsymptom oder Äquivalent (= quantitativ unterschiedliches affektives Außersichgeraten) sein kann;
b) es ist darüber hinaus schwierig, »bei psychomotorischen Anfällen zu entscheiden, was echter Anfall ist und in welcher Form das Anfallsleiden eingesetzt wird, um ungesetzliche Handlungen zu begehen« (15). Außerordentlich schwer ist auch die Frage zu beantworten, ob die organisch unterlegte, oft dezente postparoxysmale Verschiebung der Stimmungs- und Bewußtseinslage bei psychomotorischer Epilepsie (= Dämmerattacken) – die auch Anlaß zu sexuellen Vergehen sein kann – deliktisch realisiert wird. *Bei verändertem Bewußtsein* kommt es auf das *situationsabhängige Tatmotiv* an (19). Dabei wird auch festzustellen sein, ob eine Amnesie für den Tathergang oder eine wahnhafte Umdeutung des Umfeldes vorlag;
c) die – umstrittene – These Kleists, daß für den pathologischen Rausch eine individuelle Disposition Voraussetzung sei, ist hier ebenso zu nennen. Bei diesem läge es wegen seines Anfallcharakters nahe, an einen epileptischen Dämmerzustand zu denken (15). Er komme bei Psychopathie, Schwachsinn, chronischem Alkoholismus und Epilepsie vor.

Nach Kryspin-Exner (8) »ist charakteristisch für den pathologischen Rausch, der eine qualitative und quantitative Abweichung von der einfachen Reaktion auf den Alkoholeffekt darstellt, die schlagartig einsetzende hochgradige vitale Erregung mit ungerichteten Bildern von Angriffs-, Abwehr- oder Fluchtverhalten und der Neigung zu schwersten Gewalttaten ... Es handelt sich um einen, sei es aufgrund einer epileptischen Disposition, sei es aus anderen Ursachen heraus entstandenen Dämmerzustand unter Alkoholeinwirkung.
Zu erwähnen wäre hier auch der pathologisch »gefärbte« Rausch. Dieser nimmt besonderen Bezug auf die Entscheidungs- bzw. Zurechnungsfähigkeit. Bei ihm besteht z. B. keine totale Situationsverkennung, keine völlig aufgehobene Entscheidungsfähigkeit. Verdeckungsmaßnahmen nach der Tat sind eher möglich, da »die Beendigung der Erschlaffung« (schwere Erschöpfung mit Affekt- oder Vitalitätsverlust) früher eintritt (13).
d) Angemerkt sei, daß psychogene (hysterische) »bewußtseinsnahe« Dämmerzustände isoliert, alternierend oder kombiniert mit organisch-epileptischen Dämmerzuständen auftreten oder diese ausformen können.

Im Rahmen epileptischer Dämmerzustände muß nun die (organisch) eingetrübte oder – besser – »die veränderte« Bewußtseinslage (ein z. B. eingeengtes Bewußtseinsfeld) keineswegs immer erkennbar sein, vielmehr können zahlreiche geordnete Handlungsabläufe bzw. -fragmente registriert werden, bis die eingeschränkte Handlungsfähigkeit an der Hürde einer neuartigen und nicht zu bewältigenden Situation zusammenbricht. Eingebettet in solche sogenannten »besonnenen« Dämmerzustände können die verschiedensten Fehlhandlungen sein, durch die mitunter kriminelle Tatbestände erfüllt werden (19).

Nach Langelüddeke (11) und Wyrsch (22) sind epileptische Dämmerzustände, aber auch Verstimmungen, nicht selten Ursache schwerer Gewalttaten. Nach Lennox (12), der ca. 5000 vermutlich wenig selektierte Patienten mit verschiedenen Anfalltypen u. a. auf kriminelle Handlungsweisen untersuchte, sind aber schwere Verletzungen und Tötungsdelikte selbst bei perioder postparoxysmalen Bewußtseinsveränderungen nicht zu registrieren gewesen. Witter (20) hat in 20jähriger psychiatrischer Gerichtspraxis sehr viele Gewaltdelikte beurteilt; in wenigen Fällen waren die Täter auch Anfallkranke, aber in keinem einzigen Fall habe es sich um einen Dämmerzustand gehandelt. Auch eine Diskussion zu dieser Problematik in jüngster Zeit weist ganz in die eben skizzierte Richtung (Lungershausen in 21, S. 72–73). Böker und Häfner stellten fest, daß die wegen ihrer Gefährlichkeit berüchtigten gereizten Dämmerzustände weniger schwerwiegende Folgen haben, wenn die Bewußtseinsstörung höhere Grade erreicht. Auch Epilepsien sind nur in Kombination mit anderen, sehr schwerwiegenden Faktoren und bei Bestehen einer spezifisch zum aggressiven Verhalten disponierenden Charakterstruktur mit einem erheblich erhöhten Gewaltrisiko verbunden (2).

Folgender, dem Jahresbericht eines Bezirkskrankenhauses entnommener und in mehrfacher Hinsicht bemerkenswerter Fall dürfte heutzutage eine Rarität darstellen: »In einem epileptischen Dämmerzustand wurde ein Kranker (Haus 11), der sich ein ca. 30 cm langes Messer verschafft hatte, so aggressiv und drohend, daß es dem Personal ohne Gefahr für Leib und Leben nicht mehr möglich war, ihm die Waffe zu entreißen. Die Situation spitzte sich so zu, daß die zur Hilfe gerufene Polizei aus Plattling von der Schußwaffe Gebrauch machen mußte und den Patienten durch einen Schuß am Unterschenkel verletzte.« (24)

Von erhöhter forensischer Bedeutung sind für Witter dagegen »leichtere« psychopathologische Störungen, nämlich Verstimmungszustände und »Wesensänderungen«; letztere sind auch besonders für Schulte und Wyss von (erheblicher) forensischer Relevanz und erfordern – nach Witter – eine individualisierende Betrachtung des Einzelfalles. Es wird die Auffassung vertreten, daß die Applikation moderner Medikamente einen Zuwachs an forensischen Problemen gebracht habe und anhand kasuistischer Evidenz erläutert, daß manchmal statt »kriminogener Verstimmungszustände« vermehrt Anfälle in Kauf genommen werden müßten (20).

Diese Hypothese darf jedoch bezweifelt werden, da sich nach unseren Befunden Verstimmungen und »Wesensänderungen« bei Anfallreduzierung oder sogar Anfallkontrolle unter einer serumwertgesteuerten Therapie zurückbildeten (3).

Untersuchungen von Ritzel und Ritter (16) im Rahmen einer Zensusuntersuchung an 546 Anfallkranken haben ergeben, daß die Delinquenz einer Gruppe Kranker a) mit »Wesensänderungen«, b) mit Verstimmungen, c) mit neurotischen Verhaltensstörungen sowie d) mit Alkoholmißbrauch um das Eineinhalbfache über dem Bevölkerungsdurchschnitt liegt. Dagegen gibt es offenbar keine spezifische Delinquenz bei Anfallkranken und (Peters und Ford-Läufer [14]) keine erhöhte Delinquenzrate bei z. B. »pseudopsychopathischen« Kranken mit psychomotorischer Epilepsie.

In erster Linie sind es die präparoxysmalen dysphorischen Verstimmungszustände (weniger die postparoxysmalen, bei denen es sich ja in aller Regel um Dämmerzustände handelt), die einem Anfall stunden-, ja tagelang vorausgehen und von erheblicher forensischer Bedeutung sein können. Auch wenn sie wahnhaft ausgestaltet sind, unterscheiden sie sich nicht nur graduell – wie Janz (7) behauptete – von produktiv-psychotischen Episoden, sondern vor allem inhaltlich und bezüglich ihrer Extensität. Gerade schizophrenieähnliche epileptische Psychosen mit oft ängstlicher Verstimmung, dem Gefühl des Bedrohtseins und entsprechend anzutreffender Rückzugstendenz verhindern im Gegensatz zu Verstimmungen »gefährliche Weiterungen« (19).

Alkoholkonsum kann das Auftreten einer präparoxysmalen Verstimmung in Verbindung mit einer alkoholtoxischen Bewußtseinsstörung provozieren oder akzentuieren. Dann können – nach Intensität und Extensität unterschiedlich – psychische Störungen resultieren bis hin zum pathologischen oder pathologisch »gefärbten« Rausch (die oben beschrieben wurden). Bei postparoxysmalen Verstimmungszuständen wird man in erster Linie an Dämmerzustände, z. B. im Rahmen einer Reorientierungsphase nach einem psychomotorischen Anfall, aber auch an Dämmerzustände, die im Rahmen von Anfallserien auftreten können oder aber an »freistehende« (autochthone) bzw. (meist medikamentös bedingte) Intoxikationssyndrome denken müssen. Für das Zustandekommen aggressiver Straftaten ist die »Überformung« der gereizt-dysphorischen Verstimmung durch eine dezente Beeinträchtigung der Bewußtseinslage bzw. der »Besinnung« (Störring), schließlich körperliche Mißbefindlichkeiten durch Kopfschmerzen, Zungenbiß usw. mitunter maßgeblich. Die solchen Straftaten meist zugrunde liegenden Haß- oder Vergeltungsregungen (auch Selbstbestrafungstendenzen) sind häufig schon langfristig vorhanden und kennzeichnen die Straftat bei vordergründiger Betrachtung zunächst als »normal psychologisch« motiviert.

Im EEG läßt sich bei psychotischen Episoden bzw. epileptischen Verstimmungen eine Abnahme »dysmorpher« Veränderungen nachweisen, wobei dysmorph wie folgt definiert wird: »Der strukturelle Zusammenhang der Aktivitätsmuster ist mehr oder minder tiefgreifend gestört.« Dies kann auf eine generelle Beeinträchtigung der an der Regulierung des Vigilanzniveaus beteiligten Funktionen hinweisen (1). Dabei kann es – z. B. bei Verstimmungen – zu Frequenzbeschleunigungen und weitgehender Eliminierung steiler Potentiale kommen. Diese Befunde sind also eher in Richtung einer »forcierten Normalisierung« (10) zu deuten. Bei Dämmerzuständen werden dagegen eher entgegengesetzte kortikale Aktivitätsmuster registriert.

Für Intervalltaten sind »mitunter auch reine soziale Deformationen in Verbindung mit neurotischen Entwicklungen aufgrund krankheitsbedingter Restriktion, sozialer Diskriminierungstendenzen, beruflichem Abstieg oder fortgesetzter sexueller Abweisungen verantwortlich zu machen: Es ist u. U. außerordentlich schwierig, wenn nicht unmöglich, organische von sozialen Deformationssyndromen exakt zu trennen. Entscheidend für die Beurteilung von Straftaten im Anfallintervall ist also neben dem feststellbaren Grad der intellektuellen und charakterlichen Deformierung auch der spezifische Standort des Deliktes innerhalb des Krankheitsrhythmus im Zusammenhang mit den spezifischen, situativen Konstellationen für die Täterpersönlichkeit.

Böker und Häfner (2) faßten bei 29 Patienten mit Epilepsie die Indikatoren im Bereich von Familie, Persönlichkeit und sozialer Situation zusammen, die mit einiger Wahrscheinlichkeit ein erhöhtes Gewalttatenrisiko anzeigen. Es ergibt sich:

. . . »dissoziale Persönlichkeitszüge beim Täter« finden sich »kaum bei hirnatrophischen und epileptischen Tätern«,

... »offene Aggressivität, vor allem Aggressionsdelikte in der Vorgeschichte« finden sich »in erster Linie bei Epileptikern, Schwachsinnigen, Späthirngeschädigten und chronischen Alkoholikern«,

... »spannungs- und konfliktreiche Beziehungen zu Ehe- und Intimpartnern finden sich vor allem bei Schizophrenen, aber auch bei Alkoholikern, Epileptikern, Späthirngeschädigten und Kranken mit Hirnabbauprozessen«,

... »Alkoholismus (und Alkoholkonsum zur Tatzeit!) findet sich in erster Linie bei Epileptikern (und bei allen Formen von Hirnschädigung einschließlich des Schwachsinns)« ...

Als »Vorzeichen der Tat« wurden gefunden:

Sozialer Abstieg oder extrem ungünstige soziale Bedingungen (besonders Beschäftigungslosigkeit und Mangel an familiären oder vergleichbaren Beziehungen). Sie erscheinen allenfalls bei Epileptikern, Schwachsinnigen, Alkoholikern und bei einem Teil der Hirngeschädigten gehäuft, und Alkoholeinfluß zum Zeitpunkt der Tat spielte bei etwa einem Drittel der Epileptiker eine Rolle; der Anteil planender Täter lag (mit acht von 29) bei Epileptikern ausgesprochen niedrig: »Diese Gruppe explosibler Kranker, die ihre Tat unter Einfluß von Alkohol oder Dämmerzustand beging, weist mit jeweils einem Drittel von Tätern, die aus einem Streit heraus oder ohne erkennbaren Anlaß tätlich wurden, die höchste Rate an »planloser« oder Impulsivitätsdelinquenz auf... Impulsivität ist nur durch allgemeine Maßnahmen, beispielsweise die kontinuierliche antiepileptische und sedierende Behandlung eines zur Gewalttätigkeit neigenden Anfallkranken zu verhindern« (2).

Die Provokation aggressiver Affekte durch Streit oder vergleichbare Anlässe sei als Auslösefaktor nur bei Anfallkranken, Schwachsinnigen und Hirngeschädigten von sicher wesentlicher Bedeutung. Oft erfolge dabei der Affektausbruch in unmittelbarem zeitlichem Zusammenhang mit den determinierenden Tatumständen (2).

Für ein brauchbares gerichtliches Gutachten müssen die besonderen objektiven und subjektiven Umstände des Delikts im Einzelfall untersucht werden. Bei straffälligen Anfallkranken, bei denen sich auch nur der Verdacht auf dauernde oder transitorische psychiatrische Phänomene ergebe, sei die Frage der strafrechtlichen Verantwortlichkeit sorgfältig zu überprüfen. Angemerkt wird außerdem, daß »ein Überblick über die einschlägige Literatur einen erstaunlichen Mangel an präzisen Vorschlägen und Richtlinien zur Beurteilung der strafrechtlichen Verantwortlichkeit von Anfallkranken zeigt« (19). Anfallsleiden werde in foro nur eine geringe Bedeutung zugemessen (16) und auch infolge von Dissimulation, Verleugnung aber auch von Unkenntnis würden Epilepsie-Diagnosen nicht gestellt (Peters und Gross).

Da zudem epileptische Dämmer- und Verstimmungszustände in ihrer Wertigkeit oft nicht richtig eingeschätzt werden, scheint es uns sinnvoll, über drei Epileptiker (zwei Männer, eine Frau) zu berichten, die schuldunfähig (§ 20 StGB) nach § 63 StGB im Bezirkskrankenhaus Kaufbeuren untergebracht waren. Damals handelte es sich bei 41 nach § 63 untergebrachten psychisch kranken Rechtsbrechern um vier Kranke mit Epilepsie, also 10% dieses speziellen Klientels.

§ 63 des Strafgesetzbuches bestimmt: Hat jemand eine rechtswidrige Tat im Zustand der Schuldunfähigkeit (§ 20) oder der verminderten Schuldfähigkeit (§ 21) begangen, so ordnet das Gericht die Unterbringung in einem psychiatrischen Krankenhaus an, wenn die Gesamtwürdigung des Täters und seiner Tat ergibt, daß von ihm infolge seines Zustandes erhebliche rechtswidrige Taten zu erwarten sind und er deshalb für die Allgemeinheit gefährlich ist (9).

Von Interesse scheint uns die Deskription dieser Patienten auch im Hinblick auf die Frage, ob forensische Probleme bei Kranken mit Epilepsie unter einer exakt kontrollierten, antiepileptischen (Langzeit-)Medikation, aber auch z. B. unter einer Soziotherapie, von besonderer Relevanz sind und wie speziell unter diesen Aspekten die jeweilige Prognose in einem psychiatrischen Landeskrankenhaus zu stellen ist.

Wirksamkeit epileptischer Dämmer- und Verstimmungszustände

Fall 1

U. H., geboren 18. 12. 1951. 1. Klinikaufenthalt: 27. 8. 1971 bis 5. 11. 1971. 2. Klinikaufenthalt: 30. 5. 1974 bis 11. 9. 1974. 3. Klinikaufenthalt: ab 18. 3. 1975.

Fam.-Anamnese: Keine Nerven-, Geistes- oder Gemütskrankheiten bekannt.

Eigenanamnese: Normale Geburt und frühkindliche Entwicklung.
Kleinkindalter unaufällig.

Normale Einschulung. Volksschule zwar glatt durchlaufen, jedoch als Epileptiker sowohl von Lehrern als auch von Mitschülern abgelehnt. Frühzeitige Enttäuschung durch »zwei Freundinnen«. Die Verbindung zur Mutter, die H. (bei ambivalenter Einstellung) stets mehr ablehnte, wurde mit 19 Jahren abgebrochen. Den Stiefvater empfand er in seiner Erziehung als ungerecht. Abbruch einer Malerlehre, kurze Zeit als Gärtner tätig. Zwei Jahre Gelegenheitsarbeiten, vorzeitige Entlassung aus der Bundeswehr wegen Verheimlichung des Anfallsleidens. Dann beim Zirkus und in einem Hotel als Hilfsarbeiter.

Zur speziellen Anamnese: 1966 (seit 15. Lebensjahr) »genuine Epilepsie« in einem Kreiskrankenhaus diagnostiziert.

1968 Universitätsklinik: Aufnahme wegen »großer und kleiner Anfälle« (»Absencen«). Im EEG: »Verdacht auf Krampffokus links temporo-parietal«. PEG: Leichte Ventrikelasymmetrie. Medikation: 3 × Valium 2 mg, 1 Tbl. Zentronal.

1968 bis 1970 wegen überwiegend großer Anfälle (durchschnittlich 20 pro Jahr) aber auch »kleinerer, mit Kopfdreh- und Klopfbewegungen« (jährlich ca. 40 dieser Anfälle), wieder insgesamt viermal im oben genannten Kreiskrankenhaus.

1970 4 Wochen in einem Städtischen Krankenhaus, dort Einstellung auf 2 Tbl. Zentropil.

1971 erstmals im Bezirkskrankenhaus Kaufbeuren. Diagnose: sekundär generalisiertes (diffuses) Grand mal und Epilepsie mit psychomotorischen Anfällen.

Delikte: 1971 Wegen Sittlichkeitsdelikt (versuchte Nötigung) 5 Monate U-Haft; auf eine 7monatige Gefängnisstrafe (mit Bewährung) angerechnet. Keine psychiatrische Untersuchung wegen des – vom Delinquenten angegebenen – Anfallsleidens.

1973 Zweiter Überfall auf ein junges Mädchen. Versuch der sexuellen Nötigung. 6 Monate Gefängnis.

1974 Überfall auf eine 29jährige Frau: »Schwere räuberische Erpressung«. Verurteilung zu 2 Jahren Gefängnis und erstmals Berücksichtigung der Epilepsie (»schwerer epileptischer Verstimmungszustand«). Dekulpation: § 21, partielle Schuldfähigkeit zuerkannt. Unterbringung im Bezirkskrankenhaus Kaufbeuren nach § 63.

1974 entwichen; Diebstahlsdelikt.

1975 (2. 12.): Von der Arbeitstherapie entwichen. Drei Frauen in »räuberischer Absicht« (Geld) überfallen, zwei davon mit Holzscheiten bedroht. Ließ jedoch jeweils sofort von den Opfern ab, als sie erklärten, kein Geld bei sich zu haben. Bedrohte einen Zeugen mit Eisenstange und Erschlagen. Danach Handeln ohne »Besinnung« mit massiver und eingleisiger aggressionsgerichteter Triebentladung gegen Sachen: wahlloses Einschlagen von drei großen Schaufensterscheiben eines Möbelgeschäftes, Abreißen eines Feuerlöschers, dessen Inhalt H. gegen einen Pkw verspritzte. Wartete danach auf Polizei und ließ sich widerstandlos festnehmen.

Gutachten: Früher Milieuschaden und (primäre) neurotische Fehlentwicklung, (sekundär) verstärkt durch verfehlte Reaktion der Umwelt. Zunehmende Reifungsstörung bei infantiler, kaum an die Realität angepaßter Persönlichkeit. Bei völlig unzureichender Medikation zunehmende »Wesensänderung« mit Reizbarkeit und eingeschränktem affektivem Steuerungsvermögen; mangelhaft erlernte Trieb- und Affektkontrolle in Wunsch- und Bedürfnissituationen. Keine Möglichkeit natürlichen Ausdrucks und Ausgleichs von Verärgerung. Infolge geringer Frustrationsbreite (bei nicht erfolgreichem Raub und Gegenwehr) einerseits Affektkumulation und sinnloser Affektdurchbruch gegen die Umwelt, andererseits gegen die eigene Person gerichtete aggressive Impulse im Sinne eines Strafbedürfnisses (Festnahme ohne Widerstand und selbstzugefügte Schnittverletzungen).

Seit 1978 unter Serumkontrolle zunächst optimale Einstellung auf Zentropil und Tegretal, schließlich auf eine Monotherapie mit Zentropil (bei $3^1/_2$ bis 4 Tabl. 10–15 µg/ml). Trainiert auf offener soziotherapeutischer Abteilung affektgesteuertes Verhalten, indem er gelegentlich Ausgang bei Verstimmtheit selbst nicht wahrnimmt und in seinem Zimmer bleibt (»Rückzug in reizarme Umgebung«). Gleichzeitig neben Stärkung von Selbstsicherheit und Selbstkontrolle Aufbau von Kontaktfähigkeit und Versuch einer Berufsförderung und -findung. Rückgang der »Wesensänderung«. Computertomographie: Unauffällig. EEG: Kein Herdbefund, weitgehend unauffällig. Prognose: relativ günstig, obwohl kürzlich ein Reintegrationsversuch in einer Gärtnerei eines kleinen Ortes gescheitert ist.

Fall 2

I. R., geboren 25. 1. 1944. 1. Klinikaufenthalt: 1960 bis 1965. 2. Klinikaufenthalt: 1965 bis 1974. 3. Klinikaufenthalt: Ab Mai 1976.

Fam.-Anamnese: Keine Nerven-, Geistes- oder Gemütskrankheiten bekannt.
Eigenanamnese: Perinatale Schädigung – spastische Hemiparese rechts und verzögerte frühkindliche Entwicklung. Intelligenzmangel. Früh gestörte Mutter-Kind-Beziehung (Vater gefallen). »Man möge sie nicht, weil sie dumm sei und nicht gescheit wie die Stiefschwester.« Kurzer Volksschulbesuch, dann Aufenthalt in Heimen mit Sonderbeschulung. Kurzfristig nach Hause, aber die einesteils ablehnende (Haßgefühl), andererseits überfürsorgliche (Schuldgefühl) Erziehung der Mutter kollidierte mit der ablehnenden, aber auch übermäßige Zuwendung fordernden Haltung von R., die nach Auffassung der Abteilungsärztin eine »psychopathische« Schwester und Mutter hat.
Spezielle Anamnese: (Zahlreiche) große Anfälle seit dem 15. Lebensjahr, seit dem 10. Lebensjahr auch »Absencen«. Die affektiv ständig leichter polarisierbare (einerseits »klebrig«-devot-anhänglich, andererseits reizbar-explosibel-impulsartig und tätlich angreifend) R. wurde 1960 16jährig erstmalig hier aufgenommen. Die Krankengeschichte enthält für die Zeit von 1960 bis 1965 eine Fülle von Begriffen wie »Psychopathie«, »Wesensänderung«, »Demenz«, »Verstimmbarkeit«, »primitive Angstzustände« u. a. m. Therapeutisch wurde entweder inadäquat oder unterdosiert Mylepsinum, (meist 2 × 2 Tabletten), Tegretal (3 × 1), zusätzlich Valium, Melleril, Haldol, Neurocil, Diamox u. a. m. appliziert.
Diagnosen: sekundär generalisiertes (fokales) Grand mal und Epilepsie mit psychomotorischen Anfällen.
In der Zeit von 1965 bis Ende 1973 durchgehend negative Apostrophierungen der Persönlichkeit. Nach einer Strumektomie 1973 dann »schlagartig wie umgewandelt«, wie vermutet wurde infolge Besserung der Hirndurchblutung. Verlegung in ein Heim. Dort machte R. bald »Anspruch auf Sonderbehandlung« geltend; Einträge wie »gemeingefährlich«, »eigensinnig«, »nach Aggressionen Anfälle« u. a. m.; schließlich von seiten des Pflegepersonals »Experiment«: Zusammenleben (2-Bett-Zimmer) mit über 80jähriger, altersdementer, aber »gutmütiger« Heiminsassin (Frau H.). R. behandelte H. »liebevoll wie die eigene Oma«, »habe sie von Beginn an lieb gehabt«, hatte aber »mehr und mehr die Einsamkeit und den Zustand ohne Freiheit satt«; es sei ihr »stinklangweilig«. R. behauptete, H. ließe sich nur bedienen und »bekam langsam die Wut« (hatte aber – für kleine Handreichungen – stets »Dankbarkeit« erhofft).

Delikt: Frau H. bat R. sie zu kämmen. Plötzlich schlug R. abwechselnd mit einer Flasche, mit einem Gehstock zu, trat die am Boden liegende alte Frau buchstäblich zusammen und fügte ihr außerdem Bißverletzungen zu. 17 Kopf- und zahlreiche innere Verletzungen bewirkten den Tod der über 80jährigen Frau. Nachdem sie alle Blutspuren und Tatwerkzeuge (sie konnten auch nach intensiver Suche durch Kriminalpolizei nicht gefunden werden) beseitigt hatte, verständigte R. eine Schwester, saß völlig »apathisch« herum, rauchte eine Zigarette nach der anderen und wartete ruhig auf das Eintreffen der Kriminalpolizei.

Gutachten: Spastische, infantile Zerebralparese, Oligophrenie (Gesamt-IQ 74), früher Milieuschaden, neurotische Fehlentwicklung mit schweren Verhaltensstörungen. Haß-Liebe-Beziehung zur Mutter. R. fühlte sich zeitlebens zurückgesetzt (intelligente, beruflich erfolgreiche Stiefschwester) und »ungeliebt«. Vor einem psychodynamisch und neurosenpsychologisch interpretierbaren Hintergrund lassen sich die mehr bewußtseinsfernen Todeswünsche und die eher bewußtseinsnahen Schuldgefühle der Mutter in der Kindheit annähernd vergleichen mit der Situation der Betreuung der alten Frau – die verbal zumindest – wenig »dankte« aber »forderte«. Unabhängig von einem (von R. behaupteten, aber nicht belegbaren) Anfallgeschehen kam es zu einer Affektkumulation, zu einer schweren Verstimmung, zu einem »psychogenen« Affekt(-Sturm). Aufgestaute Aggressionen eskalierten in höchstens ein bis zwei Tagen in einer einzigen haßerfüllten Richtung. R. war nicht in der Lage, diese Aggressionen abzuleiten. Es kam zu einem durchaus zu motivierenden, situationsgebundenen Tötungsdelikt, für das keine Amnesie, keine wahnhaften Umstrukturierungen oder Diskontinuität z. B. von Sinnzusammenhängen zu ermitteln waren. Nach der Tat blockte R. zunächst alle Explorationsversuche ab, »fühlte sich eigentlich nicht wohler«, konnte sich später aber an Details des Tatherganges erinnern, ohne z. B. preiszugeben, wo sie die Tatwerkzeuge versteckt hatte. Ein Dämmerzustand mußte nach allem in foro ausgeschlossen werden; R. erhielt bei Anwendung des § 21 StGB 3 Jahre Gefängnis und wurde gemäß § 63 StGB untergebracht. Inzwischen ist unter einer kombinierten (an Serumwerten kontrollierten) optimalen Therapie mit Tegretal und Zentropil die Verstimmbarkeit zurückgegangen. Sowohl »Wesensänderung«, als auch Demenz sind weniger ausgeprägt. Auch die Anfallfrequenz ist reduziert. Im übrigen haben sich die zuletzt abgeleiteten EEG-Befunde gebessert. Im kranialen Computertomogramm: 3. und 4. Ventrikel normal weit. Asymmetrie der Seitenventrikel (linksseitige Erweiterung bei entsprechend verminderter Gehirnmasse). Prognose: Im Hinblick auf eine erneute Heimunterbringung eher günstig.

Fall 3

K.-L. Ra., geboren 26. 4. 1944. 1. Klinikaufenthalt: Januar 1975 bis März 1975. 2. Klinikaufenthalt: Juni 1978 bis Juli 1978. 3. Klinikaufenthalt: ab Dezember 1978.

Fam.-Anamnese: Keine Nerven-, Geistes- oder Gemütskrankheiten bekannt.

Eigenanamnese: Normale Geburt und frühkindliche Entwicklung. Acht Klassen Volksschule, drei Jahre Berufsschule, keinen Beruf erlernt. Die Eltern seien »wenig gut« gewesen; »harte« Erziehung mit »wenig Freude«, kaum mit Gleichaltrigen gespielt, mußte der Mutter früh helfen. Liebte die Mutter dennoch »mehr als den Vater«. Ra. lebte später zurückgezogen, hatte kaum Freunde, heiratete 1974 eine 68jährige (!) Frau, mit der er sich »gut versteht«.

Spezielle Anamnese: 1960 (mit 16 Jahren) erstmals nächtliche (seltene) Grand-mal- und bald darauf »gelegentliche« (nach der Schilderung eindeutige) psychomotorische Anfälle. Im EEG 1962: »Abnorme temporale Dysrhythmie rechts«.

Delikt: 1968 erste Begutachtung wegen »schwerer Raubüberfälle« (bzw. einem versuchten schweren Raub) mit Vergehen der gefährlichen Körperverletzung. Außerdem einfacher Raub mit Vergehen der Körperverletzung. Gesamtstrafe von 6 Jahren Gefängnis. Die Verbrechen führte Ra. selbst jeweils auf Alkoholgenuß zurück (0,9 Promille, 1,2 Promille, 0,9 Promille Blutalkoholkonzentration). Ra. erhielt Bewährungszeit für seine Straftaten ab 1972.

Der auswärtige Gutachter diskutierte 1968 eine »soziopathische« Persönlichkeit, »antisoziales« Verhalten, »pseudopsychopathische« Züge eines Temporallappenepileptikers, hielt aber »die Zusammenhänge zwischen Epilepsie und dissozialem Verhalten nicht für eindeutig zwingend.« Die Taten seien bei nicht eingetrübtem Bewußtsein, nicht im Rahmen von Dämmerattacken oder Dämmerzuständen begangen worden, es habe keine Amnesie bestanden, das strafbare Verhalten sei folgerichtig und nicht persönlichkeitsfremd gewesen. Aber: »Die Epilepsie ist ein psychoorganisches Leiden, bei dem man diskrete psychische Leistungsstörungen (!) voraussetzen muß, auch wenn diese im neurologischen, psychischen und enzephalographischen Befund nicht manifest sind.« Es bestehe dazu ein Milieuschaden. Die Einsichtsfähigkeit in das Strafbare seiner Tat sei erheblich vermindert (§ 51, 2 StGB zuerkannt). Ra. wurde als »vielleicht etwas verlangsamt und umständlich« bezeichnet, eine Wesensänderung geschweige Demenz liege jedoch nicht vor.

1974 Trunkenheitsfahrt (»relative Fahruntauglichkeit bei 1 Promille nach Genuß von sieben Halben Bier«). 9 Monate Haft.

1975 »Bot hier die typische Wesensänderung des Epileptikers«. Außerdem besteht ein chronischer Alkoholmißbrauch seit 1973. Vergehen des Diebstahls. Medikation: Valium, 2 Tabl. Zentropil und 2 Tabl. Mylepsinum.

1978 (Polizeibericht): 1 Ladendiebstahl, Diebstahl von ausgestopften Tieren in einem Gasthaus (nach Konsum von 2 Halben Bier und 2 Underberg). Ra. versteckte die Tiere unter seiner (sich dadurch stark vorwölbenden) Jacke und unter dem Vordersitz seines Busplatzes. Wenig später Bedrohung von Polizeibeamten mit Grasschere bei 0,8 Promille Blutalkoholkonzentration und nach Genuß von 5 Halben Bier (»R. sei unter Alkohol zu allem fähig«). (Blutiges) Handgemenge mit Polizei; wehrte sich gegen Blutentnahme, »da er ja kein Fahrzeug führe.«
Angaben der Ehefrau: »Er mache Feuerzeug ständig an und aus, klopfe kniend auf das Bett. Eher Auftreten großer Anfälle nachts (2 bis 3 pro Monat), gelegentlich »tagsüber Zustände, bei denen er dann alles umeinanderpacke.« 2 bis 3 Halbe Bier täglich, »die er nicht gut vertrage.«

Gutachten: Zum Zeitpunkt der Straftaten schwerer Verstimmungszustand in Verbindung mit einer alkoholtoxischen Bewußtseinstrübung. Die schwere Erregung, teilweise Desorientiertheit, die partielle Verkennung der Situation bei noch möglicher Kontaktaufnahme aber mindestens zweimaligem Filmriß könnte aber auch auf einen pathologisch »gefärbten« Rausch hindeuten. Jedoch ist zu berücksichtigen, daß zwar seit 1973 ein chronischer Alkoholmißbrauch besteht, aber Gewalttaten unter Alkoholeinwirkung bereits 1968 begangen wurden, ohne daß ein pathologischer Rausch vom Gutachter diskutiert worden wäre. Offensichtlich wurden Handlungen mit mehrheitlich sinnlosem, aggressiv-impulsivem, zumindest teilweise persönlichkeitsfremdem Charakter durchgeführt. Bei »affektbesetzten« Entgleisungen wurde eine »summarisch vorhandene Erinnerung« (einzelner Erinnerungsbruchstücke) für die Taten konstatiert. Als Tierliebhaber realisierte Ra. unbewußt vorhandene Besitzwünsche unter dem enthemmenden Einfluß (relativ kleiner) Alkoholmengen. Bekannt ist, daß nicht ganz persönlichkeitsfremde Handlungen bei pathologisch »gefärbten« Räuschen (= eventuell ausgehend von einer präparoxysmalen Verstimmung in Verbindung mit einer alkoholtoxischen Bewußtseinstrübung) auch dadurch vorgenommen werden, daß Wunschdenken – im Zuge von Erlebnissen – bewußtseinsnah aktualisiert und als triebhaft besetzter Komplex von den übrigen Denkinhalten abgespalten und (rücksichtslos) in (delinquente) Handlungen umgesetzt wird. Aggressionshandlungen zentrierten sich sinnlos und in einer haßerfüllten Triebrichtung »gegen alles was sich in den Weg stellte.« Typisch ist für den pathologischen bzw. für den pathologisch »gefärbten« Rausch (auch bei Ra.), daß nur geringe – eher gar keine – Schutzvorkehrungen gegen Entdeckung getroffen werden. Instinktive Verhaltensweisen – wie z. B. Flucht im Verkehr – sind aber möglich. Ra. hatte a) nicht die notwendige Einsicht in die Schwere der Straftaten, b) Merkmale einer möglicherweise vorliegenden »leichten Wesensänderung«, c) eingeschränkte Entscheidungs- und affektive Steuerungsfähigkeit bei Alkoholintoleranz. In der Hauptverhandlung wurde die Anwendbarkeit des § 63 StGB bejaht.

Prognose: Günstig bei optimaler medikamentöser Einstellung, Anfallfreiheit und Verzicht auf Alkohol.
Eine »Wesensänderung« ist jetzt kaum mehr nachweisbar. Kraniales Computertomogramm unauffällig. EEG: lediglich dezenter Herdhinweis rechts.

Beurteilung

Nach umfangreichen Untersuchungen steht fest, daß die Kriminalitätsbelastung Anfallkranker ungefähr ihrem Bevölkerungsanteil entspricht. Grundsätzlich werden Gewalttaten von dieser Patientengruppe ohne Rücksicht auf den Anfalltyp keineswegs häufiger verübt, als von einer vergleichbaren Gruppe »Gesunder«. Es gibt in der Literatur Hinweise dafür, daß eine Reihe von Faktoren wie »Wesensänderungen« und damit verbundene eventuell dispositionelle reizbare Verstimmbarkeit, neurotische Fehlentwicklungen und -haltungen, zerebrale Läsionen und Alkoholabusus, als Risikofaktoren für Gewalttaten anzusehen sind. Nach neuerem Schrifttum sind es außer den genannten, die Gewaltdelinquenz determinierenden Charakteristika, *überwiegend »leichtere«* psychopathologische Syndrome, die von besonderer forensischer Relevanz sind und die erst ein situationsabhängiges Tatmotiv bei verändertem Bewußtseinsfeld (Umdämmerung, Minderung des Vigilanzniveaus) und veränderter »Besinnung« bewirken.
Aufgrund der von uns vorgelegten Kasuistik nehmen auch wir mehrfaktoriell determinierte, situationsabhängige Verlaufs- und Zustandsbilder an, die bei Patienten mit Epilepsie zu Gewalttaten führten. Die drei beschriebenen Kranken entwickelten bei frühem Milieuschaden neurotische Fehlhaltungen mit verminderter Frustrationstoleranz, eine erhöhte Verstimmbarkeit bei in der Regel schnell einsetzender funktioneller, affektiver Polarisierbarkeit mit Neigung zu Affektkumulation. In der für die Anwendbarkeit des § 63 StGB maßgebenden Vorgeschichte sind zwar Aggressionsdelikte bekannt, aber kein sich früh manifestierender (etwa anlagebedingter) Aggressionsfaktor. Während der Kindheit bestand jeweils eine inkomplette Familie sowie eine ungünstige Eltern-(Mutter-)Kind-Beziehung mit sich langfristig entwickelnden Haß- und Vergeltungsregungen bzw. Selbstbestrafungstendenzen (R. und Ra. ließen sich widerstandslos festnehmen). Es imponieren der Mangel an familiärer Beziehung bzw. Bindung, an befriedigender beruflicher Ausbildung bzw. Beschäftigung: insgesamt ungünstige (dis-)soziale Bedingungen.
Die Gewalttaten wurden in keinem Fall in einem postparoxysmalen, »autochthonen« oder durch medikamentöse Intoxikation hervorgerufenen Dämmerzustand begangen, vielmehr im Rahmen (psychogener) Affektkumulation, also schwerer Verstimmungszustände. Dabei fällt bei einer jungen Frau (R.) die Brutalität des Vorgehens in einer einzigen haßerfüllten Triebrichtung auf. In einem Fall (Ra.) kam es jedoch zu erheblichen (nicht eindeutig präparoxysmalen) Verstimmungszuständen in Verbindung mit alkoholtoxischen Bewußtseinsstörungen, die nicht per se mit Dämmerzuständen gleichzuset-

zen sind, aber zu Gewalttaten führten. Nach dem psychopathologischen Syndrom könnte es sich auch um einen pathologisch »gefärbten« Rausch (13) gehandelt haben. Dieser mit einem Dämmerzustand vergleichbare Ausnahmezustand ist jedoch nicht besonders wahrscheinlich, da Gewaltdelikte bereits viele Jahre vor der Manifestation chronischen Alkoholmißbrauchs und von Alkoholintoleranz realisiert wurden, und da Ra. bereits vor der Etablierung schwerer kriminogener Verstimmungszustände dem Alkohol zusprach.

Die beschriebenen drei Kranken mit Epilepsie sind uns seit langem bekannt. Jeweils mit 15 Jahren manifestierte sich eine gemischte Epilepsie mit Grand mal und psychomotorischen, sich früh entdifferenzierenden Anfällen, wobei die Kranken erstmals mindestens fünf Jahre nach Anfallmanifestation erheblich delinquent wurden. Diese Anfallkombination gilt z. B. im Hinblick auf Anfallkontrolle und -entwicklung einer »Wesensänderung« als sehr ungünstig. In allen Fällen ist aus der Vorgeschichte eine völlig unzureichende antiepileptische Therapie bekannt: Seit die Kranken anhand von Serumwertkontrollen effizient behandelt werden, ein Patient nach sorgfältiger Überprüfung trotz Unterbringung nach § 63 StGB (U. H.) zusätzlich auf einer offenen sozialpsychiatrischen Abteilung therapiert wird, ist das Anfallgeschehen entweder kontrolliert oder die Zahl der Anfälle ging erheblich zurück. Parallel dazu besserten sich Verstimmbarkeit und »Wesensänderung«. Diese Wesensänderung wurde wiederholt als irreversibel eingeschätzt. In den Krankengeschichten finden sich im Verlauf jedoch keine eindeutig gleichwertigen Merkmale des behaupteten Wesenswandels. Sicher ist die Auffassung zu revidieren, daß manchmal statt »kriminogener Verstimmungszustände« Anfälle in Kauf genommen werden müssen. Das Verhalten wurde durch Optimierung der Therapie angepaßter. Damit besserte sich die Prognose mindestens im Hinblick auf eine Resozialisierung, in zwei Fällen mittelfristig auch auf Reintegrierbarkeit. Ra. konnte inzwischen entlassen werden, bei H. steht ein neuer Belastungsversuch bevor.

Anhand dreier exemplarischer Verlaufsuntersuchungen ist festzustellen:

1. Die Genese der stets individuell zu beurteilenden Gewaltdelinquenz bei Patienten mit Epilepsie ist *mehrfaktoriell* (2, 16) bedingt und durch eine sich aus *ungünstiger sozialer Konstellation und neurotischer Fehlentwicklung sowie daraus resultierender zunehmender Neigung zu aggressiven Affektdurchbrüchen besonders gekennzeichnet. Dabei handelt es sich eher um Affektkumulations- als um Impulsivitätsdelinquenz.* In einem Fall provozierte oder akzentuierte Alkoholkonsum zu den Tatzeiten die schweren, zu den Gewaltakten führenden Verstimmungszustände.
2. Die Kranken leiden an einer kombinierten, lange Zeit als Grand mal und »Absencen« verkannten Epilepsie, nämlich an sekundär fokalisiertem Grand mal und entdifferenzierten psychomotorischen Anfällen.
3. Es wurde eine (leichte bis mittelschwere) »Wesensänderung« mit erhöhter Verstimmbarkeit diagnostiziert. Im einzelnen wird diese »Wesensänderung«

jedoch nicht eindeutig definiert, sondern lediglich durch eine – jedoch nicht durchgehend beschriebene – Aufzählung »epileptischer« Eigenschaften festgelegt. Ein »ausgeprägtes Psychosyndrom« (im Sinne der hirnlokal determinierten »Wesensänderung« = »hirnlokales [irreversibles] Psychosyndrom«) ist in keinem unserer Fälle prädestinierend für die epileptisch-bestimmte Fremdaggressivität (4).

4. Auch für das beschriebene Tötungsdelikt ließ sich ein Dämmerzustand nicht nachweisen, vielmehr ist die Tat im Zustand erheblich verminderter »Besinnung« bzw. durch eine bei Affektkumulation veränderte Bewußtseinslage begangen worden. Es lag ein schwerer Verstimmungszustand vor.

5. Wir haben keine Hinweise, daß die Gewalttaten in engem zeitlichem Zusammenhang mit – etwa psychomotorischen – Anfällen begangen wurden.

6. EEG-Untersuchungen zu den Tatzeitpunkten, die grundsätzlich der Differenzierung von Dämmer- und Verstimmungszuständen dienen könnten, sind in foro wenig relevant, da entsprechende Befunde kaum je vorliegen. Man wird in aller Regel auf eine subtil erhobene (Fremd-)Anamnese und auf alle anderen verfügbaren klinischen Daten zurückgreifen müssen.

7. Frühere Hinweise auf »Soziopathie« bzw. »Psychopathie« blieben ohne praktische (klinische) Relevanz.

8. Von großer Bedeutung sowohl für eine möglichst frühzeitige und optimale Therapie des Anfallsleidens, also auch für die *Prävention* von Verstimmungszuständen (und einer sich dann nicht etablierenden »Wesensänderung«), vermutlich auch für die *Prävention* von Gewaltdelinquenz und schließlich für die Beantragung der Aufhebung des § 63 StGB ist die an Serumkonzentrationswerten kontrollierte, nicht sedierende, positiv psychotrop wirkende antiepileptische Langzeitmedikation (3). Eine geeignete Psychotherapie, (z. B. Gesprächs- bzw. besonders Gruppentherapie, Selbstsicherheitstraining u. a. m.) unter Umständen auch auf einer sogenannten soziotherapeutischen Station, ist ergänzend unbedingt nötig.

Zusammenfassung

Nach einer allgemeinen Erörterung über die Genese der Gewaltdelinquenz von Patienten mit Epilepsie wird über die Möglichkeit der Differenzierung von Verstimmungs- und Dämmerzustand bzw. pathologischem (pathologisch »gefärbtem«) Rausch und deren Relevanz in foro referiert. Anhand von drei Kranken mit gemischter Epilepsie wird dargestellt, daß soziale Faktoren, neurotische Fehlentwicklung mit daraus resultierender Neigung zu Affektkumulation Verstimmungszustände bewirkten, die zu Gewaltakten führten. Ein Dämmerzustand ließ sich ebenso wenig eindeutig als Ursache von Gewaltdelinquenz nachweisen wie ein pathologisch »gefärbter« Rausch. Auch ein ausgeprägteres organisches Psychosyndrom bzw. eine sogenannte (irreversible) »Wesensänderung« (= hirnlokales Psychosyndrom) lagen nicht vor. Die Bedeutung einer exakt an Serumwerten kontrollierten, frühzeitig einsetzenden und gezielten antiepileptischen Langzeitmedikation, kombiniert mit Psycho- oder Soziotherapie für Prävention von psychopathologischen Syndromen, für die Delinquenz, aber auch für die Resozialisierung bzw. Reintegrierung, wird herausgestellt.

Literatur

1. Bente, D.: Episodische Psychosen im Rahmen der Epilepsie. Klinische und elektroencephalographische Aspekte. In: Das ärztliche Gespräch 11, Tropon Köln 1969. – 2. Böker, W. und H. Häfner: Gewalttaten Geistesgestörter. Eine psychiatrisch-epidemiologische Untersuchung in der Bundesrepublik Deutschland. Springer, Berlin–Heidelberg–New York 1973. – 3. Diehl, L. W.: Treatment of Complicated Epilepsies in Adults. A Clinical-statistical Study. Karger, Basel–München–Paris–London–New York–Sydney 1978. – Die Therapie komplizierter Epilepsien im Erwachsenenalter. Eine klinisch-statistische Studie. Ciba-Geigy AG, Wehr/Baden 1978. – 4. Groß, H. und E. Kaltenbäck: Epilepsie und deliktisches Aggressivverhalten. Nervenarzt 46 (1975), 427–474. – 5. Gruhle, H. W.: Epileptische Reaktionen und epileptische Krankheiten. In: Bumke, O. (Hrsg.): Handbuch der Geisteskrankheiten, Bd. VIII/4. Springer, Berlin 1930. – 6. Gruhle, H. W.: Verstehen und Einfühlen. Gesammelte Schriften. Springer, Berlin–Göttingen–Heidelberg 1953. – 7. Janz, D.: Die Epilepsien. Spezielle Pathologie und Therapie, S. 282. Thieme, Stuttgart 1969. – 8. Kryspin-Exner, K.: Alkoholismus. In: Müller, C. (Hrsg.): Lexikon der Psychiatrie, S. 17 Springer, Berlin–Heidelberg–New York 1973. – 9. Lackner, K.: Strafgesetzbuch mit Erläuterungen, S. 269. C. H. Beck'sche Verlagsbuchhandlung, München 1976. – 10. Landolt, H.: Petit mal; Temporallappenepilepsie; epileptische Dämmerzustände und Verstimmungen. In: Schulte W. (Hrsg.): Epilepsie und ihre Randgebiete in Klinik und Praxis, S. 46. J. F. Lehmann, München 1964. – 11. Langelüddeke, A.: Gerichtliche Psychiatrie, 2. Aufl. W. de Gruyter, Berlin 1959. – 12. Lennox, W. G.: Zit. nach Roth, M.: Cerebral disease and mental disorders of old age as causes of antisocial behaviour. In: The mentally abnormal offender. Amer. J. Psychiatr. 99 (1943), 732–743, Ciba-Foundation Symposium 1967, Churchill, London 1968. – 13. Ochernal, M. und H. Szewczyk: Zum Problem der abnormen Alkoholräusche in der forensisch-psychiatrischen Beurteilung. Psychiat. Neurol. med. Psychol., Leipzig 30 (1978), 365–371. – 14. Peters, U. H. und J. Ford-Läufer: Untersuchungen zur forensischen Bedeutung der psychomotorischen Epilepsie. Dtsch. Z. ges. gerichtl. Med. 64 (1968), 173–185. – 15. Reisner, H.: Epilepsie und Straffälligkeit beim Erwachsenen. In: Pateisky, K., H. Lechner (Hrsg.): Sozialmedizinische und therapeutische Aspekte der psychischen Veränderungen bei Epilepsie, S. 64. J. R. Geigy, Basel 1970. – 16. Ritzel, G. und G. Ritter: Neue Ergebnisse zur Kriminalität von Epileptikern. Beiträge z. gerichtl. Med. XXXI (1973), 79–86. – 17. Schulte, W.: Forensische Psychiatrie der Epilepsie. In: Schulte, W. (Hrsg.): Epilepsie und ihre Randgebiete in Klinik und Praxis, S. 261. J. F. Lehmann, München 1964. – 18. Scrinzi, O.: Der Anfallkranke vor Gericht, S. 66. In: Epileptische Reaktionen, Diagnose und Therapie; Veldener Symposien 2. Werk-Verlag Dr. Edmund Banaschewski, München-Gräfelfing 1968. – 19. Venzlaff, U.: Forensisch-psychiatrische Aspekte der Epilepsie. Internist 18 (1977), 96–100. – 20. Witter, H.: Beurteilung Erwachsener im Strafrecht, S. 982–984. In: Göppinger, H., H. Witter (Hrsg.): Handbuch der forensischen Psychiatrie II. Springer, Berlin – Heidelberg – New York 1972. – 21. Wolf, P., G.-K. Köhler (Hrsg.): Psychopathologische und pathogenetische Probleme psychotischer Syndrome bei Epilepsie. Huber, Bern–Stuttgart–Wien 1980. – 22. Wyrsch, J.: Gerichtliche Psychiatrie. 2. Aufl. Paul Haupt, Bern 1955. – 23. Wyss, R.: Forensische Aspekte der Epilepsie. Fortbildungskurse schweiz. Ges. Psych., Vol. 2, pp. 55–71. Karger, Basel – New York 1968. – 24. Jahresbericht 1977, S. 94, Bezirkskrankenhaus Mainkofen.

THERAPIE

Therapieresistenz bei Epilepsien

Begriffsbestimmung, Bedingungen, Ausmaß

Begriffsbestimmung

Einerseits wird Therapieresistenz mit nicht beeinflußbarer Chronizität gleichgesetzt – worauf noch einzugehen sein wird –, andererseits sei Therapieresistenz nicht dogmatisch, vielmehr relativ als zeitabhängiges komplexes Geschehen zu interpretieren: Dreyer (3) ist der Ansicht, daß die Therapieresistenz von heute nicht die von morgen sei. Unter welchen Bedingungen diese Behauptung richtig ist, soll in der Folge dargelegt werden.
In der Literatur findet sich häufig der Begriff »schwere« Epilepsie. In der Regel werden damit qualitative und quantitative Merkmale bestimmter Anfallformen und -verläufe, wie z. B. »sekundär entdifferenzierte« psychomotorische Epilepsien, charakterisiert. Der Terminus »schwer« beinhaltet freilich auch gravierende neurologische Normabweichungen und Persönlichkeitsdefekte bei Anfallkranken. Er ist deshalb unscharf definiert und dient insonderheit nicht der Operabilität, z. B. im Sinne wissenschaftlicher Fragestellungen; er zielt dagegen auf klinisch-praktische und vor allem auf soziale Konsequenzen u. a. dann, wenn die berechtigte Forderung erhoben wird, »schwere« Epilepsieformen in »leichte« überzuführen (8).
Es ist pauschal und per definitionem ganz unzulänglich, von Überwindung einer »Therapieresistenz« zu sprechen (in der Broschüre einer Industriefirma), wenn es sich um die »negative Auswahl eines Krankengutes« handelt, d. h. um Patienten, die gegenüber der vorausgegangenen unzulänglichen antiepileptischen Therapie resistent waren (9). Wir sprechen dann von Therapieresistenz, wenn das Therapieziel »frei von Anfällen und psychischen Störungen« bei bislang »optimaler« Behandlung nicht erreicht wird.

Therapieresistenz und Chronizität

Es ist stets zu bedenken, daß Epilepsien definitionsgemäß »chronische« Erkrankungen sind, d. h., daß sich Symptome – seien es psychopathologische oder Anfälle – über einen langen Zeitraum erstrecken. Chronizität umschließt dabei sowohl Symptompersistenz als auch Verstärkung oder Abschwächung von Krankheitsmerkmalen, Auftreten neuer Krankheitszeichen oder eine Verschiebung des Symptommusters (z. B. Zunahme psychischer Störungen bei Verringerung der Anfallfrequenz). Nun sind aber die meisten, eine Chronifizierung von Epilepsien bewirkenden Bedingungen nicht unabänderlich, als sie allen therapeutischen Anstrengungen widerstehen. Deshalb ist bei der Therapie von Epilepsien klar zu unterscheiden zwischen chronischen Formen, um die es sich hier definitionsgemäß handelt, und Therapieresistenz. Die Formulierung »sogenannte therapieresistente Depressionen sind meist auch chronische ... die Bedingungen für Chronifizierung und Therapieresistenz überschneiden sich daher häufig« (4) trifft für Epilepsien und die Möglichkeit ihrer Behandlung allenfalls nur sehr begrenzt zu.

Therapieresistenz – relativ und absolut

Stets ist zu prüfen, ob relative, d. h. scheinbare, oder absolute Therapieresistenz vorliegt: Daraus ergibt sich eine Reihe von Fragen: Liegen z. B.
a) lebensgeschichtliche,
b) biochemische,
c) diagnostische,
d) therapiebedingte
Gründe vor, die einen Behandlungserfolg verhindern? Damit werden aber komplexe Fragen nach dem aktuellen Zustand gestellt:
zu a) Wie alt ist der Kranke, ist er gebrechlich, invalidisiert, sozial isoliert, neurologisch gestört, trinkt er z. B. regelmäßig Alkohol, braucht er seine Anfälle zum Rentenerhalt und weil er bereits einen Statusverlust erlitten hat?
zu b und c) Bestehen organische Erkrankungen (»Organizität«), z. B. im Sinne einer Mehrfachschädigung (Hepatopathie, zerebro-zerebelläre Läsionen, heredodegenerative Systemerkrankungen)? Finden sich Auffälligkeiten z. B. bezüglich von Pharmakodynamik oder -genetik?
zu d) Ist ein genau definiertes Therapieziel umgrenzt und sind die bisherigen Behandlungsmaßnahmen z. B. unter Berücksichtigung pharmakokinetischer Parameter (vermeidbare oder nicht vermeidbare Arzneimittelinterferenzen) ausreichend? Ist die Einnahme»disziplin« (abhängig vom Arzt-Patienten-Bündnis) gut?
Es ist heute nicht mehr zulässig, ohne eingehende Begründung von Therapieresistenz zu sprechen, wenn drei bis vier verschiedene Antiepileptika gegeben werden (2). Eine solche Strategie ist bei der Behandlung von erwachsenen Patienten mit Epilepsie praktisch nie vertretbar oder gar notwendig. Man wird sich vielmehr z. B. fragen, ob eine unterschiedliche Ansprechbarkeit auf das eine oder andere Antiepileptikum besteht (»response«), ob lange genug ausreichend, d. h. »ausdosiert« – möglichst an Serumkonzentrationswerten orientiert – behandelt wurde, um so mehr, als gerade die Serumwerte einen guten Spiegel der Konzentration des Medikamentes am Rezeptor darstellen. Wir verstehen unter »Ausdosierung« eine Behandlung bis an die Toleranzgrenze, d. h. bis zum Auftreten stärkerer, störender Nebenwirkungen. Ein solches Vorgehen ist allerdings nicht immer realisierbar, vor allem nicht unter ambulanten Bedingungen (1). Immer hat man sich aber der Tatsache bewußt zu sein, daß ein (chronisches) Anfallsleiden den Einsatz aller vertretbaren, konsequent durchzuhaltenden Maßnahmen rechtfertigt.

Differenzierte Beurteilung – formal und inhaltlich

Erst wenn alle diagnostischen und therapeutischen Möglichkeiten ausgeschöpft und die offenen Fragen wirklich beantwortet sind, läßt sich der Zeitpunkt einer Therapieresistenz (5) festlegen; deren Feststellung und Beurteilung wirft die gleichen methodischen Probleme auf, wie die Evaluierung des Behandlungserfolges. Erfolg und Mißerfolg sind an der Distanz zwischen realistisch abgeschätztem Therapieziel und aktueller Befindlichkeit des Kranken zu messen. Konkret heißt dies: Die Definition des aktuellen Zustandes und des Therapiezieles sollen gleichen formalen Kriterien entsprechen (umschriebene, eindeutige, praktisch prüfbare, »relativ harte« Merkmale). Dezidiert beschrieben werden müssen z. B. eine objektiv meßbare und noch vorhandene Symptomatik, die subjektive Befindlichkeit, der Grad der Arbeitsfähigkeit und die Dauer der Berentung.
Therapieerfolg oder -mißerfolg dürfen aber nie nur danach bewertet werden, wie viele der als pathologisch definierten Symptome (z. B. Anfallfrequenz, Verstimmbarkeit) während eines zeitlich limitierten Behandlungsverlaufs zurücktreten. Krankheitsmerkmale sollen festgestellt, vor allem auch gewichtet werden. Einer differenzierten Erfolgsbeurteilung dient insonderheit die positive Veränderung bestimmter Symptomkonfigurationen (z. B. irritierbar/gelassen, sicher/nicht sicher, kontaktfreudig/nicht kontaktfreudig, perseverierendes oder nicht perseverierendes Denken), die Erfassung eines Wandels des epileptischen Syndroms, wie z. B. Reduktion der Anfallfrequenz bei Zunahme der Verstimmbarkeit.
Neben der formalen Präzisierung ist die inhaltliche Bestimmung des Behandlungszieles besonders wichtig. Diese soll weniger als »frei von«, sondern mehr in Richtung auf »fähig zu« (befähigen für etwas) verstanden werden; denn durch eine Beseitigung von Krankheitsmerkmalen wird der Kranke mit Epilepsie noch nicht in die Rolle eines Gesunden versetzt: Auch wenn mit dem Therapieziel der Anfallunterdrückung ein »essentielles« Merkmal des Anfallgeschehens – ein sehr eindrucksvolles Symptom – getroffen wird, das für die Entwicklung von Epilepsien häufig verlaufs- und prognosebestimmend ist, muß doch berücksichtigt werden, daß der Preis einer Symptombeseitigung möglicherweise im Einzelfall zu hoch sein kann; denn die (von der Umwelt häufig registrierte) Abhängigkeit von einer Dauermedikation wird mitunter als sehr lästig empfunden. Das Ertragen möglicher Nebenwirkungen kann ängstigen. Der Kranke kann durch einen Symptomwandel des Krankheitsprozesses, wie er etwa mit dem Auftreten von vegetativen Phänomenen, mit schwerer Verstimmung, damit verbundener Akzentuierung einer Wesensänderung und Chronifizierung der Epilepsie in Erscheinung tritt, in zunehmendem Maße vor allem psychisch und sozial behindert werden. Dies kann schwerer wiegen als eine ursprüngliche Beeinträchtigung oder Gefährdung durch die Anfallsymptomatik. Der Versuch einer Anfallbeseitigung kann nicht die einzige therapeutische Maßnahme sein; dies

läßt sich am Beispiel eines Kranken mit Aufwach-Epilepsie verdeutlichen: Gelegentlich wird Anfallfreiheit nämlich erst nach Änderung der Lebensführung erreicht: Schlafzeiten müssen reguliert, erhebliche emotionale Belastungen (Streß-Situationen) gemieden werden.
Je nachdem, in welchem Ausmaß die »Befähigung zu« des Kranken behindert wird – häufig sekundär durch extraparoxysmale Störungen –, muß das Therapieziel mit sozialen, heilpädagogischen und/oder psychotherapeutischen Maßnahmen wesentliche Merkmale (re-)habilitativen Daseins enthalten.

Die zeitliche Dimension

Nach allem ist es von großer Bedeutung, den therapeutischen Prozeß im *Längsschnitt* zu betrachten. Das umfassende Fernziel einer Behandlung ist dabei stets über eine verbindliche Folge definierter Nahziele anzustreben. Die Dauer therapeutischer Partialabschnitte läßt sich sehr viel genauer fixieren, als dies bei globaler Therapieplanung möglich ist. Nach welchem Zeitraum die Wirkung therapeutischer Maßnahmen beurteilt werden soll, muß vor Behandlungsbeginn festgelegt werden, um eine unnötig lange oder sogar wertlose Therapie zu vermeiden. So wird z. B. der Zeitpunkt einer Resistenz gegenüber der antiepileptischen Behandlung wesentlich durch die vorausgehende (etwa gleichbleibende) Anfallfrequenz bestimmt. Auch pharmakonspezifische Adaptationszeiten müssen bei der Aufstellung des Zeitplanes berücksichtigt werden: Wahrscheinlich liegt die maximale Wirkung von Depakine erst nach drei bis sechs Wochen, und ein Wirkungsverlust von Depakine (Na-Valproinat) erst nach drei bis sechs Wochen vor. Ein Wirkungsverlust von Carbamazepin und dem seit Jahrzehnten verwendeten Diphenylhydantoin nach Monaten muß in das therapeutische Kalkül eingehen, wenn die Effizienz dieser Medikamente an Serumkonzentrationen gemessen wird. Auch der Wert einer Behandlung mit Clonazepam (Rivotril) kann dadurch erheblich gemindert werden, daß positive Ergebnisse in einem hohen Prozentsatz nur vorübergehend zu registrieren sind (7). Die optimale Wirkung von Carbamazepin in angemessener Zeit festzustellen, scheint ebenfalls belangvoll, besonders wenn es mit Diphenylhydantoin kombiniert wird: Zunächst können die Serumkonzentrationen des Diphenylhydantoin ansteigen, bei längerfristiger Applikation fallen jedoch nach eigenen Untersuchungen die Serumwerte beider Substanzen in der Regel deutlicher ab, so daß eine medikamentöse Angleichung notwendig wird. Möglicherweise können nachlassende Medikamenteneffekte bei antiepileptischer Langzeittherapie nicht immer einem Versagen der Präparate zugeschrieben werden; denn im Verlauf von Monaten bis Jahren sind es häufig Änderungen der vegetativen Ausgangslage, der Lebensgewohnheiten und ein Wandel im sozialen Umfeld, wie berufliche Schwierigkeiten oder Differenzen mit dem Ehepartner, die eine Zunahme von Symptomen bewirken.

Die Schwerpunktbestimmung einer Therapieresistenz ist sicher im Einzelfall möglich, häufig aber nicht realisierbar. Festzuhalten bleibt, daß sich diese Bedingungen immer aus einem syndromgenetischen Quartett herleiten: 1. Therapie, 2. Morbus, 3. Persönlichkeit und 4. soziales Umfeld (5).

Therapieresistente und komplizierte Epilepsie

Nach diesen systematischen Analysen bleibt weiter festzustellen, daß *persistierende Anfälle* – als konstituierendes Merkmal der therapieresistenten Epilepsie – und/oder das oftmalige *Vorhandensein psychischer Störungen* (= komplizierte Epilepsien [6]) im Rahmen eines bestehenden und eventuell sich wandelnden epileptischen Syndroms oft zu diagnostizieren sind. Uns scheint der Begriff »komplizierte Epilepsie« und dessen eben gegebene Definition praxisgerecht. Dieser ermöglicht eine rasche Verständigung über die wichtigsten Kriterien einer Anfallkrankheit. Darüber hinaus ist er besonders zur Bearbeitung wissenschaftlicher Fragestellungen geeignet, da a) statischen und b) dynamischen Faktoren Rechnung getragen wird. Zu überprüfen ist z. B. bei einer komplizierten Epilepsie immer:

a) warum ein Patient mit Epilepsie derzeit noch nicht »frei von« Anfällen ist (z. B. Medikations- oder Diätfehler) oder

b) unter welchen Bedingungen und gegebenenfalls wann ein Anfallkranker psychisch wieder »befähigt« ist »zu« realistischer Auseinandersetzung mit sich und seiner Umwelt, mit anderen Worten, in welchem Umfang er sein prämorbides Erleben, Verhalten und seine Leistungsfähigkeit einschließlich des sozialen Status quo ante wieder erreichen kann. Besonders wichtig ist es, ein kontinuierlich zuverlässiges Einnahmeverhalten zu erreichen; dabei sind unterstützend umfassende Information und häufigere, längerfristige Überprüfung der Antiepileptika-Serumkonzentration von Bedeutung. Damit kommt der Arzt/Patient-Beziehung für die Diagnostik, aber auch für die Überwindung einer (relativen) Therapieresistenz bzw. einer komplizierten Epilepsie ein hoher Stellenwert in einem sich selbst positiv verstärkenden System zu. Dadurch wird auch ein optimales Verhältnis von Erfolg zu Risiko bewirkt.

Zusammenfassung

Therapieresistenz bei Epilepsien richtig zu verstehen und zu definieren ist schwierig. Zahlreiche Fragen müssen beantwortet werden, ehe geklärt ist, ob und in welchem Umfang Therapieresistenz – nicht identisch mit Chronizität – vorliegt. Eine differenzierte Beurteilung der Intensität und Extensität richtet sich nach formalen und inhaltlichen Kriterien, und kann nur erfolgen, wenn der therapeutische Prozeß mit Zielabschnitten im Längsschnitt gesehen wird. Oft kann unter einer therapieresistenten eine von uns definierte komplizierte Epilepsie verstanden werden.

Literatur

1. Diehl, L. W.: Die Therapie komplizierter Epilepsien im Erwachsenenalter. – Eine klinisch-statistische Studie. Ciba-Geigy, Wehr/Baden 1978. – 2. Dreyer, R.: Status mit psychomotorischen Anfällen. Beitrag zur klinischen und hirnelektrischen Problematik. Eine Video-Band-Analyse von 7 Fällen mit 9 Staten. Nervenarzt 48, 11, 612 (1977). – 3. Dreyer, R. und O. Schäpperle: Klinische Gesichtspunkte der Therapieresistenz. In: R. Kruse (Hrsg.): Epilepsie. Thieme, Stuttgart 1971. – 4. Fähndrich, E.: Behandlung chronischer und therapieresistenter Depressionen. In: H. Helmchen (Hrsg.): Depressive Syndrome. Werk-Verlag Dr. Edmund Banaschewski, München-Gräfelfing 1977. – 5. Helmchen, H.: Kritische Überlegungen zum Begriff der Therapieresistenz. In: R. Kruse (Hrsg.): Epilepsie. Thieme, Stuttgart 1971. – 6. Helmchen, H.: Therapeutische Probleme komplizierter Epilepsien des Erwachsenen. Med. Welt 26 (N. F.), 499 (1975). – 7. Masland, R. L.: A Controlled Trial of Clonazepam in Temporal Lobe Epilepsy. In: Mogens Dam (Ed.): Controlled Trials of Antiepileptic Drugs. The International Workshop Copenhagen 1974; Munksgaard, Copenhagen 1975. – 8. Matthes, A.: Antiepileptische Therapie: Echte und scheinbare Therapieresistenz. akt. neurol. 3, 129 (1976). – 9. Werbeprospekt (Convulex) der Firma Byk-Gulden Pharmazeutika, Konstanz 1977.

EEG-(Vigilanz-)Befunde unter antiepileptischer Langzeittherapie

EEG-Muster durch mehrere Variablen determiniert

Wirkungen von Antiepileptika lassen sich im EEG erkennen. Besonders unerwünschte Effekte auf das Oberflächen-EEG wurden in den letzten Jahren wiederholt mitgeteilt (2, 6, 8, 11). Dabei ist bekannt, daß die Wirkung dieser Medikamente in sehr unterschiedlicher Weise die hirnelektrische Aktivität modifiziert. Nach Bente (2) »bewegen wir uns hier wahrscheinlich in einem Feld, dessen dynamische Gestaltung durch eine Interaktion von drei Wirkvariablen bestimmt wird«; denn die Effekte von Antiepileptika z. B. »auf Manifestation und Form paroxysmaler Potentiale werden nicht nur von ihrer a) antikonvulsiven Potenz und der b) speziellen pathophysiologischen Struktur des epileptischen Syndroms, sondern auch c) von jenen formativen Tendenzen bestimmt, die mit der generellen EEG-Wirkung des Pharmakons verknüpft sind«. In den letzten Jahren konnte anhand der Behandlung von Petit mal-Epilepsien mit Benzodiazepinderivaten gezeigt werden (10, 12, 13, 16), daß z. B. Antiepileptika wie Diazepam und Clonazepam eine Auflösung bzw. einen Zerfall von Spike wave bzw. Spike wave-Variantenmuster bewirken und zum Persistieren fokalisierter Spitzenentladungen oder zur Entwicklung von Spitzenserien beitragen. Es handelt sich demnach um eine dissoziative Beeinflussung »elektroenzephalographisch unterschiedlicher Teilsubstrate« (2).
Im Extremfall können solche dissoziativen Effekte eine Metamorphose des Anfallmusters bewirken. Dabei spielen, wie Bente (2) aufzeigte, »auch Interaktionen mit pharmakonelektroenzephalographischen Effekten unspezifischer Art« eine Rolle.

Als Hinweis dafür wird die aktivierende und formierende Wirkung von trizyklischen Psychopharmaka – Neuroleptika und Thymoleptika – auf steile Potentiale angesehen. Neuroleptika z. B. können das Auftreten amplitudenhoher steiler Potentiale (langsame sharp waves und irreguläre träge SW-Komplexe) und eine regelmäßige Verlangsamung der Grundaktivität bewirken. Durch Thymoleptika rekrutieren sich eher spitzenartige Potentialverläufe bis hin zu polyspike-artigen Mustern, und es wird auch eine Frequenzbeschleunigung des Grundrhythmus deutlich.

Angesichts solcher – letztlich noch unklarer – Befunde ist immerhin einzusehen, daß sich unter einer Therapie mit Carbamazepin – dessen Wirkungsspektrum dem trizyklischer Psychopharmaka nahesteht – ausgeprägtere paroxysmale Dysrhythmien und auch herdförmige Aktivierungen steiler Potentiale mit träger Ablaufform darstellen können. Dies gilt für Carbamazepin besonders zu Beginn einer Behandlung mit diesem Medikament bei reduzierter Anfallfrequenz. Klinisch sind solche Befunde aber oft ebenso irrelevant wie die Persistenz oder Mobilisierung fokaler Spitzen unter Diphenylhydantoin, das substanzspezifisch die Entstehung solcher Graphoelemente mitbewirkt.

Zuordnung von EEG und Klinik bei Überdosierung schwierig

Wenn nun noch angemerkt wird, daß
1. die hirnelektrisch nachweisbaren Intoxikationszeichen von Antiepileptika oft dem generellen Wirkungsspektrum dieser Substanzen bei Langzeittherapie entsprechen, daß
2. eine generalisierte Beta-Aktivität z. B. bei chronischer Anwendung von Barbituraten, Hydantoinen und Benzodiazepinen in »therapeutischen Dosen« eine obligate und keineswegs exakt dosisabhängige zentralnervöse Reaktion ist (6), daß
3. zwar das Vorkommen von Beta-Wellen in bestimmten Phasen der Vigilanzminderung als Ausdruck einer bestimmten dosisabhängigen Schädigungsfolge des Wachsystems angesehen wird (14), dabei aber z. B. für eine konstant nachweisbare Beta-Aktivität
4. auch endogene Faktoren (6) eine Rolle spielen mögen, wird deutlich, daß unter Langzeit-Applikation von Antiepileptika die Korrelation zwischen klinischen und hirnelektrischen Zeichen im routinemäßig abgeleiteten Oberflächen-EEG nur locker sein kann. Dazu kommt, daß die generelle Beurteilung therapeutischer Effekte bei Mehrfachmedikation erschwert und nur bei Monotherapie einigermaßen sicher ist (6, 8). Im EEG können allerdings unter einer hochdosierten Monotherapie auch über Jahre Veränderungen, die auf eine eindeutige Intoxikation hinweisen würden, fehlen (8). Dies gilt nach eigenen Untersuchungen besonders für Carbamazepin, aber auch für NVP. Mitunter kann es erst bei Zusatz eines weiteren Antiepileptikums neben Beta-Anstiegen zur Verlangsamung und zu anteriorer Auswanderung bis hin zur Auflösung des Grundrhythmus, zu Amplitudenabflachung, poly- und dysrhythmischen Mischaktivitäten und vor allem zu *Vigilanzschwankungen* im Sinne von intermediären Stadien bzw. subvigilen Phasen (Stadium A und B; in 1) kommen.

Prüfung der Vigilanz ist oft entscheidend

Definition der Vigilanz:
Vigilanz ist neuronale Bereitschaft zur sinnvollen Reaktion auf einen äußeren oder inneren Reiz. Der Einfluß des Vigilanzniveaus auf die Anfallsbereitschaft ist von erheblicher praktischer Bedeutung. Nach plötzlichem Vigilanzanstieg kommt es im NREM-Schlaf z. B. häufig zu Grand maux, während der REM-Schlaf eine Affinität zu psychomotorischen Anfällen zeigt.

Bente (1) hat bereits 1964 an zwei je einhundert Patienten umfassenden Stichproben aus verschiedenen Beobachtungsperioden festgestellt, daß Störungen des Vigilitätstonus, verifiziert durch charakteristische EEG-Befunde (Tabelle 1), sich bei Kranken mit Epilepsien in 12 % bzw. 15 % finden.

Wir haben nun im Rahmen einer breiter angelegten, ambulanten, klinisch-statistischen Studie bei 38 Patienten, die seit mindestens zwei Jahren an gemischter, komplizierter Epilepsie mit

Tabelle 1 Schema der Subvigilität nach Bente (1)

Stadium A	**A_1**	**Anteriore Ausbreitung, Synchronisation und** **Regularisierung der Alpha - Aktivität**
	A_2	**Anteriore Auswanderung des Alpha - Ausprägungsmaximums** **Verstärkte Modulation der occipitalen Alpha - Aktivität und leichte Amplitudenreduktion**
	A_3	**Anteriore Auswanderung des Alpha - Spannungsmaximums** **Diskontinuierliche Auflösung des occipitalen Alpha - Rhythmus**
	A_4	**Generalisierte diskontinuierliche Auflösung des Alpha - Rhythmus: einzeln stehende amplitudenhöhere und verlangsamte Alphagruppen fronto-präzentraler Dominanz** **Ausgeprägte occipitale Alpha - Depression**
Stadium B	**B_1**	**Allgemeine Spannungsdepression**
	B_2	**Allgemeine Spannungsdepression mit diffuser Einstreuung niederamplitudiger 4 - 7/sec. Wellen (10 - 40 Mikrovolt)**
	B_3	**Allgemeine Spannungsdepression mit amplitudenhöheren 3 - 5/sec. Wellen (40 - 80 Mikrovolt) präzentraler Dominanz**

persistierenden Anfällen und psychischen Störungen, nämlich Wesensänderungen, Verstimmungen und Neurotizismen litten, versucht, die psychischen Auswirkungen einer Überdosierung von den Effekten des epileptischen Prozesses auf die Bildung psychopathologischer Symptomkonfigurationen oder von psychopathologischen Folgen der epileptischen Anfälle zu differenzieren (wobei wenigstens zwei Tage vor den jeweiligen Untersuchungen kein Anfall aufgetreten sein durfte). Die Kranken waren mindestens zwei Jahre nach »üblichen Maßstäben« mit Diphenylhydantoin, Carbamazepin, Primidon oder Maliasin (jeweils ein Antiepileptikum oder zwei Medikamente) zum Teil in hoher Dosierung vorbehandelt worden. Untersucht wurde mittels des Prä-Retest-Verfahrens.
An insgesamt zwei Vormittagen (Kontrolluntersuchung nach durchschnittlich 107 Tagen) wurden u. a. psychopathologische und neurologische (8.00–8.30 Uhr), EEG- (8.45 Uhr) und testpsychologische Befunde (ab 9.30 Uhr) erhoben sowie Serumkonzentrationswerte applizierter Antiepileptika (8.30 Uhr) bestimmt. Die Serumwerte für Diphenylhydantoin und Phenobarbital wurden nach der Methode von Svensmark und Kristensen (15) ermittelt.
Da eine Nivellierung der Medikation zu Beginn der Untersuchung bei Kranken mit komplizierten Epilepsien ebenso wenig in Frage kam wie die Bildung einer Kontrollgruppe – Schwerkranke mit Epilepsien können nicht ohne wirksame Medikation belassen werden –, blieb nur die Möglichkeit der schrittweisen »Optimierung« der Therapie mit einem – möglichst bis an die Toleranzgrenze zu dosierenden – Antiepileptikum oder maximal mit zwei Medikamenten, wobei Anfälle kontrolliert oder zumindest befriedigend reduziert, Verstimmungen und Wesensänderungen aber nicht verstärkt werden sollten.

Über die hier nicht zu schildernden, detaillierten Ergebnisse sei auf die kürzlich erschienene Monographie verwiesen (3).

Resultate einer Vigilanzstudie

Die Ergebnisse der EEG-Untersuchung (von zwei unabhängigen Auswertern visuell befundetes Oberflächen-EEG) lauten:
Zum Zeitpunkt des Prätestes diagnostizierten wir bei 19 von 38 Patienten (= 50 %) eine Störung des Vigilitätstonus (Stadium A; Tabelle 2). Von diesen 19 Patienten hatten 13 eine Monotherapie und 15 (= 78 %) klagten auch über subjektive Beschwerden, d. h. es wurden mindestens zwei der folgenden Merkmale angegeben: a) Vergeßlichkeit, b) Müdigkeit und Konzentrationsschwäche, c) innere Unruhe, d) Reizbarkeit, e) innere Gespanntheit. Diese Störungen werden nach Leder (9) gehäuft bei Epilepsie-Kranken mit Grand mal und psychomotorischen Anfällen gefunden.
Zum Zeitpunkt des Retestes diagnostizierten wir bei 22 von 38 Patienten (= 57,9 %) ein Stadium A der Vigilanzminderung (Tabelle 3). 13 von 22 (= 59 %) klagten über subjektive Beschwerden und hatten eine zum Teil hochdosierte Monotherapie (z. B. 9,0 μg/ml, 10,5 μg/ml, 11,4 μg/ml, 15,0 μg/ml, 16,6 μg/ml Carbamazepin, dessen Serumkonzentrationen kolorimetrisch, modifiziert nach Herrmann [in 5] bestimmt wurden).
Zum Zeitpunkt des Prätestes stellten wir nur bei 6 von 38 Patienten (= 15,8 %) ein subvigiles Stadium B fest (Tabelle 4). Von diesen 6 (2 mit Monotherapie) klagten 5 auch über subjektive Beschwerden, und ein Patient hatte eine Ataxie.
Zum Zeitpunkt des Retestes waren N=5 (2 mit Monotherapie) von N=38 (= 13,2 %) dem Stadium B zuzuordnen und 3 Kranke bejahten subjektive Beschwerden (Tabelle 5).

Tabelle 2 Vigilanzstadium A (Prätest) bei N = 19, Serumkonzentrationswerte (= SW) der applizierten Antiepileptika und »subjektive Beschwerden«.

Lfd. Nr.	SW DPH	SW CBZ	SW PB	Vigilanz	Subjekt. Beschwerden
1		8,0		A_2	
6	7,3	5,6		A_3	
8		5,5	8,8	A_2	ja
9	14,4			A_2	ja
12			25,0	A_3	ja
14	2,2			A_2	
16	17,5		34,0	A_3	ja
18	9,5			A_1	ja
19	19,2			A_3	ja
20		7,1		A_3	
21		5,0	8,0	A_2	ja
22		18,4		A_3	ja
23	12,5		13,0	A_2	ja
25		3,5	7,8	A_2	ja
27		17,6		A_3	ja
30		6,3		A_3	ja
32	3,8			A_3	ja
34			14,5	A_3	ja
35		18,8		A_3	ja

Tabelle 3 Vigilanzstadium A (Retest bei N = 22, Serumkonzentrationswerte der applizierten Antiepileptika und »subjektive Beschwerden«.

Lfd. Nr.	SW DPH	SW CBZ	SW PB	Vigilanz	Subjekt. Beschwerden
3		5,9		A_3	
6	2,5	11,6		A_3	
11	8,0			A_3	ja
12		3,5	22,8	A_2	ja
14	29,4			A_3	
15	30,0	9,3		A_4	ja
16	12,3	3,0		A_2	
19	16,0			A_3	ja
20		5,3		A_3	
21		9,0		A_1	ja
22		10,5		A_1	ja
23	22,4			A_1	ja
24	12,2			A_3	ja
25		5,5	6,2	A_2	
27		15,0		A_4	ja
29	9,1			A_4	
30		16,6		A_3	ja
31		7,7		A_2	ja
32	8,0			A_2	
34		2,3	29,0	A_3	ja
35		11,4		A_3	ja
36	20,6	6,9		A_3	ja

Tabelle 4 Vigilanzstadium B (Prätest) bei N = 6, Serumkonzentrationswerte der applizierten Antiepileptika und »subjektive Beschwerden«.

Lfd. Nr.	SW DPH	SW CBZ	SW PB	Vigilanz	Subjekt. Beschwerden
7		7,4	8,0	B_2	
11	18,0			B_1	ja
13	8,8	7,5		B_2	ja
17	6,3	3,2		B_2	ja
24	18,5		6,0	B_2	ja
33		7,8		B_1	ja

Tabelle 5 Vigilanzstadium B (Retest) bei N = 5, Serumkonzentrationswerte der applizierten Antiepileptika und »subjektive Beschwerden«.

Lfd. Nr.	SW DPH	SW CBZ	SW PB	Vigilanz	Subjekt. Beschwerden
7		10,0	11,0	B_1	
13	8,3	13,2		B_2	ja
17	18,2	4,5		B_2	ja
18	2,0			B_1	
33		9,7		B_1	ja

Nach diesen Ergebnissen ist anzunehmen, daß bei Erwachsenen mit *komplizierten Epilepsien (3)* unter antiepileptischer Langzeittherapie sowohl mit zwei Antiepileptika, aber auch mit einem Medikament in einem hohen Prozentsatz im EEG eine Vigilanzminderung festgestellt werden kann. Diese ist überwiegend dem Stadium A zuzuordnen, seltener dem Stadium B. Bei kasuistischer und synoptischer Betrachtung der Parameter Serumkonzentrationen, Vigilanz und subjektive Beschwerden wird deutlich, daß überhöhte Serumwerte und Störungen des Vigilanztonus sehr viel häufiger mit subjektiv geklagten Beschwerden wie z. B. Müdigkeit und Konzentrationsschwäche oder Reizbarkeit und innerer Gespanntheit korrelieren als mit den bekannten körperlichen Auswirkungen einer Überdosierung (Intoxikation) mit

Antiepileptika wie Nystagmus, Ataxie und Sehstörungen; denn wir fanden bei 38 Kranken zum Zeitpunkt des Prä- und Retestes einen Nystagmus insgesamt nur zweimal, eine Ataxie viermal und subjektiv angegebene Beschwerden insgesamt 37mal (3).
Die Ergebnisse unserer Vigilanz-Studie sind auch ein Hinweis dafür, daß bei komplizierten und gemischten Epilepsien eine Phenobarbitalserumkonzentration über 15 µg/ml nicht toleriert wird, vor allem nicht längerfristig. Kalska (7) stellte eine Abnahme von IQ-Leistungen unter Phenobarbitalserumwerten schon über 15 µg/ml fest.
Die Resultate sind ein Beleg dafür, daß Carbamazepin eine ganz individuelle, zum Teil hohe Dosierung (4) erfordert. Aber bereits 5,3 µg/ml und 7,7 µg/ml Serumkonzentrationswert können mit Störungen des Wachheitsgrades ebenso korrelieren, wie im Einzelfall Werte über 10 µg/ml ohne Begleitwirkungen toleriert werden.
Unsere Befunde sind als Richtwerte dafür zu verstehen, daß die Feststellung und gute Beurteilbarkeit einer antiepileptikabedingten Vigilanzbeeinträchtigung *im EEG und mittels klinischer Parameter* (z. B. »subjektive Beschwerden«) wertvoller sein kann, als die oft vergebliche Suche und auch schwierige Beurteilung von »Intoxikationszeichen«. Letzteres gilt sowohl für Wirkungen von Antiepileptika im EEG als auch für (noch) nicht oder erst bei erheblicher Überdosierung nachweisbare Begleiteffekte. Wenn »subjektive Beschwerden«, wie sie bei gemischten Epilepsien oft geklagt werden, als Leitsymptom festgestellt werden, sollte unter entsprechenden Bedingungen (z. B. frühmorgens und nach ausreichender Schlafmenge ohne vorhergehende besondere Belastungen und Begleitmedikation, s. 3) ein EEG abgeleitet werden, vor allem, wenn Vergleichsableitungen vorliegen. Zeitgleich sollten Serumkonzentrationswerte der applizierten Antiepileptika bestimmt werden.

Zusammenfassung

Im EEG stellen sich die Wirkungen von Antiepileptika unter verschiedenen Bedingungen ganz uneinheitlich dar. Der generelle Effekt dieser Medikamente kann dem bei Intoxikation ähneln oder gleichen. Es gibt aber nur wenige, einigermaßen verläßliche Hinweise im EEG, die z. B. eine Überdosierung anzeigen. Auch die Zuordnung solcher medikamentenabhängiger EEG-Veränderungen zu den bekannten körperlich nachweisbaren Begleitwirkungen von Antiepileptika gelingt keineswegs immer. Dagegen korreliert eine nach EEG-Kriterien definierte Vigilanzminderung gut mit bestimmten, subjektiv geklagten Beschwerden.

Literatur

1. Bente, D.: Die Insuffizienz des Vigilitätstonus. Eine klinische und elektroencephalographische Studie zum Aufbau narkoleptischer und neurasthenischer Syndrome. Habilitationsschrift, Erlangen–Nürnberg 1964. – 2. Bente, D.: Antikonvulsiva und Elektroenzephalogramm. In: H. Helmchen, L. Diehl (Hrsg.): Antiepileptische Langzeitmedikation. Bibltheca psychiat. 151, 182–188. Karger, Basel 1975. – 3. Diehl, L. W.: Treatment of Complicated Epilepsies in Adults. A Clinical-Statistical Study. Karger, Basel–München–Paris–London–New York–Sydney 1978. – Die Therapie komplizierter Epilepsien im Erwachsenenalter. Eine klinisch-statistische Studie. Ciby-Geigy AG. (Hrsg.): Wehr/Baden 1978. – 4. Diehl, L. W. und W. Werner: Befunde zur Psychopathologie, Psychometrie und Serumkonzentration unter hoch dosierter ambulanter Behandlung mit Carbamazepin (Tegretal) bei komplizierten Epilepsien. In: H. Helmchen, L. Diehl (Hrsg.): Antiepileptische Langzeitmedikation. Bibltheca psychiat. 151, 201–208. Karger, Basel 1975. – 5. Diehl, L. W., B. Müller-Oerlinghausen und E. Riedel: The importance of individual pharmacokinetic data for treatment of epilepsy with Carbamazepine. Int. J. Clin. Pharmacol. 14, No. 2 (1976) 144–148. – 6. Dreyer, R.: Therapiebegleitende EEG-Überwachung bei Epilepsien. J. electrophysiol. technology 1 (1975) 383. – 7. Kalska, H.: The Effect of some Antiepileptic Drugs on Cognitive Performance. In: D. Janz (Ed.): Epileptology (Proceedings of the Seventh International Symposium on Epilepsy), June 1975 Berlin (West), pp. 183–187. Thieme, Stuttgart 1976. – 8. Ketz, E.: Wirkung von Antikonvulsiva und psychotropen Drogen auf das EEG. Z. EEG-EMG 5 (1974) 99–106. – 9. Leder, A.: Tegretal: Zum Problem der psychotropen Wirkung. Nervenarzt 41 (1970), 59–67. – 10. Martin, D. and H. R. Hirt: Clinical experience with Clonazepam (Rivotril) in the treatment of epilepsies in infancy and childhood. Neuropädiatrie 4 (1973) 245–266. – 11. Müller, J. und D. Müller: Hirnelektrische Korrelate bei Überdosierung von antikonvulsiven Medikamenten. Nervenarzt 43 (1972), 270–272. – 12. Niedermeyer, E.: Common generalized epilepsy and generalized-synchronous seizure discharges. Epilepsy. Mod. Probl. Pharmacopsych. vol. 4, pp. 139–154, Karger, Basel 1970. – 13. Prior, P. F., G. N. Mac Laine, D. F. Scott and B. M. Laurance: Tonic status epilepticus precipitated by intravenous Diazepam in a child with petit mal status. Epilepsia 13 (1972), 467–472. – 14. Schulz, H.: Schnelle EEG-Aktivität und Wachsystem. Z. ärztl. Fortbild. *67,* 550–560 (1973). – 15. Svensmark, O. and P. Kristensen: Determination of diphenylhydantoin and phenobarbital in small amounts of serum. J. Lab. clin. Med. 61 (1963), 501–507. – 16. Tassinari, C. A., H. Gastaut, C. Dravet and J. A. Roger: A paradoxical effect: status epilepticus induced by benzodiazepines (Valium and Mogadon). Electroenceph. clin. Neurophysiol. 31 (1971), 182.

Psychotrope Effekte von Antiepileptika

Zerebrale Dysfunktionen und Strukturveränderungen können ebenso wie psychodynamische und sozialsituative Faktoren einen ursächlichen Bezug zur Manifestation von Anfällen, aber auch für die Entstehung psychischer Störungen haben. Bis vor kurzem waren die durch eine Langzeitmedikation von Antiepileptika bedingten positiven oder negativen psychotropen Wirkungen als Teilursache der Genese psychopathologischer Syndrome kaum genauer zu differenzieren (1).

Eine wesentlich bessere Kenntnis der Wirkungsspektren der gebräuchlichsten Antiepileptika erlaubt heute wichtige Aussagen über die jeweilige Richtung von Wirkungen dieser Medikamente auf seelisch-geistige Funktionen. Dies um so mehr, da wir über pharmakokinetische Bezugsgrößen, wie z. B. Metabolismus, Verteilung im Gewebe und Interferenzdaten, immer mehr wissen. Die Bestimmung der Serumkonzentrationswerte hat dazu beigetragen.

Das Bedingungsgefüge der zu beschreibenden Wirkungsspektren stellt sich wie folgt dar:

Direkte psychotrope Effekte sind abhängig von:
1. der Art des Pharmakons,
2. der Konzentration des Pharmakons,
3. dem Anfalltyp des Kranken.

Indirekte psychotrope Effekte kommen zustande über:
1. Unterdrückung der Anfälle,
2. allgemeine körperliche Wirkungen,
3. Metabolismus.

Direkte psychotrope Wirkungen

1. Art des Pharmakons

Wir gehen davon aus, daß alle Antiepileptika bei langfristiger Applikation meßbare Leistungsbeeinträchtigungen hervorrufen können, zumal es jetzt im Rahmen einer klinisch-statistischen Analyse gelungen ist, aufzuzeigen, bei welchen Tablettenzahlen und insbesondere dazugehörigen Serumwerten welche Leistungsprofile bei erwachsenen Patienten mit komplizierten Epilepsien (= Anfälle und Vorhandensein von psychischen Störungen) zu erwarten sind (2).

Immer wieder behauptete, medikamentenabhängige Klagen und subjektive Beschwerden, Störungen z. B. der Intelligenzfunktionen, der Affektivität und Emotionalität, der allgemeinen Belastbarkeit und spezieller Leistungen,

konnten bei sicher diagnostizierten Neurotizismen, Verstimmungen und Wesensänderungen von diesen abgegrenzt werden. Dadurch ist es erstmals gelungen, pharmakogene von morbogenen Wirkungen sicher zu trennen (2). Die Behauptung, daß unerwünschte psychotrope Effekte überwiegend bei jenen Antiepileptika auftreten, deren antikonvulsive Potenz mit »deutlich hypnotisch sedativen Effekten verbunden ist«, konnte zwar bestätigt werden, läßt sich aber heute in dieser Ausschließlichkeit nicht mehr aufrechterhalten. Nicht nur Primidon (z. B. Mylepsinum, Liskantin) und Phenobarbital (Luminal) können den Wachheitsgrad und damit zahlreiche Leistungen erheblich beeinflussen, sondern beispielsweise auch Diphenylhydantoin (= DPH, z. B. Zentropil, Phenhydan) und Carbamazepin (= CBZ, Tegretal, Timonil). Immer mehr ist in letzter Zeit – zumindest bei Erwachsenen – klar geworden, daß weniger die Art als vielmehr die am Serumwert kontrollierte Dosierung eines Antiepileptikums von Bedeutung ist. Dies ändert nichts daran, daß für die gelegentliche Entstehung psychotischer Episoden bei Epilepsien substanzspezifische Effekte (z. B. Maliasin [3] und insbesondere Suxinutin [4]) verantwortlich gemacht werden können (in 2). Es steht auch fest, daß nach längerer Barbiturat-, aber auch Diazepam(Valium)-Medikation unter Entzug dieser Substanzen gelegentlich Entziehungskrämpfe (11) und – alternativ oder gleichzeitig – exogene Psychosen auftreten können.
Betont werden muß auch, daß mnestische Leistungsbreite, Intelligenzfunktionen und Lernfähigkeit bei Kindern unter einer Therapie mit Antiepileptika, wahrscheinlich dosis- (d. h. serumkonzentrations-)abhängig, grundsätzlich leichter störbar sind. Hier kann es deshalb sehr sinnvoll sein, zwei oder auch drei Antiepileptika in jeweils niedriger Dosierung einzusetzen, statt ein oder zwei Medikamente bis zum Auftreten unerwünschter Nebenwirkungen »auszudosieren« und damit längerfristig Serumkonzentrationswerte zu erreichen, von denen wir heute annehmen müssen, daß sie mit ungünstigen psychotropen Effekten korrelieren. Gerade bei Kindern wird man sich nicht darauf verlassen können, daß bei Anfallfreiheit und nach Absetzen von Antiepileptika deren ungünstige psychische Wirkungen im Sinne des pharmakogenen Durchgangssyndroms stets rückläufig sind: Neurotizismen und chronische Verstimmbarkeit bei reizbarer Unruhe können immer schwieriger zu beeinflussen sein.
Die mehrfach beschriebenen, günstigen psychotropen Effekte des CBZ sind heute grundsätzlich unbestreitbar. Dies wurde sowohl bei verhaltensgestörten Kindern (5) als auch durch »eklatante Erfolge bei scheinbar hochgradig dementen Kranken« belegt (7). Auch bei hoher bzw. sehr hoher Dosierung, 2000 bis 2400 mg/d (= 10 bis 12 Tabl.), kann eine vorsichtig aufgebaute CBZ-Therapie bei Erwachsenen positive psychotrope Wirkungen vor allem im affektiv-emotionalen Bereich entfalten. Dies gilt besonders bei schwierig zu beeinflussenden Patienten mit psychomotorischer Epilepsie oder bei einem gemischten Anfallsleiden (Grand-mal-Typ und psychomotorische Epilepsie) und wenn die Applikation in individuell, gegebenenfalls tageszeitlich,

zu bestimmenden Zeitabständen erfolgt. Auch hier ist heute die serumwertkontrollierte Einstellung entscheidend (2).

2. Konzentration des Pharmakons

Weniger die antikonvulsive Substanz als deren Überdosierung kann unerwünschte psychopathologische Symptome bewirken. Neben einem falschen Dosierungsregime (1) hat sich immer wieder bestätigt, daß auch nach einer langfristigen »höher« dosierten Phenobarbital-Medikation eine anscheinend iktogene Wesensänderung oder Demenz noch reversibel war, wenn das Medikament reduziert oder abgesetzt wurde. Man kann heute davon ausgehen, daß eine Phenobarbital-Langzeitbehandlung, die mit Serumwerten von 30 µg/ml korreliert, mit negativen psychischen Wirkungen einhergeht. Die therapeutische Breite des Primidon, das im Organismus bei einer Monotherapie etwa zu 20 % in Phenobarbital umgewandelt wird, ist geringer, als früher angenommen wurde. Eine zu hohe Dosierung (z. B. 6 bis 8 Tabletten) führt insbesondere bei psychomotorischer Epilepsie nicht selten zu Reizbarkeit, bei Kindern zu unerwünschter Sedierung. Wir konnten bei Patienten, die an psychischen Störungen und Anfällen vom Grand-mal-Typ sowie an psychomotorischer Epilepsie litten, feststellen, daß in der Regel nicht mehr als 4 Tabletten Primidon appliziert werden sollten, wobei ein Serumwert von nicht mehr als 15 µg/ml Phenobarbital erreicht werden darf: Die Kranken zeigten sich dann kontaktfreudig, wenig psychosomatisch gestört, gelassen, sicher im Umgang und emotional reif. Der Primidonserumwert ist dabei vermutlich zu vernachlässigen.
Diese Ergebnisse gelten für die genannte Klientel auch unter einer DPH-(Kombinations-)Therapie, wenn der DPH-Serumwert bei z. B. 2 bis 3 Tabletten Zentropil (Phenhydan) unter 15 µg/ml liegt (2). Es steht heute zu vermuten, daß eine Langzeitbehandlung mit DPH z. B. affektiv-zentralvegetativ regulierend dann wirkt, wenn die Serumwerte zwischen 5 und 15 µg/ml statt wie bisher angenommen, zwischen 10 und 20 µg/ml liegen. Auch schizophrenieähnliche psychopathologische Syndrome, die nicht ganz selten unter zu hohen DPH-Dosierungen auftreten, lassen sich heute durch Bestimmung der Serumkonzentrationswerte besser erfassen und auch eher verhindern. In Einzelfällen erlauben diese Meßwerte eine wegen therapeutischer Konsequenzen möglichst rasche Sicherung der Diagnose (in 1). Psychische Störungen treten in Einzelfällen sicher schon bei **30** bis 40 µg/ml DPH-Serumwerten auf. Anzumerken ist, daß bei einer Monotherapie mit CBZ nach übereinstimmender Ansicht (in 2) höher als bisher dosiert werden kann: 6 bis 12 Tabletten Tegretal (oder Timonil) können Serumwerten von bis zu 10 µg/ml entsprechen, und mittlere Dosen CBZ (4 bis 6 Tabletten) – bei einer Kombinationstherapie z. B. mit DPH oder Phenobarbital – können dann keine negativen psychischen Wirkungen haben, wenn etwa 5 µg/ml Serumwert nicht überschritten werden.

3. Anfalltyp des Kranken

Kranken mit Aufwach-(bzw. Feierabend-)Epilepsie sollte *Na-Valproinat* oder Primidon (bzw. Maliasin) gegeben werden. Wegen der nur partiell erwünschten sedierenden Begleitwirkung des Primidon legt man den Dosisschwerpunkt auf den Abend (1 bis 2 Tabletten, z. B. Resimatil). Die Behandlung der genannten Anfallform mit Na-Valproinat (z. B. Ergenyl) empfiehlt sich zur Monotherapie besonders bei 3/sec SW-Komplexen im EEG.
Kranke, die an psychomotorischer Epilepsie leiden und durch die Entwicklung einer Form der Wesensänderung (sei sie »pseudopsychopathisch« oder »enechetisch«) gefährdet sind, sollten primär mit CBZ behandelt werden. Diese Substanz sollte bis an die Toleranzgrenze dosiert werden, wobei allerdings zu bedenken ist, daß im Längsschnitt ausgeprägte Wesensänderungen und Verstimmungen bei über 13 µg/ml CBZ-Serumwert resultieren können (in 2). Wenn CBZ nicht ausreicht, um bei psychomotorischer Epilepsie Anfallfreiheit oder doch erhebliche Reduktion der Anfallfrequenz zu erreichen, sollte DPH zugelegt werden. Nicht selten genügt dann eine Dosierung, die einem Serumkonzentrationswert von 5 bis 9 µg/ml entspricht. So läßt sich die Nebenwirkungsquote minimieren. Clonazepam (Rivotril) ist hier entbehrlich.

Indirekte psychotrope Effekte

1. Unterdrückung der Anfälle

Immer wieder wurde auch in den letzten Jahren darüber berichtet, daß, wenn im Verlauf einer antiepileptischen Langzeitmedikation Anfälle sistieren, Verstimmungen und Psychosen auftreten können (in 1). Unabhängig von den Bedingungen, unter welchen gerade letztere »alternativ« in Erscheinung treten oder sich gegenüber dem Anfallsleiden verselbständigen, kann es dann richtig sein, Antiepileptika langsam und vorsichtig zu reduzieren und evtl. Antidepressiva (z. B. Maximed, Saroten, Vivalan), gegebenenfalls auch Neuroleptika (z. B. Melleril), zuzulegen. Dieses medikamentöse Regime ist dann notwendig, wenn psychotische Erregungszustände auftreten, die in der Regel eine klinische Behandlung erforderlich machen. Dasselbe gilt beispielsweise für gehäufte Verstimmungszustände, wenn diese Auswirkungen auf Weiterbildung und berufliche Existenz haben. Es wurde wiederholt berichtet, daß unter Succinimidtherapie primär generalisierter Epilepsien bei Sistieren von Petit-mal-Anfällen psychotische Episoden auftraten, die dann abklangen, wenn Na-Valproinat appliziert wurde (in 15, S. 169).
Auch über die Rückbildung schizophrenieähnlicher (»endoformer«) Psychosen unter Ergenyl wurde berichtet. Die im EEG nachweisbare Krampfbereitschaft verringerte sich dabei eher.

2. Allgemeine körperliche Wirkungen

Mitunter wird die Toleranzgrenze unter einer Therapie mit Antiepileptika rasch überschritten. Im Kindesalter können offenbar neuropsychiatrische Intoxikationssymptome schon »bei therapeutischer Dosis« von DPH dann auftreten und auch nicht erkannt werden, wenn Hirnschädigungen vorliegen (6).

Bei mangelhafter Nahrungsaufnahme, die eine Folge von interkurrenten Erkrankungen sein kann, entwickelt sich mitunter eine Intoxikation, ein sog. (bedrohliches) Prostrationssyndrom (9). Die bislang gut vertragene antiepileptische Therapie muß dann schnell und unter Umständen erheblich – selbstverständlich kontrolliert – reduziert werden.

Mattigkeit und Müdigkeit können über toxische bzw. toxisch-allergische Schädigungen des hämatopoetischen Systems (aplastische Anämie) besonders durch Hydantoine, sicher (früher) durch Mesantoin, evtl. durch Primidon hervorgerufen werden. Schwieriger ist die Situation dann, wenn Abgeschlagenheit und Müdigkeit das Resultat eines diphenylhydantoinbedingten myasthenischen Syndroms sind (in 1). Die Ursachen dieser zuletzt beschriebenen psychischen Wirkungen lassen sich durch engmaschige Blutbildkontrollen oder elektromyographische Untersuchungen aufdecken.

Labordaten zur Überprüfung der Leberfunktion sind von erheblicher Bedeutung, wenn ein Patient ohne körperliche Zeichen einer Überdosierung »unter dem Bild einer Mischpsychose bei im toxischen Bereich liegender DPH-Serumkonzentration stationär aufgenommen wird, aber erst später eine Hepatitis diagnostiziert werden kann« (in 2). Durch diese Lebererkrankung kann es zu einem erheblich verlangsamten Abbau des DPH kommen.

3. Metabolismus

Eine antiepileptische Dauermedikation, vor allem mit DPH, aber auch mit Phenobarbital und CBZ, führt zu einer Verminderung der Folsäurekonzentration in Blut und Liquor. Immer mehr wurden in den letzten Jahren Beziehungen zwischen Folsäuremangel, gestörtem Vitamin B_{12}-Stoffwechsel und neurologischen, besonders aber psychischen Störungen, vor allem schizophrenieähnlichen Psychosen (13), aber auch kognitiven Beeinträchtigungen (14) herausgestellt. Kürzlich wurde anhand von drei exemplarischen Fällen ein möglicher Zusammenhang zwischen iktogener Schädigung, medikamenteninduzierter (DPH) Degeneration und folsäurebedingter Kleinhirnatrophie diskutiert (10).

Die Kombination von zwei Antiepileptika, aber auch eines Antikonvulsivums mit anderen Medikamenten, kann günstige oder ungünstige psychotrope Effekte haben. Barbiturate, ebenso barbituratfreie Schlafmittel vom Typ des Gluthetimid können den Metabolismus von Antiepileptika wie z. B. CBZ beschleunigen und damit nicht nur die antikonvulsive, sondern auch die

in der Regel günstige psychotrope Wirkung von CBZ verhindern. Wenn andererseits nach Absetzen oder Reduktion z. B. von Phenobarbital die Enzyminduktion abklingt und die vorher erhöhte Dosis des anderen Antiepileptikums nicht rasch genug reduziert wird, kann es zu einer Intoxikation kommen (in 1). Die Kontrolle der Serumkonzentration kann dann belangvoll sein. Dies gilt auch, wenn bei erheblicher Reduzierung zykloleptisch psychomotorischer Anfälle unter 2000 mg Tegretal (11,0 bis 13,8 µg/ml CBZ-Serumwert) und Zugabe von 600 mg Ergenyl eine erhebliche Verstimmung auftritt. Sie äußert sich in Angst, Unruhe, Schlafstörungen und Herzpalpitationen im Rahmen psychovegetativer Fehlregulation. Nach Absetzen des Ergenyl und Erhöhung der am Serumwert kontrollierten Tegretal-Dosis auf 2400 mg/d klang ein schwerer Verstimmungszustand ab (1).
Hier sei angemerkt, daß die Kombination von CBZ und Na-Valproinat vermieden werden sollte.
In der Regel lassen sich aber dem Na-Valproinat (z. B. Ergenyl), das speziell bei primär generalisierten Epilepsien zu applizieren ist, positive psychotrope Effekte zuschreiben.
Auf der einen Seite wird immer empfohlen werden müssen, zunächst ein Antiepileptikum einzusetzen, dann erst ein zweites Präparat schrittweise hinzuzugeben. Die Anwendung von drei antiepileptisch wirksamen Substanzen, die für eine optimale Einstellung bei Kindern erforderlich sein kann (8), ist aber selbst bei komplizierten Epilepsien nicht erforderlich, bei Erwachsenen selten sinnvoll oder nötig. Es ist richtig, Primidon und Phenobarbital vorsichtiger anzuwenden als dies früher üblich war. Dies gilt vor allem dann, wenn über unerwünschte Begleiterscheinungen berichtet wird oder Verhaltensstörungen auftreten, die nach Wochen oder Monaten nicht abklingen, oder auch, wenn die Sedierung zu stark ist. Dann kann mit einer wirksamen, d. h. möglichst an der Serumkonzentration (bis 10 µg/ml) kontrollierten CBZ-Dosis behandelt werden. Bei komplizierter Epilepsie kann im Einzelfall eine Therapie mit hochdosiertem CBZ (8 bis 10 Tabletten) lohnend sein. Schon vor Jahren wurde aus pädiatrischer Sicht anhand eines großen Krankengutes festgestellt, daß CBZ infolge seiner Eigenschaft, nicht zu sedieren, eine der wertvollsten Substanzen in der Epilepsietherapie ist (12). Dies können wir heute auch für Erwachsene bestätigen, wenn ein oberer Grenzwert von etwa 10 µg/ml nicht überschritten wird (2).

Zusammenfassung

Direkte psychotrope Wirkungen von Antiepileptika sind abhängig von Art und Konzentration dieser Medikamente. Auch der Anfalltyp des Kranken kann eine spezielle und speziell dosierte Medikation erfordern. Indirekte psychotrope Effekte können über eine Anfallunterdrückung, über eine allgemein körperliche und metabolische Wirkung zustandekommen. Da Interferenzen zwischen einzelnen Antiepileptika, aber auch zwischen diesen und anderen Pharmaka häufig, Auswirkungen für den Nicht-Epileptologen schwer abschätzbar sind, empfiehlt es sich zumindest im Erwachsenenalter, zunächst nur ein Antiepileptikum einzusetzen und damit das Dosierungsregime so effektiv wie möglich zu gestalten. Das Auftreten erwünschter oder das Fehlen unerwünschter psychischer Wirkungen hängt weitgehend davon ab, ob der Patient das richtige Medikament in der richtigen – evtl. am Serumwert kontrollierten – Dosis einnimmt.

Literatur

1. Diehl, L. W.: Psychische Wirkungen von Antiepileptika. In: H. Helmchen, L. W. Diehl (Hrsg.): Antiepileptische Langzeitmedikation. Bibl. psychiat. 151; Karger, Basel 1975. – 2. Diehl, L. W.: Treatment of Complicated Epilepsies in Adults. A clinical-statistical Study. Karger, Basel/München/Paris/London/New York/Sydney 1978. – Die Therapie komplizierter Epilepsien im Erwachsenenalter. Eine klinisch-statistische Studie. Ciba-Geigy AG., Wehr/Baden 1978. – 3. Dreyer, R.: Die Pharmakotherapie der Epilepsien. In: K. P. Kisker, J.-E. Meyer, M. Müller, E. Strömgren (Hrsg.): Psychiatrie d. Gegenw. Bd. II/2, 2. Aufl.; Springer, Berlin/Heidelberg/New York 1972. – 4. Fischer, M., G. Korskjaer and E. Pedersen: Psychotic episodes in Zarondan-Treatment. Effects and sideeffects in 105 Patients. Epilepsia (Amst.) 6, 325 (1965). – 5. Groh, Ch. und F. Rosenmayr: Psychotrope Wirkung von Carbamazepin bei nicht-epileptischen Kindern. Med. Mschr. 25, 7, 329 (1971). – 6. Kalensky, J. und H. S. Herzka: Zur Epilepsietherapie bei geistig behinderten Kindern: Neuropsychiatrische Störungen durch Diphenylhydantoin. Ther. Umschau 27, 7, 457 (1970). – 7. Knauel, H.: Klinische Verlaufsuntersuchungen über psychopharmakologische Wirkungsqualitäten des Tegretal. In: K. Pateisky, H. Lechner (Hrsg.): Sozialmedizinische und therapeutische Aspekte der psychischen Veränderungen bei Epilepsie; J. R. Geigy, Basel 1970. – 8. Kruse, R.: Epilepsietherapie im Kindesalter. In: E. Rossi (Hrsg.): Epilepsie im Kindesalter; Karger, Basel 1972. – 9. Lorgé, M.: Das Prostrationssyndrom. Dtsch. med. Wschr. *89,* 36, 1707 (1964). – 10. Meyer-Wahl, L.: Folsäuremangel als Mitursache für Kleinhirnatrophien bei antiepileptischer Langzeitmedikation. Nervenarzt *51,* 619 (1980). – 11. Nerenz, K.: Ein Fall von Valium-Entzugsdelir mit Grand-mal-Anfällen (Ein kasuistischer Beitrag zum Valiummißbrauch und zur Valiumsucht). Nervenarzt *7,* 384 (1974). – 12. Rett, A.: Zur Frage der sogenannten psychotropen Wirksamkeit des Tegretal in der Behandlung der kindlichen Epilepsie. In: K. Pateisky, H. Lechner (Hrsg.): Sozialmedizinische und therapeutische Aspekte der psychiatrischen Veränderungen bei Epilepsie; J. R. Geigy, Basel 1970. – 13. Reynolds, E. H.: Chronic antiepileptic Toxicity. A review. Epilepsia (New York) *16,* 319 (1975). – 14. Trimble, M. R., P. J. Thompson and F. Huppert: Anticonvulsant Drugs and Cognitive Abilities, pp. 199–204. In: Canger, R., F. Angeleri and J. K. Penry (Eds.): Advances in Epileptology. XIth Epilepsy International Symposium, Raven Press, New York 1980. – 15. Wolf, P., G.-K. Köhler (Hrsg.): Psychopathologische und pathogenetische Probleme psychotischer Syndrome bei Epilepsie. Huber, Bern/Stuttgart/Wien 1980.

Die Pharmakotherapie der Epilepsien im Kindes- und Jugendalter

Einleitung

In den letzten Jahren ist vor allem im deutschen und anglo-amerikanischen Sprachraum eine Reihe von Publikationen zur Therapie der Epilepsien speziell im Kindesalter erschienen (1, 3, 7, 10, 12, 13, 15, 20, 21, 25, 29, 30–34, 37, 39–42, 45, 46, 49). Dabei wird deutlich, daß nach wie vor unterschiedliche Auffassungen bestehen z. B. bei der Behandlung von (komplizierten) Fieberkrämpfen, bei kombinierten Epilepsien, aber auch bei der Beurteilung des Rückfallrisikos nach verschieden langer Behandlungsdauer. In den USA ist der Verbrauch von Phenobarbital und Phenytoin sehr hoch, während der von Carbamazepin und Valproinat vergleichsweise gering ist. In England und in der Bundesrepublik Deutschland zeichnet sich eher eine gegenläufige Entwicklung ab. Bemerkenswert ist auch die relativ breite Anwendung von Valproinat in Dänemark, Frankreich und Holland.
Etwa zwei Drittel der (»aktiven«) Epilepsien (der rezidivierenden epileptischen Anfälle) manifestieren sich im Kindes- und Jugendalter. Für die Erstmanifestation gilt nach wie vor, daß ein Gipfel in der frühen Kindheit, je ein weiterer vor der Pubertät (Grand-mal-Manifestation) und im 18.–21. (bis 25.) Lebensjahr liegt, während nach dem 30. Lebensjahr die Rate der Neuerkrankungen nur noch etwa 10 % beträgt.

Indikation und Ziel der Pharmakotherapie

Die Pathogenese der Epilepsien geht aus *Tabelle 1* hervor.
Als ätiologische Richtschnur gilt auch das Alter des Kindes, wobei der erste Krampfanfall den Beginn einer epileptischen Erkrankung bedeuten kann *(Tabelle 2).*
Ein hirnorganisch determiniertes Anfallsleiden muß unter Berücksichtigung von Anfallsart und EEG-Befund sowie evtl. simultaner Doppelbildaufzeichnung gesichert und *klassifiziert (Tabelle 3)* sein.
Eine *absolute Indikation* (10) zur Einleitung einer medikamentösen *Langzeit*-Behandlung ist bei den in *Tabellen 4 und 5* aufgelisteten Anfallstypen gegeben.
Das Ziel einer oft jahrelangen – selten »lebenslangen« – Therapie ist, speziell im Kindes- und Jugendalter, möglichst Anfallsfreiheit bei weitgehender Vermeidung körperlicher und psychischer Leistungseinschränkung und möglichst geringen medikamentösen Nebenwirkungen. Dabei ist heute –

Tabelle 1 Ursachen epileptischer Anfälle

1. Genetische Faktoren
   a. Konstitutionelle hereditäre Krampfbereitschaft
   b. Metabolisch genetische Krankheiten
   Stoffwechselerkrankungen wie Phenylketonurie, Neurolipidosen, Aminoazidopathien, Ahorn-Sirup-Krankheit, Pyridoxin-Abhängigkeit, idiopathische Hypoglykämie
   c. Neurokutane Syndrome (z. B. Phakomatosen) wie tuberöse Hirnsklerose, Sturge-Weber-Syndrom, Morbus Bourneville
2. Pränatale Faktoren
   a. Chromosomale Aberrationen (z. B. Klinefelter-Syndrom, XYY-Zustand [43])
   b. Embryopathien (Mißbildungssyndrome des Gehirns, seiner Häute und Gefäße)
   c. Fetopathien (z. B. Lues, Toxoplasmose, Röteln)
   d. Mangelernährung in utero (z. B. auch Manganmangel?)
3. Perinatale Faktoren
   a. Sauerstoffmangel
   b. Hirnblutung
   c. Adaptationsstörungen (z. B. Hypomagnesiämie, Hypokalzämie)
4. Postnatale Faktoren
   a. Infektiös-toxische, z. B. Toxikosen des Säuglings und Kleinkindes, Infekte wie Röteln, Varizellen im Kindesalter
   b. Zustand nach Hirnschädigung (hirnorganische Defektzustände) wie Hirntrauma, Tumoren, Enzephalomyelitis

Tabelle 2 Alter des Kindes und bevorzugte Anfallätiologie (in Anlehnung an Neuhäuser, 30)

Neugeborene:	Geburtstraumata (Hypoxie, Stoffwechselstörungen)
Kleinkinder:	Infektionen des ZNS, Fieberkrämpfe, Spontanhypoglykämie
Ältere Kinder:	sog. frühkindliche Hirnschädigung und »zusätzliche Faktoren« seltener Tumoren oder Gefäßanomalien

Tabelle 3 Klassifikation der epileptischen Anfälle (bzw. Epilepsien) in Anlehnung an eine revidierte Internationale Klassifikation (ILAE, Kyoto 1981°)

I. (Primär) *generalisierte* Anfälle* (= Anfälle ohne fokale Symptomatik)
1. Myoklonische (astatische) Anfälle (2.–5. Lebensjahr)
   (= zentrenzephales myoklonisches »Petit mal«)
2. Absence-Epilepsien (einfache oder komplexe$^+$, Schulalter)
   (bevorzugt pyknoleptisch bei Mädchen = Friedmann-Syndrom)
3. Frühkindliches Grand mal (2.–5. Lebensjahr)
4. Aufwach-Grand-mal
5. Massiver bilateraler Myoklonus
   (= Impulsiv-»Petit-mal«, Janz-Syndrom)

II. *Fokale Anfälle* (= Anfälle mit fokaler Symptomatik und oft Aura)
1. »Einfache« Anfälle, i. e. S. Herdepilepsien (= neokortikale Anfälle)
   motorische (Jackson-)Anfälle
   sensible (Jackson-)Anfälle
   sensorische Anfälle »mit elementarer Symptomatik« } = somatosensorische Anfälle
   (visuelle, auditorische, olfaktorische, gustatorische, vertiginöse Symptome)
   adversive Anfälle
   mit psychischen Symptomen (z. B. aphasisch, dysmnestisch, kognitiv, affektiv, Halluzinationen)
2. »Komplexe«$^+$ Anfälle (= rhinenzephale Anfälle)
   psychomotorische Anfälle$^\bullet$ mit Bewußtseinsstörungen und/oder Automatismen

III. (Sekundär) *generalisierte Anfälle* (bzw. Anfälle fokaler Genese mit tonisch-klonischen Mechanismen)
1. BNS-Krämpfe
   (= Propulsiv-»Petit-mal«, West-Syndrom)
2. myoklonisch-astatische (akinetische) Anfälle
   (= Lennox-Syndrom)
3. Schlaf- / diffuses Grand-mal (Halbseitenanfälle)

IV. *Gelegenheits-(Okkasions-)Anfälle* (»amorphe« Neugeborenenkrämpfe, Fieberkrämpfe)

° = Die neue Internationale Klassifikation ist viel zu schwerfällig und nicht praktikabel
* = Synonyma: »zentrenzephale« Epilepsie, idiopathische, genuine, angeborene, fotosensible, spike-wave-Epilepsie
$^+$ = komplexe Anfälle können auch »Anfälle fokaler Genese« (II) sein
$\bullet$ = partielle Anfälle mit komplexer Symptomatologie

besonders bei Problemfällen – auf eine an Serumkonzentrationen kontrollierte Therapie zu achten. Die Bedingungen dafür haben soeben Schulz u. Mitarbeiter (35) wieder betont.

Anmerkungen zur Diagnostik

Im Regelfall lassen sich Epilepsieursache und Anfallstyp durch *Anamnese, klinische Untersuchung*, EEG und durch die ebenso harmlose, wie – vor allem in unklaren Fällen – aussagekräftige kraniale Computertomographie (= CT) abklären.
Primär generalisierte Epilepsien bei Kindern korrelierten in 38 % (N = 93), sekundär generalisierte Epilepsien sogar in 84 % (N = 51) mit pathologischen CT-Befunden (26).

Pathologische CT-Befunde wurden vor Jahren bei 45,86 % bis 54 % aller Epilepsien erhoben. Hohe Übereinstimmung zeigte sich vor allem bei Raumforderungen (9,2 bis 9,8 %) und »das Merkmal Grand mal in der Vorgeschichte ergibt rund 45 % nachweislicher Läsionen in der Computertomographie« (14).
Untersuchungsverfahren wie simultane Doppelbildaufzeichnung bzw. Video-Bandanalysen (8), die mobile 24-Stunden-EEG-Langzeitüberwachung in Verbindung mit fortlaufender Bestimmung der Antiepileptika-Serumwerte (39) erhöhen die diagnostische Sicherheit – auch für die Diskriminierung der Genese zerebraler und extrazerebraler Anfälle (38). Diese Untersuchungen erleichtern auch die Wahl geeigneter Medikamente – z. B. bei komplexen (fokalen), therapieresistenten Absencen – und erlauben eine bessere Verlaufsbeobachtung, Sicherung und Zuordnung der Anfallaktivität. Die revidierte Internationale Klassifikation der Epilepsien, über die sich Janz (ein »Kompromiß« [18]) ausführlich und jetzt Karbowski (22) – zu Recht – kritisch geäußert hat, kennt z. B. sieben erscheinungsbildlich unterschiedliche Typen sogenannter komplexer Absencen, denen nur vier EEG-Muster entsprechen (48).

Tabelle 4 Absolute Indikation für eine antiepileptische *Langzeit*-Behandlung

1. Komplizierte Infekt- bzw. Fieberkrämpfe
2. Hypsarrhythmie sowie multiple oder kombinierte epileptogene Herde im EEG auch ohne klinische Anfallsymptome
3. BNS-(Propulsiv-)Anfälle (West-Syndrom)
4. Pyknoleptische Absencen (Retropulsiv-)Anfälle (Friedmann-Syndrom)
5. Massiver bilateraler Myoklonus (Impulsiv-)Anfälle (Janz-Syndrom)
6. Fokale und psychomotorische Anfälle (besonders in Kombination mit Grand mal)
7. Zentroparietale Hirnverletzungen und Zustand nach Tumor- oder Hirnabszeßoperation im Großhirnbereich

Tabelle 5 Welches Antiepileptikum bei welchen Anfalltypen?

Medikamente	Anfallform
Barbiturate (Phenaemal, Luminal, einschl. Maliasin)	amorphe Neugeborenenkrämpfe (1. Wahl) große Anfälle bei Säuglingen »Fieberkrämpfe« (komplizierte) posttraumatische große Anfälle (Maliasin)
Primidone (Mylepsinum, Liskantin, Resimatil)	Impulsiv-Anfälle (»Petit mal«)* diffuses Grand mal (1.–2. Wahl) Aufwachanfälle
Hydantoine (Zentropil, Phenhydan, Epanutin)	Schlafanfälle, diffuses Grand mal (2. Wahl) fokale (Herd-)Anfälle (nicht altersgebunden) Grand-mal-Status (1) posttraumatische große und fokale Anfälle
Valproinat (Ergenyl, Orfiril, Convulex, Leptilan)	pyknoleptische Absencen (»Petit mal«) myoklonisch-astatische Anfälle (zentrenzephaler Typ, 1.–2. Wahl) Aufwachanfälle (evtl. mit »Petit mal«) Photosensibilität »komplizierte« Fieberkrämpfe Impulsiv-Anfälle diffuse Epilepsie (zur Kombination geeignet, PENIN)
Carbamazepin (Tegretal, Timonil)	psychomotor. Anfälle (= fokale Anfälle mit komplexer Symptomatologie), elementare fokale Anfälle, Grand mal u. psychomotor. Anfälle, therapieresist. Absencen mit fokaler Symptomatik fokale (Herd-)Anfälle diffuses Grand mal (1. Wahl) komplexe Absencen
Succinimide (Petinutin, Petnidan, Suxinutin, Pyknolepsinum)	Absencen (einfache u. pyknoleptische) myoklonisch-astatische Anfälle (3. Wahl)
Benzodiazepine z. B. Clonazepam (Rivotril)	BNS-Krämpfe (West-Syndrom, 1. Wahl) (mit Grand-mal-Schutz: Maliasin), Status epilepticus myoklonisch-astatisches Petit mal (1.–2. Wahl)
Kortikosteroide	BNS-Krämpfe (2. Wahl) myoklonisch-astatische Anfälle (2. Wahl)

* »Petit mal« ist nach der neugefaßten »Klassifikation von Epilepsien und epileptischen Anfällen« (s. Janz, 18) »obsolet« geworden.

Es ist der Ansicht zuzustimmen, daß der Einsatz der Medikamente noch nicht optimal ist (47); denn es werden z. B. noch immer a) zwei bis drei Antiepileptika, b) ungeeignete bzw. die für die entsprechenden Anfallsformen nicht optimalen Medikamente etwa auch in c) falscher Dosierung oder Kombination und d) zu spät eingesetzt, oder f) eine Therapie wird zum unrichtigen Zeitpunkt (z. B. Pubertät) beendet. Wenn demgegenüber gelegentlich betont wird, daß es bei »therapieresistenten« Anfällen, z. B. kombinierten Grand mal und psychomotorischen Anfällen wegen der zahlreichen Nebenwirkungen der Antiepileptika besser sei, mitunter auf diese zu verzichten, ist einzuwenden, daß z. B. häufig gut aufzudeckende Resistenzbedingungen nicht ermittelt werden. Janz (20) hat ausführlich über wichtige ursächliche Dimensionen für Pharmakoresistenz berichtet. Wir haben zu diesem Problem aus einer allgemeinen Sicht der »Therapieresistenz« Stellung genommen (4).

Therapie

Daß bei weitem die meisten zu (chronischen) Epilepsien führenden Bedingungen einer gezielten Pharmakotherapie bedürfen, geht ebenfalls aus Tabelle 1 hervor.

Nur in wenigen Fällen wird z. B. eine diätetische Behandlung (wie bei Phenylketonurie, 44), eine immunologisch wirksame Therapie (2), bzw. eine Operation (z. B. Exzision einer Hirnrindennarbe) allein zur Anfallskontrolle führen.

Für eine optimale Therapie (wie in Tabelle 5 aufgelistet) sind gute Kenntnisse von (plasmaspiegelbelegten) Interferenzen (9) der Antikonvulsiva, ihrer therapeutischen Breite und vor allem Toxizität unumgänglich: Es gilt für Phenobarbital (15 bis höchstens 25 µg/ml), für Carbamazepin (4 bis 10 [bis 12] µg/ml), für Diphenylhydantoin (= DPH, 7–17 µg/ml). Demnach ist die therapeutische Breite – speziell im Kindesalter – für Phenobarbital und DPH gering. Letzteres hat darüber hinaus die meisten, zum Teil gravierenden, Nebenwirkungen aller heute eingesetzten Antiepileptika. Manche Autoren (32) vermeiden den Einsatz von Hydantoinen bei Kindern, die noch nicht laufen können, da sich eine Überdosierung in erster Linie durch Gangataxie, viel später erst durch Nystagmus äußert.
Für Valproinat konnte der untere (sicher effektive) therapeutische Serumwert bei etwa 60 µg/ml ermittelt werden (12, 34), eine Serumkonzentration von über 100 µg/ml ist selten (am ehesten bei schizophrenieähnlichen epileptischen Psychosen) erforderlich. Kinder benötigen in der Regel höhere Dosen (20–50 mg/kg/d) als Erwachsene (20–30 mg/kg/d). Bei einer durchschnittlichen – im Einzelfall aber z. B. wegen Veränderungen der Resorptionsquote stark differierenden – Halbwertszeit von (8 bis) 15 Stunden gilt für Valproinat, daß mit zweimaliger, höchstens dreimaliger Einnahme der Substanz auszukommen ist. Ob sich dagegen »eine tägliche Einzeldosis gegenüber täglicher Mehrfachapplikation als gleichwertig und oft überlegen erwie-

Therapiechancen und Rückfallrisiko

Besonders diese Ausführungen (einschl. Abschnitt Therapie) gelten sowo für die Behandlung im Kindes-, Jugend-, als auch im Erwachsenenalter. Bis in die jüngere Zeit hinein galt – je nach Anfallsform – daß jeweils ca. e Drittel der Patienten anfallsfrei wird, sich bessert oder unbeeinflußt bleit Die Aussicht eines für zwei bis drei Jahre anfallsfrei gebliebenen Epilepsi Kranken auf völlige Heilung (Anfallsfreiheit ohne Medikamente) beträgt ab heute mindestens 50 % (47). Auch die noch vor wenigen Jahren als »ther piefeindlich« (32) bezeichneten West- und Lennox-Syndrome – die mit e nem hohen Prozentsatz an pathologischen computertomographischen B funden korrelieren – lassen sich heute in etwa 35 % (20) kurieren.
Fokale (psychomotorische) Anfälle sind, abhängig von Herd- und EEG-B funden, dauerhaft in mindestens 50 % zu bessern (Stenzel, S. 354–361 7). Diese Ergebnisse entsprechen auch im wesentlichen der Literaturübe sicht eines Kinderepileptologen (Heyer, S. 310 in 7):

»Mit der medikamentösen Monotherapie (bei reinen psychomotorischen Anfällen bevorz Carbamazepin, Anm. d. Ref.) oder Kombinationstherapie (häufig Phenytoin mit Carbamaze bei kombinierten psychomotorischen Anfällen, Anm. d. Ref.) kann in etwa je einem Drittel Fälle Anfallsfreiheit bzw. Besserung erzielt werden, während bei dem restlichen Drittel ke befriedigende Anfallsreduktion erreicht werden kann (Dalby, Janz). Für die Behandlungsp gnose spielen Erkrankungsalter und Krankheitsdauer eine Rolle. In der Kindheit beginne psychomotorische Anfälle und eine Krankheitsdauer über vier Jahre vermindern (nach Ja die Aussicht auf Anfallsfreiheit.«

Schon danach ist die Auffassung sicher zu pessimistisch, daß sich » Aussichten für eine endgültige Heilung des Leidens in den letzten Jahrzel ten nur unbedeutend verbessert« (25) hätten. Pauschal nicht zu bestätig ist auch (24), daß generalisierte primäre Epilepsien generell günstig, part le Epilepsien weniger günstig und generalisierte sekundäre Anfallsforn am ungünstigsten verlaufen. Eine gute Behandlungsprognose haben zv Kranke mit primären Epilepsien, denn im Vergleich zu fokalen Epileps (48 % Rezidive) und sekundär generalisierten Anfallsformen (50 % Rez ve) neigen sie nach mindestens dreijähriger Behandlung nur zu 28 % einem Rezidiv (19). Aber das sehr komplexe Rückfallrisiko ist allgem abhängig von Krankheits-, Persönlichkeits- und Behandlungsfaktoren, s ziell von den verschiedenen Formen der Epilepsien, vom generalisie oder fokalen Anfallcharakter, vom Erkrankungsalter und auch der Bind an den Schlaf-Wach-Rhythmus. Kranke mit Aufwachepilepsie haben größeres Rückfallrisiko, als Kranke mit Schlafepilepsie. Dasselbe erhö Risiko gilt für Patienten, deren Anfälle sich zwischen dem 10. und 30. bensjahr manifestieren (19).

Nach van Heycop ten Ham (17) ist das Rezidiv-Risiko nach fünfjähriger anfallsfreier Perioc primär generalisierte Epilepsien sogar nach zehnjähriger Anfallsfreiheit hoch. Die Progno gut für Kranke nur mit Absencen und für diejenigen, die nicht mehr als drei Anfälle im L hatten.

sen hat« (3), ist zu bezweifeln. Eine Einmaldosierung ist wegen entsprechend langer Halbwertszeiten nur bei DPH, Phenobarbital und Ethosuximid sicher möglich.
Unter besonderer Berücksichtigung der Antiepileptika-Wirkungen auf psychiatrisch relevante psychopathologische Syndrome (Phenytoinintoxikation bzw. Antiepileptika-induzierte Psychosen [11]) oder auf Dimensionen psychischer Leistungsfunktionen ist eine möglichst gleichbleibende Konzentration im Serum (»therapeutische Breite«) von besonderer Bedeutung. Eine entsprechende Kontrolle empfiehlt sich auch deshalb, da häufig ein enger Zusammenhang zwischen der Höhe des Plasma- und des Gewebsspiegels, auch der Konzentration im Gehirn besteht (50).
Der Umgang mit einer antiepileptischen Therapie verlangt neben guten Kenntnissen auch eine eingehende Information des Kranken bzw. der Eltern – schon aus juristischen Gründen – ehe bei initialer Überprüfung von Blutbild und Blutzucker, Elektrolyten, Transaminasen, Gamma-GT, alkalischer Phosphatase, Lactataldehyddehydrogenase, Kreatinin, Thyroxin und unter Berücksichtigung des zu erwartenden Anfallsverlaufs einschleichend medikamentös eingestellt wird.
Während der deutschsprachigen Literatur eine im wesentlichen recht einheitliche Therapieempfehlung zu entnehmen ist, sei eine nicht zu berücksichtigende, weil längst überholte, Auffassung aus der US-amerikanischen Literatur angemerkt:

»Die Antikonvulsiva, die allgemein für den Beginn einer Therapie der meisten Anfallskrankheiten bevorzugt werden, sind Phenytoin für Erwachsene und Phenobarbital für Kinder. Wenn Anfälle trotz eines hohen Serumspiegels des Pharmakons oder bei Intoxikationssymptomen des Kranken persistieren, kann ein anderes Antikonvulsivum hinzugefügt werden. Ein Patient, der drei oder vier verschiedene Medikamente einnimmt, und dennoch Anfälle hat, mag von einer adäquaten Angleichung der Dosis oder, bei Vorliegen eines epileptogenen Fokus, von einer chirurgischen Intervention profitieren« (42).

Da *Valproinat* auch für die Therapie kindlicher Epilepsien – Komplikationsdichte (s. S. 34 u. [5]) – in letzter Zeit zunehmende Bedeutung erlangt, soll eingehender auf diese Substanz eingegangen werden:
Als Hauptindikation (siehe Tabelle 5) sind anzusehen Epilepsien mit generalisierten Anfällen genetischer Prädisposition (sogenannte primär generalisierte Epilepsien) ohne (eindeutige) fokale Symptomatik – also klinisch ohne (dem Anfallsgeschehen unmittelbar vorausgehende) Aura, aber mit (den Anfällen Stunden, gelegentlich Tage vorausgehenden) Vorboten. Das sind Störungen der allgemeinen Befindlichkeit und z. B. vegetative und psychische Beschwerden wie Kopfdruck, Unruhe, dysphorische Verstimmtheit. Diesen Anfällen entsprechen in der Regel bilateral synchrone, steile Potentiale und eine postiktuale Verlangsamung und Abflachung im EEG.
Über die Erfolgsquoten von nur mit Valproinat behandelten Kindern mit primär generalisierten Anfallsformen (75–100 % Anfallskontrolle oder Besserung) wurde im Rahmen einer Literaturübersicht (12 Arbeiten) berichtet (15):

Anzumerken ist aber, daß die Bedeutung dieser interessanten Befunde durch die sehr unterschiedliche und größtenteils kurze Beobachtungsdauer relativiert wird. Diese betrug in vielen Fällen weniger als zwei Jahre. Generell gilt aber, daß fünf Jahre nach Reduktion der Medikamente die Rezidivquote unter 40 %, wenn schon nach kürzerer Zeit reduziert wird, diese über 40 % liegt. Das Rückfallrisiko beträgt für Absencen und Grand mal nach zweijähriger Anfallsfreiheit und anschließender Reduktion der Medikamente immerhin 65 % (19).

Daß heute eine effektive Therapie immer mit einem Medikament (Priorität der Monotherapie, 37, 33) durchzuführen ist, dessen Potenz »ausgeschöpft« werden sollte, ist zwar unumstritten, aber wegen mangelnder Praktizierung immer wieder zu betonen. Erst bei ungenügender Wirkung und genauer (auch am Serumwert kontrollierter), längerfristiger Überprüfung ist am ehesten dann, wenn zwei oder drei Anfallsformen zu behandeln sind, ein zweites Präparat zuzulegen. Es ist aber heute kaum mehr erforderlich, bei Kindern ein drittes Medikament zu applizieren.

Daß 70–80 % neuentdeckter Epilepsiepatienten ohne neurologische Komplikationen (N = 51) mit Grand mal und/oder partiellen (fokalen) Epilepsien bei optimalen Serumwerten nach durchschnittlich 28½monatiger Therapie unter Phenytoin sowie nach durchschnittlich 12 Monaten unter Carbamazepin-Behandlung anfallskontrolliert waren, traf nur für eine nicht repräsentative, selegierte Klientel primär prognostisch günstiger Epilepsien zu und ist natürlich kein hinreichender – generalisierungsfähiger – Beleg für die Effektivität einer Monotherapie (36).

Fest steht aber, daß es bei 75 % aller Epilepsiekranken möglich ist, Antiepileptika nach dem Anfallstyp auszuwählen und, zumal 50 % dieser Kranken eine bestimmte Anfallsform haben, Monotherapie einzusetzen. Diese erhöht weniger die Einnahmezuverlässigkeit des Medikamentes als vielmehr die Kooperation der Eltern und mit Mißerfolgen ist im Kindes- und Jugendalter dann keineswegs häufig zu rechnen. Dies gilt vor allem bei frühzeitiger Behandlung, wenn psychische Störungen noch nicht nachweisbar oder noch rückbildungsfähig sind. Zu erinnern ist daran, daß es, besonders bei mehrfach geschädigten anfallskranken Kindern, sinnvoll sein kann, auch höherdosiert Medikamente (z. B. Valproinat-Serumwert bis 100 µg/ml) einzusetzen, wenn diese Dosen objektivierbar Vigilität und kognitive Funktionen möglichst nicht beeinträchtigen; dies gilt um so mehr, als durch psychometrische Verfahren eindeutig festgestellt werden konnte, daß sich unter Carbamazepin-Therapie verbessern: Lern- und Organisationsvermögen, visuomotorische Koordination und Schnelligkeit, sowie die Fähigkeit, konkrete Aufgaben auszuführen (45). Der pauschalen Behauptung, Carbamazepin habe nach Primidon, die ungünstigsten psychischen Nebenwirkungen (Scheffner in 7, S. 51) kommt sicher keine Bedeutung zu, zumal eine Fülle von wissenschaftlich gut fundierten Studien das Gegenteil beweist. Viel bedeutsamer dagegen sind andere Feststellungen: Selbst eine mittlere Dosis von z. B. Primidon kann die Lernfähigkeit eindeutig verschlechtern (Schlack in 7, S. 51), und in bezug auf ungünstige psychische Nebenwirkungen, Lernstörungen, medikamentös bedingte Wesens- und Verhaltensstörungen sei Primidon und Clonazepam am meisten zu fürchten, »besonders natürlich in Kombination beider Medikamente, und zwar schon in geringer Dosierung« (Kruse in 7, S. 51).

Diagnostik, Therapie und Prognose von Fieberkrämpfen

Von komplizierten und behandlungsbedürftigen Infektkrämpfen wird gesprochen, wenn mindestens eines der folgenden Kriterien vorliegt:
Familiäre Belastung mit Epilepsie, zerebrale Vorschädigung, wenn die Krämpfe im ersten oder fünften Lebensjahr erstmals auftreten, wenn mehr als drei Fieberkrämpfe registriert werden, wenn ein Anfall länger als 15 Minuten dauert und wenn im fieberfreien Intervall im EEG hypersynchrone Potentiale nachweisbar sind (6, 23).
Noch unklar ist, ob für die spätere Entwicklung einer Epilepsie, damit auch für eine präventive Therapie folgende Risikofaktoren bedeutsam sind: a) abnorme neurologische Entwicklung und geistige Retardierung, b) länger als 15 Minuten anhaltende Krämpfe bei Fieber, c) familiäre bzw. genetische Disposition für eine Epilepsie.

Echoenzephalographische Ventrikelmessungen ließen häufiger Erweiterungen im Bereich des dritten und des Seitenventrikels bei komplizierten Fieberkrämpfen erkennen (27). Solche Veränderungen – und computertomographische pathologische Befunde bei 25 % von Kindern mit komplizierten Fieberkrämpfen (26) – müssen als Hinweis für eine rechtzeitige und konsequente Therapie angesehen werden. Unbehandelte rezidivierende Fieberkrämpfe erhöhen das Risiko eines schweren Anfalls mit (möglicherweise zusätzlichen) neurologischen Folgen. Die Grand-mal-Inzidenz steigt außerdem nach zahlreichen Fieberkrämpfen, und mit später auftretenden Lernschwierigkeiten ist zu rechnen (45). Nach einer sorgfältigen katamnestischen Erhebung im Rahmen einer Großstudie ist das Epilepsie-Risiko nach komplizierten Fieberkrämpfen bis zu 18fach höher als bei Kindern mit unauffälliger frühkindlicher Entwicklung (28). Andererseits weisen Experten darauf hin, daß 40 % der Kinder, die unter Langzeittherapie mit Antikonvulsiva stehen, Verhaltensstörungen wie Hyperaktivität, extreme Irritierbarkeit, Schlafstörungen, beeinträchtigtes Kurzzeitgedächtnis, Aufmerksamkeitsverlust und nachlassende Auffassungsgabe entwickeln. Im Rahmen des »Collaborative Perinatal Project« mußten nur 6 % von 50 000 untersuchten Kindern mit Fieberkrämpfen unbedingt behandelt werden. Diese Einschätzung dürfte jedoch sehr fragwürdig sein, wie auch aus einer soeben publizierten Studie deutlich wird: Danach hatten etwa 25 % der untersuchten Patienten mit Anfallsleiden Fieberkrämpfe in der frühen Kindheit (40). Im Durchschnitt ist damit zu rechnen, daß sich bei etwa 12–15 % (bzw. 10 %, 16) der Kinder mit Fieberkrämpfen (6) später rezidivierende Anfälle vom Grand-mal-Typ entwickeln (40).

Unter Berücksichtigung der Tatsache, daß etwa 4 % aller Kinder unter fünf Jahren einen oder mehrere Fieberkrämpfe haben (40), bleibt summarisch festzuhalten: Gelegenheitsanfälle im Kindesalter, z. B. Neugeborenen-, Fieber- oder Infektkrämpfe werden sicher nur dann unnötig therapiert (49), wenn »einfache«, nicht aber »komplizierte« Fieberkrämpfe vorliegen. Ob das Mittel der Wahl bei diesen Phenobarbital (16, 40) oder eher Valproinat (33, 46) ist, muß zur Zeit noch offenbleiben.

Zusammenfassung

Die Einleitung und die Beendigung der Therapie einer sich oft im Kindes- und Jugendalter etablierenden Epilepsie ist abhängig vom Manifestationsalter, der Anfallsart (einschließlich vegetativer Bindung), der Anfallschwere und -frequenz (z. B. »Gelegenheits«-Anfälle), der Verlaufsdauer und dem EEG-Befund. Eine wesentlich verfeinerte Diagnostik (z. B. Computertomographie, 24-Stunden-Langzeitüberwachung, simultane Doppelbildaufzeichnung) kann heute die Diskriminierung von Anfällen und die Therapie erleichtern. Neben allgemeingültigen und vielfach einheitlichen Therapierichtlinien werden unterschiedliche Auffassungen – z. B. bei der Behandlung komplizierter Fieberkrämpfe – diskutiert, Therapiechancen und Rückfallrisiko erörtert.

Literatur

1. Albani, M.: Phenytoindosierung zur Behandlung des Status epilepticus im Säuglings- und Kindesalter. Mschr. Kinderheilk. *126,* 348–349 (1978). – 2. Daute, K.-H., A. Hässler, E. Klust u. S. B. Karliczek: Die myoklonisch-astatischen Anfälle des Kindesalters. Dt. Gesundh.-Wes. *33,* 1207–1211 (1978). – 3. Covanis, A., P. N. Jeavons, A. K. Gupta: Monotherapie mit Valproinat bei Verabreichung einer täglichen Einzeldosis. Vortrag auf dem 12. Internationalen Epilepsie-Symposium. Internationale Liga gegen Epilepsie, Kopenhagen 6.–10. Sept. 80. – 4. Diehl, L. W.: Das Problem der Therapieresistenz bei Epilepsien. Ärztl. Prax. XXX., 88, 2855–2856 (1978). – 5. Diehl, L. W.: Zur Frage der Komplikationen durch Valproat-Therapie. Nervenarzt *52,* 559–564 (1981). – 6. Doose, H.: Zerebrale Anfälle im Kindesalter, 4. Auflage. Desitin-Werk Carl Klinke GmbH, Hamburg 1976. – 7. Doose, H., R. Kruse, Chr. Lipinski, D. Scheffner, H.-M. Weinmann (Hrsg.): Beiträge zur Klassifikation und medikamentösen Therapie epileptischer Anfälle. (Sitzungsberichte des Arbeitskreises für Epileptologie) Desitin-Werk Carl Klinke GmbH, Hamburg 1979. – 8. Dreyer, R.: Status mit psychomotorischen Anfällen. Ein Beitrag zur klinischen und hirnelektrischen Problematik. Video-Band-Analyse von 7 Fällen mit 9 Skalen. Nervenarzt *48,* 612–620 (1977). – 9. Egli, M.: Interaktionen bei antiepileptischer Kombinationstherapie. Dtsch. med. Wschr. *104,* 260–265 (1979). – 10. Fichsel, H.: Wichtige Gesichtspunkte bei der Epilepsiebehandlung von Kindern und Jugendlichen. Mat. Med. Nordm. *28,* 275–283 (1976). – 11. Franks, R. D., H. J. Richter: Schizophrenia-like psychosis associated with anticonvulsant toxicity. Amer. J. Psychiat. *136,* 973–974 (1979). – 12. Fröscher, W., H.-U. Schulz, R. Gugler: Vaproinsäure in der Behandlung der Epilepsien unter besonderer Berücksichtigung des Serumspiegels. Fortschr. Neurol. Psychiat. *46,* 327–341 (1978). – 13. Fröscher, W., M. Eichelbaum, R. Gugler, G. Hildebrand (Hrsg.): Medikamentöse Therapie der Epilepsien unter Kontrolle der Antiepileptika-Serumspiegel. F. K. Schattauer, Stuttgart/New York 1980. – 14. v. Gall, M., H. Becker, H. Hacker: Die Computer-Tomographie in der Diagnostik der Epilepsie. Nervenarzt *48,* 72–76 (1977). – 15. Hahn, F., K. Bestehorn: Natriumvalproinat: Wie hilft es Kindern? Ärztl. Prax. XXXII *93,* 3142–3145 (1980). – 16. Hanefeld, F.: Über Fieberkrämpfe, ihre Prognose und Prophylaxe. DBÄ *5,* 277–281 (1979). – 17. van Heycop ten Ham, M. W.: Complete recovery from epilepsy? huisarts en wetenschap *23,* 309–311 (1980). – 18. Janz, D.: Epidemiologie und Klassifikation von Epilepsien und epileptischen Anfällen. Akt. Neurol. *6,* 189–196 (1979). – 19. Janz, D.: Rückfallprognose während und nach Reduktion der Medikamente bei Epilepsiebehandlung. Vortrag auf dem Treysaer Epilepsiekolloquium 14./15. Juni 1980. – 20. Janz, D.: Über Pharmakoresistenz in der Epilepsiebehandlung. Dtsch. med. Wschr. *103,* 1612–1619 (1978). – 21. Jeavons, P. M., J. E. Clark, M. C. Maheshwari: Treatment of Generalized Epilepsies of Childhood and Adolescence with Sodium Valproate (Epilim). Develop. Med. Child Neurol. *19,* 9–25 (1977). – 22. Karbowski, K.: Nomenklaturwandel in der Epileptologie. Nutzen oder Schaden? Nervenarzt *52,* 17–18 (1981). – 23. Knölker, U.: Zerebrale Anfallsleiden im Kindes- und Jugendalter. Münch. med. Wschr. *121,* 813–816 (1979). – 24. Kugler, J.: Epilepsie: Auch nach zehn anfallsfreien Jahren noch mit Rezidiv zu rechnen. Med. Trib. *6,* 4 (1977). – 25. Kugler, J., R. Spatz: Epilepsie: Gezielte Pharmakotherapie ist möglich. Ärztl. Praxis XXXI *95,* 3919–3920, 3923–3924 (1979). – 26. Lagenstein, I., G. Kühne, K. H. P. Bentele, M. Rothe: Computertomographische Befunde bei verschiedenen kindlichen Epilepsien mit Grand-mal-Anfällen und Herdanfällen sowie Fieberkrämpfen. Nervenarzt *51,* 607–615 (1980). – 27. Lensing-Mikschiczek, D., G. v. Czettritz, M. Rauch: Echoenzephalographische Ventrikelmessungen bei Kindern mit Infektkrämpfen. Fortschr. Med. *97,* 1737–1740 (1979). – 28. Nelson, K. B., J. H. Ellenberg: Predictors of Epilepsy in children who have experienced febrile seizures. New. Engl. J. Med. *295,* 1029–1033 (1976). – 29. Neuhäuser, G.: Das anfallskranke Kind. moderne

medizin *8*, 14–22 (1980). – 30. Neuhäuser, G.: Akutbehandlung zerebraler Anfälle bei Kindern. Notfallmedizin *6*, 218–224 (1980). – 31. Parsonage, M. J., A. D. S. Caldwell (Eds.): The Place of Sodium Valproate in the Treatment of Epilepsy. Published by The Royal Society of Medicine. Academic Press, London/Toronto/Sydney 1980. – 32. Scheffner, D., Ch. Lipinski: Die Epilepsien im Kindesalter. Internist *18*, 71–75 (1977). – 33. Schobben, A. F. A. M.: Pharmacokinetics and therapeutics in epilepsy. Stichting Studentenpress, Nijmwegen 1979. – 34. Schulz, H.-U., W. Fröscher, R. Gugler, M. Eichelbaum: Untersuchungen zum »therapeutischen Bereich« der Valproinsäure. Med. Welt *30*, 59–61 (1979). – 35. Schulz, H.-U., W. Fröscher, G. Dietz: Plasmaspiegelbestimmung bei der Behandlung mit Antikonvulsiva. Psycho *7*, 54–62 (1981). – 36. Shorvon, S. D., D. Chadwick, A. W. Galbraith, E. H. Reynolds: One drug for epilepsy. Brit. Med. J. *1*, 474–476 (1978). – 37. Spatz, R., J. Kugler: Pharmakotherapie der Epilepsien. moderne medizin *8*, 216–224 (1980). – 38. Stefan, H.: Moderne Anfallsdiagnostik und Therapieüberwachung. Dtsch. Ärztebl. *77*, 2357–2364 (1980). – 39. Stefan, H., W. Fröscher, W. Burr, R. Hübschmann, H. Penin: Diagnostik und mobile 24-Stunden-Langzeitüberwachung von Absencen unter Carbamazepintherapie. Nervenarzt *51*, 623–629 (1980). – 40. Sternowsky, H. J., I. Lagenstein: Phenobarbital bei Fieberkrämpfen im Kindesalter. Dtsch. med. Wschr. *106*, 49–51 (1981). – 41. Stögmann, W.: Überwachung der antikonvulsiven Langzeittherapie im Kindesalter. Wien. med. Wschr. *128*, 89–93 (1978). – 42. Swanson, P. D.: Anticonvulsant Therapy. Approaches to some comment clinical problems. Postgraduate Med. *65*, 147–153 (1979). – 43. Tangye, S. R.: The EEG and incidence of epilepsy in Down's syndrome. J. ment. Defic. Res. *23*, 17–24 (1979). – 44. Wässer, St., H. Theile, L. Bergmann: Krampfanfälle bei Phenylketonurie. Dtsch. Gesundh.-Wes. *34*, 2064–2068 (1979). – 45. Wallace, Sh. J.: Carbamazepine in childhood seizures. Dev. Med. Child Neurol. *20*, 223–226 (1978). – 46. Wallace, Sh. J., J. A. Smith: Successful prophylaxis against febrile convulsions with valproic acid or phenobarbitone. Brit. med. J. *1*, 353–354 (1980). – 47. Wolf, P.: Verlaufsprognose von Epilepsie. Akt. Neurol. *6*, 197–203 (1979). – 48. Zitat in Ärztliche Praxis XXXII. *62*, 2103 (1980): Epilepsie beim Kind: Der Anfall sagt mehr aus als das EEG. – 49. Zitat in Ärztliche Praxis XXXII. *89*, 2935 (1980): Fieberkrämpfe: Nur sechs von hundert Kindern brauchen Antikonvulsiva. – 50. Zysset, H., J. Bircher: Verbesserte Dosierung von Antiepileptika mit Hilfe von Konzentrationsmessungen im Plasma. Schweiz. Rundschau Med. (Praxis) *69*, 835–839 (1980).

Pharmakotherapie der Epilepsien im Erwachsenenalter

Von den bei der Behandlung der Epilepsien eingesetzten Medikamenten werden aus neurophysiologischer bzw. neuropharmakologischer Sicht folgende Wirkungsmechanismen vermutet:

a. Stabilisierung der Zellmembran durch Barbiturate.
b. Normalisierung der Ionen-(Natrium-Kalium-)Pumpe durch Aktivierung des Zellstoffwechsels mit Hydantoinen (z. B. DPH).
c. Hemmung exzitatorischer Synapsen infolge verminderter Transmitterfreisetzung durch Hydantoine (DPH), CBZ.
d. Aktivierung inhibitorischer Synapsen und Systeme durch Benzodiazepin-Derivate, die physiologisch durch GABA bewirkt wird. Applizierte GABA kann jedoch die Gehirnschranke nicht überwinden. Durch NVP gelang es aber, eine Hemmung des GABA-Abbaus und einen Anstieg (auch des zerebralen) GABA-Spiegels zu erreichen.

Arbeiten zur antiepileptischen Langzeitmedikation sind in den letzten Jahren in deutscher (11, 14, 35) und englischer (21, 26, 28, 31) Sprache erschienen. Neben diesen Übersichtsbeiträgen wurde eine Fülle von zusammenfassenden Arbeiten bzw. Teilarbeiten in deutscher Sprache (2, 8, 9, 22, 23,

Praxisnahe Einteilung von Anfallsformen

Klinik	EEG	Zeitliche Bindung bzw. Form der Anfälle
Große Anfälle	Gen. prim./ „zentrenzephal", „idiopathisch"	Aufwach- und Feierabend-Grand-mal
	Gen. sek./fokal	Schlaf-Grand-mal/diffuses Grand mal
Kleine Anfälle	Generalisiert primär/ »zentrenzephal«	Myoklonisch (astatisches) „Petit mal"
		Pyknoleptisches „Petit mal"
		Myoklonisches „Petit mal" (Impulsiv-„Petit-mal")
	Generalisiert sekundär/fokal	BNS-Anfälle (West-Syndrom)
		Myoklonisch-astatisches „Petit mal"
		Halbseitenanfälle
	Fokal/partiell (elementar)	Jackson-Anfälle Adversiv-Anfälle Sensorische Anfälle (+ Auren) Vegetative Anfälle (+ Auren)
		Psychomotorische Anfälle

29, 33a) publiziert. Eigene Befunde zur Therapie komplizierter epileptischer Syndrome (= Anfälle und/oder psychische Störungen) wurden in einer Monographie (3) vorgelegt.
Eine antikonvulsive Langzeitbehandlung ist bei chronischen, richtig klassifizierten (s. Tab. S. 154 u. Tab. 3, S. 144) Epilepsien dann durchzuführen, wenn mindestens zwei bis drei gesicherte, hirnorganisch bedingte Anfälle aufgetreten sind oder doch einige (wenige) zerebral ausgelöste Anfälle in nicht zu großem zeitlichem Abstand registriert wurden.
Die Therapie der Epilepsien ist zwar nicht gefahrvoll, aber doch häufig kompliziert. Nicht selten ist sie mit stärkeren und auch störenden Nebenwirkungen verbunden.

I. Allgemeine therapeutische Bemerkungen

Wann ist eine medikamentöse Epilepsietherapie kompliziert?

Nach zahlreichen Untersuchungsergebnissen kann davon ausgegangen werden, daß bei einer Morbidität von 0,4 bis eher 0,65 % etwa 50 % aller erwachsenen Epilepsiekranken auch psychisch alteriert sind. Nach Bleuler (1) dürften »epileptische« Verstimmungen wohl bei keinem Patienten fehlen. Nicht nur das Symptom Anfall, sondern auch eine Reihe von psychopathologischen Syndromen, die wir z. B. als »epileptische« Verstimmbarkeit (affektive Durchgangssyndrome), »Wesensänderung«, Demenz, unspezifische Neurotizismen, psychotische Episoden bezeichnen, muß häufig behandelt oder ihre Etablierung verhindert werden. Entscheidend dabei ist eine Kontrolle darüber, ob sich der gut informierte Patient wirklich kooperativ verhält (Einnahmeverhalten!), ob aufgrund der Überprüfung pharmakokinetischer Parameter (Serumkonzentrationswerte der Antikonvulsiva!) eine sichere medikamentöse Wirkung am Rezeptor (EEG-Kontrolle!) anzunehmen ist und ob die Begleit- bzw. Nebenwirkungen applizierter Antiepileptika nicht störender oder gar bedrohlicher sind, als die Inkaufnahme von Anfällen. Es muß heute kaum mehr erwähnt werden, daß Medikamente in Abhängigkeit von Anfalltyp und Verlaufsform bei 60–80 % aller Patienten zu Anfallfreiheit führen können, wenn lange genug behandelt worden ist. Heute gehen wir davon aus, daß in nicht wenigen Fällen erst drei bis fünf Jahre nach erreichter Anfallfreiheit mit der vorsichtigen Reduktion von Antiepileptika begonnen werden soll. Der Kranke muß zu möglichst guter, d. h. befriedigender Leistung fähig sein, um sein Leben sozial akzeptieren und einigermaßen sorgenfrei führen zu können. Dennoch ist die Zahl der unbefriedigend behandelten Patienten relativ hoch, nicht zuletzt, weil noch bessere Medikamente fehlen, oder z. B. verschiedene Anfallssyndrome unterschiedlich gut behandelbar sind (relative und absolute Therapieresistenz, s. a. S. 120 [3, 17]), oder der Kenntnisstand nicht weniger Ärzte zu gering ist:

Völlig unbefriedigend und meist mangelhafter Kenntnis zuzuschreiben ist auch die Polypragmasie verstimmbarer, neurotischer Anfallkranker mit z. B. mehreren Anfallformen, die mit 3 und

mehr Antiepileptika behandelt werden und zusätzlich andere Medikamente ärztlich verordnet erhalten.
Anfang Februar 1981 nahmen wir eine Patientin – B. P., 34 Jahre – auf, die nach der Operation eines subduralen Hämatoms 1975 drei Anfallformen entwickelte:
1. einfache fokale Anfälle, die in generalisierte tonisch-klonische Anfälle übergehen, 2. diffuse Epilepsie mit epigastrischen Auren und komplexen fokalen (psychomotorischen) Anfällen, kombiniert in letzter Zeit mit zahlreich auftretenden psychogenen Anfällen, 3. einfache fokale gustatorische, olfaktorische, vertiginöse Anfälle.
Die zunächst mit 3 bzw. 4 ×1 Tablette Zentropil gut eingestellte Patientin, erhielt anläßlich eines Klinikaufenthaltes (Fachklinik, hirntraumatologisch orientiert!) seit einigen Monaten nun: 4 × 1 Zentropil, 3 × 2 Mylepsinum, 3 × 10 mg/d Valium (!), zusätzlich 90 mg Truxal/d, bei Bedarf Dolviran und Togal; außerdem nahm die Patientin – selbstverordnet – bromhaltige Schlafmittel. Besonders zu bemerken ist, daß Frau P. durch Notfallärzte (bei in letzter Zeit zwei bis drei Einsätzen täglich!) Valium intramuskulär oder intravenös zusätzlich injiziert bekam – dies in aller Regel bei hysterischen (nicht als solche erkannten) Anfällen. Die Serumwerte betrugen bei der Aufnahme: Für DPH 13,1, für Pb 43,8 (!), für Primidon 12,9 µg/ml. Im Urin wurden Benzodiazepine und Bromide nachgewiesen. Die Patientin mußte mit einer schweren Barbituratintoxikation aufgenommen werden. Die Entlassung erfolgte mit 3½ Tabletten Zentropil (Serumwert: 16,1 µg/ml) und 4 Tabletten Tegretal (Serumwert: 2,6 µg/ml) bei guter Kontrolle der hirnorganischen großen Anfälle und gelegentlichem Auftreten psychomotorischer Anfälle.
Solche Patienten kommen leider noch immer und nicht selten erheblich intoxiziert und dann auch mit unklarer Diagnose (Hysterie) zur Aufnahme. Es dauert dann u. U. viele Wochen, bis eine optimale Behandlung (hier: Zentropil entsprechend 15 bis höchstens 25 µg/ml Serumwert, CBZ entsprechend etwa 3–6µg/ml Serumwert) gefunden und die oft auch psychisch gestörten Patienten zu einer vertrauensvollen Zusammenarbeit bereit sind.

Mono- oder Kombinationstherapie?

Wichtig ist zunächst die Kenntnis der »therapeutischen Breite« und der jeweiligen Nebenwirkungen applizierter Antiepileptika. Bei möglichst geringem Intoxikationsrisiko soll zunächst nur *ein* Medikament eingesetzt werden (Priorität der Monotherapie). Entsprechend dem Anfalltyp kann damit jedoch nur ein Teil der Anfallkranken – höchstens etwa die Hälfte ausreichend behandelt werden. Dabei überlappen sich aber vor allem in oberen Serumwertbereichen, z. B. bei DPH und CBZ zum Teil in relativ weiten und individuell unterschiedlichen Grenzen toxische und therapeutische Bereiche (Tabelle 1). Dies überrascht nicht: 100 Patienten, denen fortlaufend die gleiche Dosis DPH (300 mg/d) gegeben wurde, hatten bei täglicher Kontrolle ganz verschiedene Serumwerte. Die Differenzen betrugen bei einer Gabe von 300 mg DPH über 50 µg/ml (16). Eine Ursache dafür ist, daß DPH – vor allem bei Kindern – schnell oder langsam metabolisiert werden kann. Auch bei CBZ muß wegen relativ breiter Streuung therapeutischer Serumkonzentrationen die Dosierung individuell angepaßt werden (5, 18). Dies gilt vor allem bei Langzeittherapie und zunehmender Autoinduktion mikrosomaler Leberenzyme.
Trotz guter Sachkenntnis und Erfahrung sind aber die Erfolge, z. B. aus den genannten Gründen, vor allem bei fokaler Epilepsie mit psychomotorischen Anfällen unter einer Monotherapie nicht immer befriedigend. Deshalb benötigen nicht wenige Kranke zwei Antiepileptika, besonders dann, wenn zwei oder drei verschiedene Anfallformen behandelt werden müssen. Zumindest

Tabelle 1 Dosierungen und »therapeutische Bereiche« der bei Erwachsenen gebräuchlichsten Antikonvulsiva. Die für Tabletten und Serumkonzentrationen angegebenen Höchstwerte gelten bei einer Monotherapie. Die angegebenen Serumwerte sind die Konzentrationen, die nicht über- oder unterschritten werden sollten.

Medikament	therapeutischer Bereich Dosierung Tabletten u. (mg/kg)	Serumkonzentration (μg/ml)
Diphenylhydantoin	3–5	7–17
(z. B. Zentropil, Phenhydan à 100 mg)	(4–7)	
Primidon	3–4	5–15
(z. B. Resimatil, Mylepsinum à 250 mg)	(7–15)	
Phenobarbital	1–3	10–20 (!)
(Luminal, Phenaemal à 100 mg; Maliasin 25, 100 mg)	(3–6)	
Carbamazepin	4–12	3–10
(Tegretal, Timonil à 200 mg)	(9–20, –30)	
Valproinsäure		
(Convulex)		
Na-Valproinat	4–6	50–110
(z. B. Ergenyl à 300 mg)	(25–50)	
Ethosuximid	4–6	40–80
(z. B. Petnidan, Suxinutin à 250 mg)	(20–30)	

unter Kombinationstherapie ist bei über 90 % aller erwachsenen Patienten mit Epilepsie – wenn sie nicht an einem progredienten zerebralen Prozeß (z. B. einem Tumor) leiden – Anfallfreiheit oder doch eine befriedigende Anfallkontrolle erzielbar. Das Risiko, negative psychische Effekte (kognitive Leistungen) zu bewirken, ist unter einer Langzeittherapie mit zwei Medikamenten keineswegs höher (3, 19), wohl aber mit drei Präparaten (19). Die von uns erhobenen Befunde (3) bestätigen: »Hinweise auf eine besondere Lebertoxizität bestimmter Medikamente oder Medikamentenkombinationen ergaben sich nicht« (32). Bezüglich des Blutbildes fanden wir ebenfalls praktisch keine gravierenden Normabweichungen (3). Kombinationspräparate mit festem Mengenverhältnis einzelner Bestandteile empfehlen sich nicht, bzw. nur in Ausnahmefällen, wenn – wie bei oligophrenen oder dementen in der Regel in Landeskrankenhäusern asylierten Patienten – das Therapieregime so einfach wie möglich gestaltet werden muß und Epileptologen nicht vorhanden sind.

Nach allem ist festzustellen, daß es gerade ambulant und bei komplizierten Epilepsien oft weder gelingt noch unbedingt notwendig ist, mit einem Medikament »auszudosieren«.
Eine Einmaldosierung, z. B. für DPH, Succinimide oder Barbiturate ist nur dann zu empfehlen, wenn Serumwertbestimmungen drei bis vier Stunden nach Einnahme des Medikamentes und nach 24 Stunden ergeben, daß jeweils ausreichend hohe Konzentrationen vorliegen.
Andererseits ist die Applikation von vier Dosen CBZ praktisch nie erforderlich, wie die Untersuchung von Tag-Nacht-Profilen der CBZ-Serumkonzentrationswerte ergab (4, 10). Bei komplizierten Epilepsien müssen bei Monotherapie hohe Einzeldosis (bis zu 800 mg) CBZ und fraktionierte Applikation individuell dem klinischen Bild angepaßt werden (4, 5). Allgemeinuntersuchungen (Befragungsergebnisse) haben außerdem gezeigt, daß 70 % der Patienten, die ihre Medikamente viermal täglich einnehmen sollten, die vorgeschriebene Anordnung nicht befolgten.
Mindestens vier Jahre nach erreichter Anfallfreiheit kann eine antiepileptische Langzeittherapie unter EEG-Kontrolle, gestuft über einen Zeitraum von 1 ½ bis 2 Jahren, abgebaut werden. Liegen besondere belastende Kriterien vor (endogene Rezidivtendenz, persistierende »Krampfpotentiale« oder inveterierte Epilepsien [12]), sollte erst nach vier- bis fünfjährigen anfallfreien Perioden langsam reduziert werden.

Nebenwirkungen – Serumwerte als Richtzahlen

Die Zahl der Nebenwirkungen von Antiepileptika ist ebenso groß wie vielfach harmlos. Man muß sie aber kennen, auch wenn eine für die Praxis relevante Bedeutung oft nicht zu ersehen ist. Für das am besten untersuchte *DPH* sind Zahl und Gewicht der Neben- oder Begleitwirkungen am größten. Es empfiehlt sich, ihre Intensität nicht an der Dosis, sondern an der Serumkonzentration zu messen (30). Diese spiegelt das klinische Bild recht gut. Wesentlich ist, daß unter der Applikation von DPH meßbare Akutintoxikationen auftreten können, für die folgende Serum-Richtwerte charakteristisch sind:
Ab 18–19 µg/ml Nystagmus,
ab 25 µg/ml akute Athetose und gehäuft (erhebliche) Verstimmbarkeit,
ab 25 µg/ml Ataxie und Gangstörungen,
ab 30 µg/ml präpsychot. (u. psychot.) Phänomene, Übelkeit und Erbrechen,
ab 40–45 µg/ml zunehmende Bewußtseinstrübung bis hin zur Verwirrung.
Daß es sich nur um Richtzahlen handeln kann, geht schon daraus hervor, daß in einem weit streuenden Bereich der Serumwerte oft als Primärsymptome »inneres Zittern« und Unruhe angegeben werden, wenn man nur danach fragt (Tabelle 2).
Für *Carbamazepin* können bei initial einschleichender Therapie folgende Nebenwirkungen relevant sein: Exanthem, Obstipation, Störungen der Harnblasenmotorik, Blutdruckhypotonie, Leukopenie und Thrombozytope-

Tabelle 2 Wichtige, im Text nicht aufgeführte Nebenwirkungen einer Diphenylhydantoin-Medikation

	Allergisch-toxische Reaktionen
	Hauterkrankungen
	Leukopenie bis Agranulozytose
	Konzentrationsabhängige Intoxikationen
akut	extrapyramidale Hyperkinesen enzephalitisähnliche Bilder
subakut oder chronisch	psychische Veränderungen (primär: »inneres Zittern«, Unruhe) Kleinhirnschäden myasthenische Reaktion Polyneuropathie Osteopathien (Vitamin-D-Mangel) Schilddrüsen- und Pankreasfunktionsstörungen Verlängerung der av-Überleitungszeit mutagene und teratogene Wirkungen

nie, cholestatische Hepatitis, (noch nachzuprüfende) mutagene Wirkungen (15). Schwere Blutbildveränderungen bis hin zur Agranulozytose und exfoliative Dermatitiden sind außerordentlich selten. Für die unter einer Tegretal-Therapie (bei zunehmender Verordnung dieses Medikamentes) in zehn Jahren – bis 1972 – beobachteten zwei letalen aplastischen Anämien und eine schwere Panzytopenie konnte die Zusammenhangsfrage nicht zweifelsfrei geklärt werden (6). Die initial oder unter zu hoher Dosierung beobachteten Nebenwirkungen: Appetitlosigkeit, Übelkeit, Kopfschmerzen, Schwindel, Gleichgewichts- und Sehstörungen, verschwinden nach acht bis 14 Tagen von selbst oder bei Dosisreduktion. Anfänglich häufiger zu registrierende Exantheme müssen nach Abbruch und vorsichtigem Wiederaufbau der Medikation nicht unbedingt erneut auftreten.

Den, in der Literatur immer wieder hervorgehobenen, nicht sedierenden, positiv psychotropen CBZ-Effekt konnten auch wir im Rahmen unserer Studie bestätigen, jedoch sollte ein Serumwertbereich von 10 bis 12 μg/ml nicht längerfristig bestehen, ein Grenzwert von 13 μg/ml auf keinen Fall überschritten werden, um unerwünschte psychische Wirkungen (wie z. B. eine »Wesensänderung«) zu verhindern (3).

Die »therapeutische Breite« der *Barbiturate* ist sehr gering; man muß die Grenze kennen, wenn man gravierende Nebenwirkungen nicht in Kauf nehmen will. Die bisherige Regel, mit (höchstens) 900 mg Phenobarbital einen Serumgrenzwert von etwa 40 μg/ml zu erreichen, ist bei längerfristiger Applikation sicher nicht mehr vertretbar. Sedierung und Leistungsbeeinträchti-

gung sind dann zu stark! Der Phenobarbital-Serumwert sollte ca. 20 µg/ml, bei komplizierten Epilepsien 15 µg/ml nicht überschreiten (3). Dem entsprechen auch die Ergebnisse von Kalska (19), die negative Korrelationen zwischen Phenobarbitalkonzentrationen (15! bis 40 µg/ml) und Intelligenzfunktionen sowie Gedächtnisleistungen fand. Einerseits erlauben solche Befunde eine ausdosierte Phenobarbital-Monotherapie nur selten, andererseits gilt aber zu bedenken, daß – vor allem bei niedriger Dosierung – Knochenmark-, Leber- und Nierenschäden kaum zu beobachten sind (6).
Diese Erkenntnisse tragen dazu bei, die Bedeutung des viele Jahre häufig und großzügig rezeptierten Primidon (bis 8 Tabl./d!) erheblich einzuschränken, da bei Monotherapie als Hauptmetabolit und vermutlich auch Hauptwirkstoff (7) Phenobarbital entsteht. Bei einer Kombinationsbehandlung besteht die Möglichkeit, daß sich aus Primidon anteilig immer mehr Phenobarbital bildet, das die unerwünschte sedierende Komponente verstärkt.
Unter einer kombinierten Langzeittherapie von Primidon mit DPH oder CBZ oder von DPH mit CBZ ändern sich einerseits die Serumwerte der genannten Substanzen längerfristig nicht immer voraussehbar, fallen andererseits die Serumwerte der beiden zuletzt genannten Substanzen ab: Die Anfallbereitschaft kann zunehmen, und »positiv psychotrope« Effekte gehen verloren. Die Dosis von CBZ und DPH muß dann erhöht werden.
Über mögliche und relevante Nebenwirkungen von Na-Valproinat und Ethosuximid wird in einem gesonderten Kapitel berichtet.

Für Diagnostik und Dosierung: Kontrollen der Serumkonzentration

Die Bestimmung der Serumkonzentrationen, initial und in bestimmten Abständen im »steady state«, ist in vielen Fällen Voraussetzung, Anfälle zu kontrollieren, Nebenwirkungen hintanzuhalten (z. B. in der Schwangerschaft, s. Tabelle 4), bessere Kenntnisse über pharmakokinetische und pharmakodynamische Parameter zu gewinnen. Durch die induzierende Wirkung von Antiepileptika (CBZ, DPH und Phenobarbital) können Steroide in vermehrtem Umfang abgebaut werden (Vitamin D!) und es kann offenbar – in seltenen Fällen – zu sogenannten »Versagerschwangerschaften« kommen (s. Janz und Schmidt [in 14]). Es müssen eventuell Ovulationshemmer mit höherem Hormongehalt appliziert werden. Bekannt ist, daß auch laborchemische Daten zu überwachen und EEG-Kontrollen laufend durchzuführen sind.
Tabelle 3 zeigt ein Beispiel für eine kontrollierte antiepileptische Langzeittherapie. Die Bestimmungen der Serumkonzentrationswerte dienen weiter dazu, bei stärker variierender therapeutischer Breite (z. B. unterschiedliche Halbwertszeiten) mögliche Arzneimittelinterferenzen (in der Regel unerwünschte, häufig selbst verordnete Begleitmedikation, z. B. mit Benzodiaze-

pinen vom Valium-Typ) und die Auswirkungen intervallär auftretender Zweiterkrankungen rechtzeitig zu erkennen.

Eine psychovegetative Stabilisierung mit Tranquilizern ist längerfristig praktisch nie erforderlich (3). Erinnert sei nur daran, daß z. B. Diazepam mit einer relativ langen Halbwertszeit in Kombination mit DPH die DPH-Serumkonzentration erhöhen, erniedrigen oder nur gering beeinflussen kann. Es ist auch davon auszugehen, daß Diazepam nach rascher Demethylierung und Hydroxylierung zu Oxazepam (Adumbran, Praxiten) die Entgiftungsfunktion der Leber stärker belastet als Lorazepam (Tavor) und Oxazepam, die eine wesentlich kürzere Halbwertszeit haben und – an Glucuronsäure gekoppelt – bevorzugt als Glucuronid im Urin ausgeschieden werden. Bei kumulativen Effekten, besonders des Diazepam, ist – zumindest bei schon vorgeschädigtem Herzmuskel – eine negativ-inotrope Wirkung zu befürchten.
Tabelle 4 zeigt Indikationen der Kontrolle von Serumkonzentrationen unter antiepileptischer Pharmakotherapie. Zur Bestimmung der Antikonvulsiva hat sich uns die zuverlässige Ergebnisse liefernde Enzym-Immuno-Assay (= EMIT)-Methode bewährt.

Zur besseren Kooperation der Kranken ist die Kontrolle der Serumwerte – zumindest bei erwachsenen Anfallkranken mit psychischen Störungen – erforderlich; denn viele Patienten mit Epilepsien, wahrscheinlich 25 bis 40 % (30) bzw. 50 % (23) nehmen verordnete Medikamente unzuverlässig ein (s. a. S. 21).
Eine umfassende und individuelle Information ist daher unbedingt notwendig, auch um das Arzt/Patient-Vertrauensverhältnis zu verbessern. So entsteht ein sich selbst verstärkendes System im Sinne optimaler Therapie (3).

II. Spezielle Therapie einzelner Anfallarten

Es ist sicher wichtig, alle im Handel befindlichen Antiepileptika nach Wirkungs- und Nebenwirkungsprofil zu kennen. Heute kann aber gesagt werden, daß nicht alle Substanzklassen und Präparate zum therapeutischen Arsenal gehören müssen. Für die Therapie der verschiedenen Anfallformen reichen relativ wenige Präparate aus.

1. Generalisierte Anfälle

Die Therapie hat stets die *tageszeitliche Bindung* und damit auch das Schlafverhalten mit zu berücksichtigen.

Wir wissen heute, daß der Nachtschlaf aus zwei sehr verschiedenen Anteilen besteht, die wir NREM-(non rapid eye movement) und REM-(rapid eye movement) Schlaf nennen. Sie unterscheiden sich grundsätzlich qualitativ, bioelektrisch sowie in ihren anatomischen und biochemischen Systemen und laufen beim Gesunden in festgelegter Reihenfolge ab. Wir wissen, daß der gesunde Erwachsene etwa 75–80 % des Gesamtschlafes einer Nacht im NREM-Schlaf und die restlichen 20–25 % im REM-Schlaf verbringt, daß beim Neugeborenen der REM-Schlaf noch 50–70 % des Gesamtschlafes ausmacht und daß dieser Prozentsatz im Laufe des Lebens bis auf ca. 20 % abnimmt.
Schon vor der Entdeckung des REM-Schlafes wußte man, daß bestimmte Patienten ihre Anfälle stets aus dem Schlaf und andere nur im Wachzustand erleiden. Es werden 4 Häufigkeitsgipfel epileptischer Anfälle unterschieden:
1. Nach dem Erwachen,
2. kurz vor dem Erwachen oder in der 2. Nachthälfte,
3. nach dem Einschlafen oder in der 1. Nachthälfte,
4. am Nachmittag (sog. Feierabendanfälle).

Tabelle 3 Beispiel für eine kontrollierte antiepileptische Langzeittherapie

---

I. **Vor Neueinstellung**

a) EEG, Blutbild, Elektrolyte, Transaminasen, alkalische Phosphatase, Kreatinin, Thyroxin, Blutzucker

b) Dosierung bis zur Toleranzgrenze (zunächst ein Medikament)

c) 10 bis 14 Tage nach Erreichen der Enddosis: EEG, Serumwert

d) nach 4 Wochen: Blutbild, Serumwert-Kontrolle

II. **Bei klinisch und elektroenzephalographisch befriedigender Dauereinstellung** Kontrolle der Serumwerte und des EEG alle 6 Monate. Am Kontrolltag 3 bis 4 Stunden nach jeder Medikamenteneinnahme Blutentnahme; sonst wie I (a)

III. **Bei klinisch und elektroenzephalographisch unbefriedigender Einstellung**

a) vor Therapieänderung Kontrolle der Antiepileptika-Serumwerte

b) Kontrolle der Serumwerte 8 bis 14 Tage und 4 Wochen nach Therapieänderung (Dosisänderung bzw. Wechsel des Präparates oder Kombination)

c) Kontrolle der Labordaten wie unter I (a)

Tabelle 4 Indikationen zur Bestimmung der Serumkonzentrationswerte

---

Diagnostik

1. »therapieresistente« Anfälle (komplizierte Epilepsien)
2. plötzliche Anfallhäufung
3. Abklärung bei Intoxikation oder Intoxikationsverdacht
4. Erfassung von Interaktionen
5. bessere Beurteilbarkeit uncharakteristischer Beschwerden

Dosierung

1. individuelle (verbesserte) Dosierungsrichtlinie (Bestimmung der Halbwertszeit, Einmaldosis?)
2. Erhöhung der Zuverlässigkeit der Einnahme
3. Therapieausschöpfung mit vermindertem Intoxikationsrisiko
4. Schutz vor Unter-(Über-)dosierung bei Kombinationstherapie
5. Möglichkeit der Dosisreduktion bei Anfallfreiheit und unerwartet hohem Serumwert
6. Dosierungskontrolle bei zusätzlichen Erkrankungen
7. Dosierungskontrolle in der Schwangerschaft

Tabelle 5 Tageszeitliche Bindung bei Patienten mit Grand-mal-Epilepsien

Verlaufsformen	Janz 1962 N	Hopkins 1933 N	Gänshirt u. Vetter 1961 N	Krischeck 1962 N	Vogl 1964 N	Diehl 1974 N	Total N	Total %
Aufwach-Epilepsie	719	100	22	48	35	42	966	32
Schlaf-Epilepsie	946	171	32	32	65	80	1326	44
Diffuse Epilepsie	445	65	40	49	56	58	713	24
Total	2110	336	94	129	156	180	3005	100

Nach Janz werden Epilepsien nach der tageszeitlichen Anfallsbindung unterschieden in

a) Aufwachepilepsien mit Grand-mal-Anfällen nach dem Erwachen und vor dem Einschlafen.

b) Schlafepilepsien mit Häufigkeitsgipfeln großer Anfälle nach dem Einschlafen und vor dem Erwachen.

c) Diffuse Epilepsien mit großen Anfällen vorwiegend im Wachzustand ohne klare Häufigkeitsgipfel.

Verteilung und Häufigkeit zeigt Tabelle 5.

Schlafphysiologisch ist bedeutsam: während früher NREM-Schlaf als »Konvulsivum« und REM-Schlaf als »Antikonvulsivum« galten, weiß man heute, daß NREM-Schlaf zwar Anfälle vom Grand-mal-Typ bahnt, aber Petit-mal-Status und die Anfallsbereitschaft temporaler Herde hemmt. REM-Schlaf hemmt dagegen u. a. BNS-Krämpfe und Petit-mal-Absencen und bahnt häufig psychomotorische Anfälle. Der bahnende Effekt kann so stark sein, daß NREM-Schlaf durch kontinuierlich ablaufende SW-Komplexe und REM-Schlaf-Phasen durch psychomotorische Anfälle, generalisierte klonische Attacken oder Grand mal ersetzt werden. Während NREM- und REM-Schlaf bahnend und hemmend wirken können, haben die Übergangs-Schlafstadien immer einen bahnenden Effekt. Erwachen aus NREM-Schlaf wirkt stärker anfallprovozierend und löst häufiger myoklonische Episoden aus als Erwachen aus REM-Schlaf. Totaler und partieller Schlafentzug haben bei Gesunden und Kranken eine anfallsfördernde Wirkung und gelten als dritthäufigste Ursache des Status epilepticus (Meier-Ewert).

Bei der *Aufwach-Epilepsie* wird NVP (z. B. Ergenyl) vor allem beim (nicht chronifizierten) Aufwach-Typ mit bilateralen 2½–3/sec SW-Komplexen im EEG immer erfolgreicher eingesetzt. Bei Unwirksamkeit oder unzureichender Effizienz werden Barbiturate oder ihre Derivate (z. B. Phenaemal, Resimatil, Maliasin) appliziert.

Bei *Schlaf-Epilepsie* (bilateral symmetrisch, vermutlich initial mit fokaler temporaler Entladung) ist das Medikament der ersten Wahl DPH (oder CBZ), bei nicht ausreichender Wirkung (selten) wird zusätzlich CBZ verordnet.

Bei Anfällen vom Grand-mal-Typ ohne tageszeitliche Bindung (*diffuse Epilepsie*, bilateral symmetrisch, in der Regel mit fokalem Beginn) werden bisher CBZ und DPH – bei gleicher Erfolgsquote – bevorzugt. Heute ist aber durchaus vertretbar, z. B. Ergenyl vor allem bei »therapieresistenten« Fällen oder bei Kombination (22) einzusetzen.

Für die Anfälle vom *»Petit-mal«-Typ* (Absencen, Friedmann-Syndrom) gilt als Mittel der ersten Wahl NVP bzw. VPA. Ausgehend davon, daß sich damit ebenfalls Anfälle vom Grand-mal-Typ behandeln lassen, dienen diese Präparate auch als Grand-mal-Schutz. Bei nicht ausreichendem Effekt sollte

zusätzlich Ethosuximid (Pyknolepsinum, Suxinutin) gegeben werden, womit Anfallfreiheit oder befriedigende Anfallkontrolle in 70–90 % der Fälle (25) erzielt wird.
Bei »Therapieresistenz« ist ein Behandlungsversuch mit Clonazepam (Rivotril) angezeigt. Der Einsatz der toxischeren Oxazolidine (Tridione, Paradione) ist bei Erwachsenen heute nur noch in Ausnahmefällen zu rechtfertigen. Die Applikation von Succinimiden allein empfiehlt sich heute langfristig weniger, da die Entwicklung von Psychosen unterschiedlicher Ausgestaltung begünstigt wird.
Liegt bei therapieresistenten (atypischen) Absencen mit SW-Variant-Muster ein Fokus vor (z. B. temporaler Herd im EEG), handelt es sich also klinisch um »borderline«-Fälle oder um »Pseudoabsencen« eher in Richtung psychomotorischer Anfälle, kann CBZ, eventuell Primidon (z. B. Resimatil) oder NVP versucht werden.

Impulsiv-»Petit-mal«
Während es in leichten Fällen genügt, das begleitende Aufwach-Grand-mal mit Primidon zu behandeln, erfordert der massive bilaterale Myoklonus die Zugabe von 1. NVP, 2. Ethosuximid oder bei (nicht ganz seltener) Therapieresistenz die Kombination beider Substanzen. Erst dann sollte Rivotril versucht werden.
Anzumerken ist, daß von 541 Patienten mit primär generalisierter Epilepsie 427 (= 79 %) durch Ergenyl anfallfrei oder »gebessert« werden konnten (13, 34).
Bei photosensiblen Anfällen, die zu den primär generalisierten Epilepsien zählen (33) – in 5 bis 20 % – gilt NVP als Mittel der Wahl.

2. Epilepsien mit fokalen (lokalen) Anfällen (partielle Anfälle)

a) *Partielle Anfälle mit elementarer Symptomatologie* sind wie psychomotorische Anfälle zu behandeln (siehe unten).
b) *Partielle Anfälle mit komplexer Symptomatologie* (psychomotorische Anfälle):
CBZ ist heute – vielfach belegt und eigenen Untersuchungen entsprechend – individuell dosiert das Medikament der ersten Wahl. Bei unzureichender Wirksamkeit applizieren wir DPH zusätzlich, da eine DPH-Monotherapie auch bei sorgfältigster Dosisanpassung einer optimierten CBZ-Behandlung nicht überlegen ist. Langfristig ist eine solche – nur an der Serumkonzentration orientierte kombinierte Medikation (Serumwert für CBZ etwa 3–6 μg/ml, für DPH etwa 6–15 μg/ml) häufig noch wesentlich wirksamer als eine Monotherapie. Auf diese Weise ist heute in über 60 % aller Fälle eine befriedigende Anfallkontrolle möglich. Ein Behandlungsversuch mit Primidon lohnt sich in aller Regel nicht, da häufig nur bei Inkaufnahme negativer psychischer Wirkungen mit mehr als 4 Tabletten pro Tag behandelt werden kann.

In einem gemischten und langfristig offenbar nicht kontrollierten neurochirurgischen Krankengut wurden mit teilweise sehr hohen Dosen Na-Valproinat (Monotherapie) gute Ergebnisse erzielt (24). Die toxischeren Substanzen, wie Pheneturide (enthalten in dem in der Schweiz erhältlichen Präparat Trinuride »H« forte, eine Kombination mit DPH und Phenobarbital) und Mephenytoin (Mesantoin, Epilanex) empfehlen wir nicht.

c) *Sekundär generalisierte Anfälle* (mit fokalem Beginn):
Mittel der Wahl ist bei etwa gleicher Effizienz wegen geringerer Nebenwirkungen CBZ vor DPH. Bei Dosisanpassung können beide Substanzen kombiniert werden. Phenobarbital, Primidon, Sultiam sowie Pheneturid und Mephenytoin verordnen wir nicht. Die Kombination von CBZ und Phenobarbital bzw. Primidon ist aus Gründen ungünstiger Interferenz nicht ratsam (beschleunigter Abbau von CBZ, Anstieg der Phenobarbital-Serumkonzentration). Ein Versuch mit Clonazepam (Rivotril) soll sich gelegentlich lohnen. Aus der Literatur gibt es Hinweise, daß NVP zu guten Ergebnissen führen kann (13, 34).

3. Status epilepticus

a) Der Grand-mal-Status wird heute parenteral intravenös mit *DPH* (initial empfiehlt sich am ehesten Phenhydan in der im Handel befindlichen Form als Schnellinfusion), Diazepam (10–20 bzw. 30 mg Valium) oder – *eher* zu Beginn eines Status – *Clonazepam* (Rivotril, 1–4 mg) behandelt.
Es empfiehlt sich – schon wegen der Gefahr einer Atemdepression und der Entwicklung eines komatösen Zustandes (27) – nicht (bzw. nur auf Intensivstationen [21 a]) Phenobarbital (Luminal) intravenös zu applizieren. In der Klinik kann bei Versagen der angegebenen Therapie Clomethiazol (Distraneurin, 0,8 %ige Lösung [21 a]) Verwendung finden, auch die i.m.-Applikation von Paraldehyd kann noch zur Diskussion stehen (27).
b) Die Behandlung des »Petit-mal«-Status erfolgt mit Clonazepam (Diazepam).

Zusammenfassung

Eine effiziente medikamentöse Therapie chronischer Epilepsien orientiert sich an den wichtigsten pharmakologischen Daten weniger Präparate und deren Nebenwirkungen sowie am Anfalltyp und -verlauf. Das individuell zu ermittelnde Dosierungsregime hat sich, besonders bei komplizierten Epilepsien, nach dem Wirkungsspektrum und vor allem nach den Serumkonzentrationswerten applizierter Antiepileptika zu richten. Immer ist bei Erwachsenen primär zu versuchen mit nur einem, bis an die Toleranzgrenze dosierten, Antikonvulsivum auszukommen. Die Verordnung von zwei Antiepileptika ist jedoch in nicht wenigen Fällen sinnvoll und notwendig. Drei Antikonvulsiva einzusetzen, ist im Erwachsenenalter nachteilig, praktisch auch nie erforderlich.

Literatur

1. Bleuler, M.: Lehrbuch der Psychiatrie. 12. Aufl.; Springer, Berlin/Heidelberg/New York 1972. – 2. Buchthal, A.: Zur Pharmakotherapie der Epilepsien. Med. Welt *29*; 861, 919, 957 (1978). – 3. Diehl, L. W.: Treatment of Complicated Epilepsies in Adults. S. Karger, Basel/München/Paris/London/New York/Sydney 1978. Die Therapie komplizierter Epilepsien im Erwachsenenalter. Ciba-Geigy, Wehr/Baden 1978. – 4. Diehl, L. W., B. Müller-Oerlinghausen and E. Riedel: The importance of individual pharmacokinetic data for treatment of epilepsy with Carbamazepine. Int. J. Clin. Pharmacol. *14*, No. 2, 144 (1976). – 5. Diehl, L. W. und W. Werner: Befunde zur Psychopathologie, Psychometrie und Serumkonzentration unter hochdosierter ambulanter Behandlung mit Carbamazepin (Tegretal) bei komplizierten Epilepsien. In: H. Helmchen, L. W. Diehl (Hrsg.): Antiepileptische Langzeitmedikation. Biblthca. psychiat. 151, Karger, Basel 1975. – 6. Dreyer, R.: Pharmakotoxikologie der antiepileptischen Arzneimittel. Desitin-Werk Carl Klinke GmbH, Hamburg 1972. – 7. Frey, H.-H., W. Löscher: Kann Primidon mehr als Phenobarbital? Versuch einer pharmakologischen Analyse. Nervenarzt *51*, 359 (1980). – 8. Fröscher, W.: Indikationen zur Serumspiegelkontrolle bei der antiepileptischen Pharmakotherapie. Arzneim.-Forschung (Drug Res.) *27*, 1729 (1977). – 9. Fröscher, W. und W. Gehlen: Medikamentöse Therapie der Epilepsien. Indikationen, Dosierung und Nebenwirkungen der wichtigsten Antiepileptika. Arznei-Telegramm *6*, 41 (1976). – 10. Fröscher, W., M. Eichelbaum, R. Gugler und M. P. Baur: Nachtabfall des Carbamazepin-Serumspiegels. Nervenarzt *50*, 170 (1979). – 11. Fröscher, W., M. Eichelbaum, R. Gugler, G. Hildenbrand: Medikamentöse Therapie der Epilepsien unter Kontrolle der Antiepileptika-Serumspiegel. F. K. Schattauer, Stuttgart/New York 1980. – 12. Groh, Ch.: Zur Frage der Heilbarkeit kindlicher Epilepsien. Wien. klin. Wschr. *87*, Suppl. 40, 3 (1975). – 13. Harrer, G. und H. Harrer: Zur Therapie der Epilepsie mit Natriumvalproinat mit besonderer Berücksichtigung der Vigilanz und der Blutgerinnung. Schriftenreihe Labaz 1, 1978. – 14. Helmchen, H., L. W. Diehl (Hrsg.): Antiepileptische Langzeitmedikation, Pharmakokinetik – klinische Begleitwirkungen. S. Karger, Basel/München/Paris/London/New York/Sydney 1975. – 15. Herha, J. and G. Obe: Chromosomal Damage in Epileptics on Monotherapy with Carbamazepine and Diphenylhydantoin. Hum. Genet. *34*, 255 (1976). – 16. Hirschmann, J.: Umgang mit Diphenylhydantoin. Ärztl. Prax. XXIX 43, 2094 (1977). – 17. Janz, D.: Über Pharmakoresistenz in der Epilepsiebehandlung. Dtsch. med. Wschr. *103*, 1 (1978). – 18. Johannessen, S. I. and R. E. Strandjord: Concentration of Carbamazepine (Tegretal) in Serum and Cerebrospinal Fluid in Patients with Epilepsy. Epilepsia (Amst.) *14*, 373 (1973). – 19. Kalska, H.: The Effect of some Antiepileptic Drugs on Cognitive Performance. In: D. Janz (Ed.): Epileptology (Proceedings of the Seventh International Symposium on Epilepsy, Berlin West, June 1975). Thieme, Stuttgart 1976. – 20. Lagenstein, I., E. Blaschke-Zimmermann, E. Iffland, H. J. Sternowsky und R. Fehr: Die Behandlung primär generalisierter Epilepsien mit Dipropylazetat (DPA). Fortschr. Med. *95*, 892 (1977). – 21. Parsonage, M. J., A. D. S. Caldwell (Eds.): The Place of Sodium Valproate in the Treatment of Epilepsy. Published by the Royal Society of Medicine. Academic Press, London/Toronto/Sydney 1980. – 21a. Partinen, M., J. Kovanen, E. Nilson: Status epilepticus treated by barbiturate anaestesia with continuous monitoring of cerebral function. Brit. med. J. *282*, 520 (1980). – 22. Penin, H.: Antiepileptische Langzeitmedikation, Nervenarzt *49*, 497 (1978). – 23. Poser, W., S. Poser und G. Ritter: Pharmakotherapie der Epilepsien. Internist *18*, 101 (1977). – 24. Price, D. J. E.: The advantages of sodium valproate in neurosurgical practice. In: Legg (Ed.): Clinical and Pharmacological Aspects of Sodium Valproate (Epilim) in the Treatment of Epilepsy, pp. 44 (MCS Consultants, Tunbridge Wells 1976). – 25. Schneble, H.: Behandlung atypischer Absencen mit einer Succinimid-Dipropylacetat-Kombination. Dtsch. med. Wschr. *100*, 1564 (1975). – 26. Simon, D. and J. K. Penry: Sodium Di-N-Propylacetate (DPA) in the Treatment of Epilepsy. A Review. Epilepsia *16*, 549 (1975). – 27. Stenzel, E.: Medikamentöse Behandlung des Status epilepticus, S. 171. In: A. Opitz und R. Degen (Hrsg.): Anästhesie bei zerebralen Krampfanfällen und Intensivtherapie des Status epilepticus. perimed-Fachbuch-Verlagsgesellschaft, Erlangen 1980. – 28. Vinken, P. J., G. W. Bruyn (Eds.): The Epilepsies. Handbook of Clinical Neurology, Vol. 15, North-Holland Publishing Company, Amsterdam 1974. – 29. Windorfer, A. jr., H. M. Weinmann und S. Stünkel: Langzeitmedikation bei Epilepsien. pädiat. prax. *17*, 617 (1976). – 30. Windorfer, A. jr., H. M. Weinmann und S. Stünkel: Laborkontrolle bei Langzeit-Therapie mit Antiepileptika. Mschr. Kinderheilk. *122*, 125 (1977). – 31. Woodbury, D. M., J. K. Penry, R. P. Schmidt (Eds.): Antiepileptic drugs. Raven Press Publishers, New York 1972. – 32. Ziegler, H.-K. und M.

Sinazadeh: Antiepileptika und Leberschaden. J. Neurol. *208,* 207 (1975). – 33. Epilepsie und optische Reize. Zit. nach Dtsch. med. Wschr. *104,* 71 (1979). – 33a. Epilepsie und epileptische Anfälle. – Neue Wege in Diagnostik und Therapie. Sonderdruck Therapiewoche Heft *21,* (1981). – 34. Porträt eines Pharmakons: Natriumvalproinat. Zit. nach Selecta *40,* 3514 (1979). – 35. Schmidt, D.: Behandlung der Epilepsien – medikamentös – psychosozial – operativ. Thieme, Stuttgart 1981.

Behandlung psychopathologischer Syndrome (Verstimmungen, Wesensänderungen, Neurotizismen) bei therapieresistenten erwachsenen Epilepsiekranken

Die, im Rahmen unserer wiederholt zitierten Studie, primär gestellte Aufgabe war, bei therapieresistenten Patienten mit Epilepsie zu klären, ob und gegebenenfalls welche – positive oder negative – psychischen Wirkungen mit der antiepileptischen Langzeitmedikation zusammenhängen. Dies lag nahe, da alle Antiepileptika Wirkungen am Zentralnervensystem entfalten, und viele Anfallkranke über weite Strecken ihres Lebens solche Medikamente einnehmen. Da aber bis in die jüngste Zeit hinein psychische Störungen in der Regel als Ergebnis gehäufter Anfälle sowie ihrer psychologischen und sozialen Folgen gesehen oder dem Sistieren von Anfällen zugeschrieben wurden, hat die wiederholt aufgeworfene Frage nach der Auswirkung einer Langzeitmedikation auf seelisch-geistige Faktoren auch Epileptologen nicht zu einer breiter angelegten systematischen Forschung anregen können. Dies wird verständlich, wenn man das komplizierte somatische Bedingungsgefüge psychischer Störungen bei Anfallkranken bedenkt (Abbildung).
Patienten mit Epilepsie haben erscheinungsbildlich reversible und (ir-)reversible psychopathologische Syndrome. Dabei gehen wir von einer Gruppierung dieser zerebral bedingten Symptomkonfigurationen aus, die weder als starr noch umfassend, sondern eher als Koordinatensystem anzusehen ist. So wird es ermöglicht, den aktuellen Entwicklungszustand der Hirnfunktionsstörung mit jeweiliger psychischer Auswirkung zu fixieren. Außerdem lassen sich zerebral bedingte Syndrome bei Epilepsie – sieht man von neurologischen Störungen ab – in Beziehung setzen zur allgemeinen Klassifika-

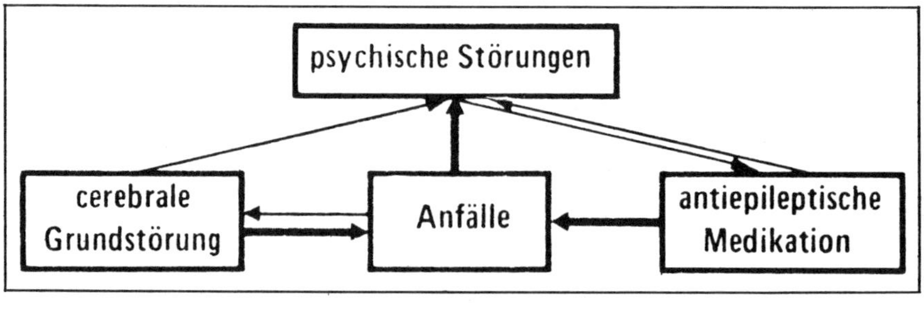

Somatisches Bedingungsgefüge psychischer Störungen bei Kranken mit Epilepsie.

tion körperlich begründbarer psychischer Störungen, klinischen und anderen Befunden zuordnen (Tabelle 1). Dabei ist zweierlei anzumerken: Für Disposition, Manifestation und Verlauf aller psychischen Störungen sind neben zerebralen Bedingungen psychologisch-psychodynamische und soziale Faktoren mit jeweils unterschiedlichem Gewicht von Bedeutung; die Feststellung, ein Syndrom ist irreversibel, wirft sogleich die Frage nach therapeutischen Maßnahmen und der Beobachtungsdauer auf (4).

Zu den *reversiblen Syndromen* gehören – neben unspezifischen Neurotizismen – episodische Verstimmungen und produktiv-psychotische Episoden als Durchgangssyndrome sowie Dämmerzustände als akute exogene Reaktionstypen (3). Hier interessieren die episodischen Verstimmungen, die nach Bleuler (1) den Charakter des Euphorischen, Gereizten oder Depressiven haben und »wohl bei keinem Epileptiker fehlen«: sie treten oft präparoxysmal ohne erkennbare Motivation auf und können auch die pathologische Reagibilität sogenannter wesensgeänderter Kranker charakterisieren. Die Verschiebung der Grundstimmung äußert sich in Apathie, zunehmend hypochondrischer Klagsamkeit, besonders aber in dysphorisch-subdepressiver Gereiztheit und Unruhe. Euphorie wird seltener beschrieben. Der Bewußtseinsumfang ist affektiv eingeengt bis zum Vorherrschen einer Affektrichtung. Angst, Mißtrauen, ziellose Dranghaftigkeit, kaum je ein gehobenes Lebensgefühl stehen im Vordergrund des Krankheitsgeschehens. Das Denken ist eingeengt, d. h., der inhaltliche Denkumfang ist eingeschränkt, Verarmung an Themen und eine Verminderung der geistigen Beweglichkeit werden deutlicher. Der Gedankengang wird schwerfälliger, aber auch unklarer. Gröbere Störungen der Orientierung sind nicht nachweisbar. Oft wird über körperliche vegetative Beschwerden wie Herzklopfen, Benommenheitsgefühl und Müdigkeit, geklagt. Intensivere Verstimmungen lassen sich manchmal von psychotischen – depressiv gefärbten – Episoden nur schwer unterscheiden.

Zu den *»ir«-reversiblen Syndromen* rechnen wir die »epileptische Wesensänderung« als hirnlokales und die epileptische Demenz als hirndiffuses Psychosyndrom (3). Hier ist vorwiegend die sogenannte enechetische »Wesensänderung« zu beschreiben. Sie wurde durch das »Haftsyndrom« (8), Rigidität (10) und Perseveration (7) im Kern erfaßt. Alle psychischen Vorgänge vollziehen sich langsam, schwunglos, zähflüssig und wiederholen sich in »klebrig«-monotoner Weise. Das Denken ist sich wiederholenden Denkinhalten und Verhaltensschablonen verhaftet. Egozentrische Eigenschaften spitzen sich zu und eine zunächst überwiegend gefühlsmäßige Entdifferenzierung äußert sich in zunehmend leichter eintretender affektiver Polarisierbarkeit. Die Kranken erscheinen einerseits ansprechbar, andererseits wieder ichbezogen und gefühlsarm. Aufdringliche Unterwürfigkeit kann mit plötzlich auftretender aggressiver Überheblichkeit und Gereiztheit wechseln. Aufgestaute Affekte können sich explosiv entladen. Dieses psychopathologische Syndrom kann mit Reifestörungen der Persönlichkeit (in-

Tabelle 1 Gruppierung und klinische bzw. Befundzuordnungen der zerebral bedingten psychopathologischen Syndrome bei Patienten mit Epilepsien (in Anlehnung an Helmchen, 1975)

Allgemeine Syndromatologie körperlich begründbarer psychischer Störungen	spezielle psychopathologische Syndrome	klinische Zuordnungen (nicht obligat)	Befundzuordnungen (nicht obligat)
	1. reversible Syndrome		[EEG]
Durchgangssyndrome ↓	episodische Verstimmungen	eher präparoxysmal (interiktal)	eher „Hintergrund-veränderungen" Vigilanzmind.
	episodische Psychosen (= akute epileptische Psychosen)	eher präparoxysmal	eher schnelle Aktivität
	Stupor	Petit-mal-Status	(un-)regelmäßige SW-Komplexe
	Dämmerzustände („besonnene", orientierte) ↓	Status psychomotoricus	eher temporale ϑ- und δ-Wellen; steile Wellen*)
		eher postparoxysmal	eher Allgemeinveränderung SW-Komplexe, Spikes, steile Wellen, postparoxysmale Dysrhythmie
akute exogene Reaktionstypen	andere „organische" Syndrome (z. B. Verwirrtheitszustände)	z. B. medikament. Intoxikation	Allgemeinveränderung β-Wellen
Durchgangssyndrome ↓	2. (Ir-)reversible Syndrome		[CT**) und neurolog. Befund]
	chronische Psychosen	lange Epilepsiedauer	
„hirnlokales" Psychosyndrom	Wesensänderung ↓↑	„symptomreicher Verlauf" (mit reversiblen Syndromen; psychomot. und fokalen Anfällen)	häufig umgrenzter Hirnschaden (bevorzugt „temporal")
„hirndiffuses" Psychosyndrom	Demenz	z. B. perinatale Hirnschädigung medikamentöse Intoxikation („Scheindemenz")	häufig ausgedehnter oder diffuser Hirnschaden

*) Verlangsamung
**) Kraniale Computertomographie

fantile, hysterische, extravertierte Verhaltensweisen) gekoppelt sein. Dadurch kann ein »psychopathischer« Typ epileptischen Wesens von dem zuerst beschriebenen »enechetischen« abgegrenzt werden (5, 6, 9).
Die geschilderten Syndrome entsprechen dem von M. Bleuler (1972) definierten unspezifischen hirnlokalen Psychosyndrom, gekennzeichnet durch Antriebswechsel und Stimmungsverschiebungen.
Ein psychopathologisches Syndrom kann sich nun zurückbilden, weil es z. B. einen Anteil von Bewußtseinsstörungen enthält. Die Wesensänderung kann dann auch als Durchgangssyndrom – z. B. als pharmakogenes – aufgefaßt werden (3).

Zusammenhangsanalyse psychopathologischer Syndrome

Die Diskussion um psychische (Dauer-)Störungen bei Wesensänderungen Anfallkranker wird dadurch erschwert, daß
a) die schier endlose, sich in vielen Arbeiten immer wiederholende Aufzählung von Verhaltensweisen unscharf definiert und strukturell widersprüchlich ist, so daß dadurch kein zusammenhängendes Bild entsteht (s. S. 93);
b) der Zeitfaktor nicht ausreichend beachtet wird, indem die typologische Differenzierung »synchrone« Querschnittsbefunde und »diachrone« Längsschnittdaten unkontrolliert und unsystematisch vermischt sowie auch ohne Bezug zur Krankheitsdauer benutzt;
c) nur selten zwischen krankheitsunabhängigen Persönlichkeitsvarianten und -veränderungen, als Krankheitsfolge entweder als direkter Ausdruck der auch die Epilepsie bedingenden Hirnkrankheit oder als Folge der epileptischen Anfälle, unterschieden wird;
d) die Effekte einer *Langzeitmedikation* nicht oder nur ungenügend in differentialdiagnostische Überlegungen einbezogen werden.
Es lag deshalb nahe, bei bereits unter Langzeitmedikation stehenden Kranken eine Zusammenhangsanalyse psychopathologischer Syndrome bei komplizierten Epilepsien durchzuführen:
a) mit dem Erscheinungsbild des epileptischen Syndroms, d. h. sowohl den einzelnen Anfällen selbst als auch ihrem, durch rezidivierende Anfälle charakterisierten chronischen Verlauf als Folge einer zerebralen Läsion oder Dysfunktion, und/oder
b) mit klinischen Erscheinungen von Anfallfolgen als Ausdruck eines (ir-)reversiblen Summationseffekts, und/oder
c) mit der antiepileptischen Langzeitmedikation.
Der Bedingungsschwerpunkt einer *Anfallpersistenz* ist dabei zu suchen bei:
>Persistenz von epileptischen Anfällen veränderter Art durch zerebralen Funktionswandel (Reifung, »entdifferenzierte« psychomotorische Epilepsien),
>Persistenz von Anfällen nichtepileptischer Art (extrazerebrale Störungen, psychosozialer Bereich),

>Persistenz von epileptischen Anfällen gleicher Art und *Therapiefehler* (z. B. bei psychomotorischen Epilepsien und Grands maux).

Anfälle sind nun vorhanden wegen:

>Applikation eines ungeeigneten Medikaments,

>Unterdosierung (wobei Dosisabhängigkeit nicht identisch ist mit Gewebskonzentrationsabhängigkeit),

>nicht optimalem Arzt/Patient-Verhältnis (relative Therapieresistenz),

>nicht ausreichender Behandlungsfähigkeit mit bekannten Methoden (absolute Therapieresistenz).

Anfälle und/oder psychische Störungen liegen vor wegen

>der zerebralen Basisstörung, die auch den Anfällen zugrunde liegt,

>der Anfälle selbst,

>der antiepileptischen Langzeitmedikation, entweder *direkt* als Ausdruck einer Nebenwirkung bzw. einer chronischen Intoxikation, aber auch *indirekt* über eine sogenannte forcierte Normalisierung im EEG mit Sistieren der Anfälle oder über eine unzureichende Kontrolle der Anfälle. Diese ihrerseits bewirkt reversible oder irreversible psychopathologische Syndrome.

Worin sich eine chronische Intoxikation bzw. Überdosierung (= direkte Wirkung) äußern kann, geht aus Tabelle 2 hervor.

Tabelle 2 Direkte Wirkungen von Antiepileptika

Überdosierung äußert sich in:

1. körperlichen Wirkungen
   a) Nystagmus, Dysarthrie, Ataxie
   b) Mattigkeit und Müdigkeit (Kontrolle von Leberfunktion und Hämatopoese!)
2. psychischen Wirkungen
   Wesensänderung, Verstimmbarkeit, Neurotizismen:
   a) Langsamkeit
   b) Auffassungserschwerung
   c) Reizbarkeit
   d) Intensivierung der »Krankheitsneigung«
   e) Betonung »enechetischer« Züge oder
   f) neurotischer Fixierung

Bis jetzt war jedoch völlig offen, in welcher Dosierung Barbiturate (= PB), Hydantoine (= DPH) oder Carbamazepin (= CBZ) bei einer Langzeitapplikation »relativ« oder »absolut« überdosiert sind.

Schließlich ist zu prüfen, welche indirekten Wirkungen Antiepileptika haben (Tabelle 3).

Tabelle 3 Indirekte Wirkungen von Antiepileptika

auf	über
Hämatopoese	Sistieren der Anfälle
Minderung der Potenz	Metabolismus
(Beeinträchtigung der Triebdynamik)	

Programm der Testuntersuchung

Zielfragen einer ambulanten Untersuchung waren demnach:
a) Wie und in welchem Umfang werden psychische Störungen bei Patienten mit Epilepsie durch eine antiepileptische Langzeitmedikation beeinflußt?
b) Welche Bedeutung haben einerseits psychische Veränderungen, wie Verstimmungen, Neurotizismen, Wesensänderung, andererseits die Anfallfrequenz für die relative und gegebenenfalls absolute Therapieresistenz? Dabei war davon auszugehen, daß primär aus Gründen der Sicherheit für den Kranken (Anfälle und psychische Störungen!) eine Placebo-kontrollierte Studie oder eine Nivellierung der Medikation nicht in Frage kommen konnte, sondern allenfalls eine kontrollierte »Ausdosierung« von ein bzw. zwei Antikonvulsiva. Für dieses Projekt stand zunächst eine aus über 500 Anfallkranken selektierte Klientel, wie es Tabelle 4 beschreibt, zur Verfügung. Es handelte sich um Patienten, die nach »üblichen« Maßstäben mit einem, häufiger mit zwei Medikamenten behandelt waren. Aus diesem Kollektiv bildeten wir eine »Experimentalgruppe« (N= 38) von Patienten, die alle Anfälle vom Grand-mal-Typ und psychomotorische Anfälle sowie psychische Störungen (Verstimmungen, Wesensänderungen, Neurotizismen) hatten (= komplizierte Epilepsien) und über einen Zeitraum von einem Jahr

Tabelle 4 Kollektiv N = 67 (42 ♂, 25 ♀). Mindestens zwei Jahre persistierende Anfälle gleicher Art und Behandlung nach »üblichen« Maßstäben (psychomotorische Anfälle und/oder Anfälle vom Grand-mal-Typ)

Vegetative Bindung	
bei psychomot. Epilepsie:	
N = 2 nachts	sonst diffus
bei Grand mal:	
N = 1 Aufwach-	
N = 3 Schlaf-	sonst diffuse Epilepsie
Verlaufsform	
psychomot. Epilepsie:	
N = 1 primär	sonst sekundär

nach dem Prä- und Re-Test-Verfahren untersucht wurden. Es wurde nach Alter und Geschlecht aufgeschlüsselt, gegenwärtiger Beruf und abgeschlossene Schulbildung gingen in die elektronische Datenverarbeitung ein. Auf der Basis eines klinikintern verwendeten Epilepsie-Anamnese-Bogens wurden Häufigkeiten und arithmetische Mittelwerte (N = 38) ausgewählter Variabler (Tabelle 5) errechnet. Auf der Basis des klinikintern verwendeten

Tabelle 5 Häufigkeiten (N = 38)

	ja	fragl.	nein
1. zerebrale Anfälle in der Familie	3	5	30
2. Schwangerschaftskomplikationen	2	23	13
3. Geburtstraumata	1	26	10
4. angeborener Schwachsinn	1	31	6
5. zerebrale Anfälle bis 5. Lebensjahr	1	28	9

Arithmetische Mittelwerte ($\bar{x}$, N = 38)

1. Manifestationsalter Grands maux	15, 60 Jahre
2. Manifestationsalter psychomotorischer Anfälle	21, 76 Jahre
3. Verlaufsdauer Grands maux	18, 37 Jahre
4. Verlaufsdauer psychomotorischer Anfälle	12, 79 Jahre

Ausgewählte Variablen auf der Basis des klinikintern verwendeten Epilepsie-Anamnese-Bogens 1. Häufigkeiten und arithmetische Mittelwerte der »Experimentalgruppe«.

Epilepsie-Verlaufs-Bogens wurden arithmetische Mittelwerte der Anfallfrequenz sechs Monate vor Untersuchungsbeginn (= Prätest, Phase I) und bei durchschnittlich vier Kontrollterminen nach durchschnittlich 107 Tagen (= Retest, Phase II) errechnet. Zum Zeitpunkt der Prä- und Re-Testung wurde jeder Patient nach »besonderen aktuellen Belastungen« sowie nach »subjektiven Beschwerden« befragt (3). Ein neurologischer und deskriptiv-psychopathologischer Befund wurde erhoben. Außerdem wurde Blut zu verschiedenen Bestimmungen, insbesondere zur Ermittlung von Serumwerten applizierter Antiepileptika (DPH, PB, CBZ) entnommen. Es wurde ein EEG abgeleitet sowie eine testpsychologische Untersuchung durchgeführt (Einsatz einer neunteiligen Testbatterie). Eine »Verstimmung« wurde angenommen, wenn sich zwei der drei items fanden:
»mürrisch-gereizt/dysphorisch«, »gespannt«, »innerlich unruhig«. Eine enechetische »Wesensänderung« wurde registriert, wenn drei der vier items: »umständlich«, »perseverierend«, »verlangsamt«, »eingeengt« vorlagen. Der Befund wurde auf EDV-gerechten Belegen markiert und zwar intensitätsabgestuft, global (fraglich – leicht – schwer) nach dem Verlaufsbo-

gen sowie nach dem Bogen 3 (Psychischer Befund) des AMP-Systems (2) bezüglich Einzelmerkmalen gestuft (leicht – mittel – schwer).
Zusammenstellung und Dauer der Testuntersuchung geht aus Tabelle 6 hervor, der Zeitplan der Gesamtuntersuchung aus Tabelle 7.

Tabelle 6 Zusammenstellung und Dauer der Testuntersuchungen

1. Berufseignungs-Test (Subtest 8)	5 Min.
2. Test d2 = Aufmerksamkeits-Belastungs-Test	10 Min.
3. Grundintelligenz-Test (Cattell) CFT 3	30 Min.
4. McQuarrie-Subtests	10 Min.
5. Test zur verbalen Flüssigkeit	10 Min.
6. Perseverationstest	5 Min.
7. Gießen-Test	5 Min.
Pause	15 Min.
8. Reduzierter Wechsler-Intelligenz-Test (WIP)	30 Min.
9. Freiburger Persönlichkeitsinventar (FPI)	20 Min.
	140 Min.

Tabelle 7 Zeitplan der Gesamtuntersuchung (Phase I); Wiederholung nach durchschnittlich 107 Tagen (Phase II)

8.00–8.30	Befragung nach »aktuellen besonderen Belastungen«: a) familiäre Spannungen, b) berufliche oder c) finanzielle Probleme. Befragung nach subjektiven Beschwerden Erhebung eines deskriptiven psychopathologischen und neurologischen Befundes
8.30	Blutentnahme (Bestimmung der Serumkonzentrationswerte der Antiepileptika, Kontrolle von Gesamtblutbild und Leberfunktion [Alkalische Phosphatase, Transaminasen, Gamma-GT])
8.45	EEG
9.30–12.00	testpsychologische Untersuchung

Die wichtigsten Schritte der statistischen Auswertung sind der Tabelle 8 zu entnehmen. Die Kriteriumsvariablen, gegen welche die jeweils verordneten Tablettenzahlen und die ermittelten Serumwerte berechnet wurden, sind aus Tabelle 9 ersichtlich. Alle anderen Variablen konnten wegen zu seltenem Vorkommen oder zu starker Streuung nicht in statistische Berechnungen eingehen.

Tabelle 8 Die wichtigsten Schritte der statistischen Auswertung

1. Ermittlung von Häufigkeitsverteilungen
2. Missing-data-Korrektur
3. Berechnung aller Variableninterkorrelationen
4. Berechnung und Interpretation von drei Faktorenanalysen
5. Erstellung eines reduzierten Datensatzes
6. Bildung von zweimal vier Untergruppen unter Berücksichtigung von Serumkonzentrationswerten und Tablettenzahlen
7. Berechnung von multiplen Regressionen für jede Untergruppe
8. Residualisierung der Kriteriumsvariablen hinsichtlich Alter, Schulbildung und der Manifestationsalter

Tabelle 9 Liste der Kriteriumsvariablen

1. Häufigkeit der Grands maux	
2. Häufigkeit psychomotorischer Anfälle	
3. emotionale Reife	Persönlichkeits-dimensionen
4. psychosomatische Störungen	Persönlichkeits-dimensionen
5. Soziabilität	Persönlichkeits-dimensionen
6. Gelassenheit	Persönlichkeits-dimensionen
7. Sicherheit	Persönlichkeits-dimensionen
8. Psychomotorik	
9. Intelligenz	
10. verbale Flüssigkeit	
11. Faktor 1 (»Normal-EEG«)	
12. Faktor 2 (»Ermüdungs-EEG«)	
13. Steile Entladungen	
14. Beta-Wellen	
15. subjektive Beschwerden	
16. Wesensänderung	
17. Verstimmung	
18. Perseveration	

Bei optimaler Therapie Rückgang psychischer Störungen

Praktisch relevante Ergebnisse therapeutischer Richtlinien bei erwachsenen Kranken mit komplizierter Epilepsie lauten:
Wenig psychosomatisch gestört, kontaktfreudig, gelassen, sicher im Umgang mit anderen, emotional reif sind die Patienten dann, wenn die DPH-Serumkonzentration (zumindest bei einer Kombinationstherapie) bei 2 bis 3 Tabletten, z. B. Phenhydan, geringer als *15* μg/ml,

CBZ-Serumkonzentration (bei Monotherapie) bei 6 bis 8 (bis 12) Tabletten, z. B. Timonil, geringer als *10* μg/ml,
Phenobarbital-Serumkonzentration (zumindest bei Kombinations-Therapie) bei 3 (bis 4) Tabletten, z. B. Resimatil, geringer als *15* μg/ml liegt.
Intelligenzfunktionen sind dann optimal; das Perseverationssyndrom ist relativ am geringsten ausgeprägt, und »subjektive Beschwerden« werden nicht geklagt. Mit der Entwicklung von Verstimmungen und »Wesensänderungen« ist jedoch bei Serumkonzentrationen von 10 bis 12 μg/ml CBZ zu rechnen, ausgeprägte Wesensänderungen und Verstimmungen sind bei über 13 μg/ml CBZ zu erwarten.
Relevante Störungen der Leberfunktion und des blutbildenden Systems waren – passager – nur in je einem Fall nachweisbar. Im Zusammenhang mit klinischen Parametern ließen sich beachtenswerte Beeinträchtigungen des Wachheitsgrades im EEG (Bente, s. S. 126) nachweisen. Diese sind oft interessanter und besser faßbar, als Zeichen einer »Intoxikation«.
Da zum Zeitpunkt optimaler Dosierung unter ambulanten Bedingungen (Re-Test-Phase) nur in drei Fällen vorübergehend wenig ausgeprägte Störungen der Koordination, des Visus und nur einmal ein Nystagmus festzustellen waren, gehen wir davon aus, daß z. B. in einer Epilepsie-*Ambulanz* durchaus auch komplizierte Epilepsien erfolgreich behandelt werden können. Die wiederholt geäußerte Hypothese, daß Anfallkranke nicht von Anfällen »frei sein« müssen, um zu (guten) Leistungen »befähigt zu« sein, ließ sich für schwerkranke Patienten mit Epilepsien verifizieren. Anfälle dürfen jedoch nur selten in Erscheinung treten.
Eine befriedigende Anfallreduzierung oder sogar Anfallkontrolle muß auch bei bislang »therapieresistenten« Patienten mit Epilepsien nicht notwendigerweise gehäuft oder verstärkt zu Verstimmungen oder gar zu einer Wesensänderung führen. Eine rückläufige Entwicklung psychischer Störungen ist dagegen bei subtiler Einstellung mit Antiepileptika viel eher zu erwarten.
Die Effizienz einer antiepileptischen Langzeitbehandlung ist weitestgehend abhängig von einem optimalen Vertrauensverhältnis Arzt/Patient. In einem sich selbst verstärkenden System (Zuwachs an Vertrauen – Kontrolle der Serumkonzentration – Zuverlässigkeit der Einnahme antikonvulsiv wirkender Tabletten mit Verzicht auf zusätzliche Medikamente soweit wie möglich) kann die Anfallfrequenz befriedigend reduziert werden. Damit wird gleichzeitig auch Einfluß genommen auf die Rückbildung von Wesensänderung, Neurotizismus und Verstimmung. So läßt sich die Distanz eines durch Verstimmung, Wesensänderung und Anfälle aktuell bestimmbaren epileptischen Syndroms zum vorab definierten Therapieziel (= Therapieresistenz) verkürzen.
Auch zwei Antiepileptika werden, wenn sie dreimal täglich appliziert werden müssen, sogar von Kranken mit den beschriebenen psychischen Störungen unter den eben genannten Bedingungen sehr zuverlässig eingenommen.
Die Antiepileptika Diphenylhydantoin, Phenobarbital oder Carbamazepin

können grundsätzlich positiv oder negativ psychotrop wirken; »äquivalente« Dosierungen von CBZ, DPH oder Phenobarbital, wie sie Cereghino und Mitarbeiter sowie Galbraith (11) angaben (200 mg CBZ = 30 mg PB = 100 mg DPH = 250 mg Primidon!), lassen sich heute sicher nicht mehr vertreten.

Zusammenfassung

Bei der Therapie chronischer Epilepsien wird der Beachtung bereits etablierter oder – häufiger – sich erst im Verlauf einer (unzureichenden) Behandlung manifestierender psychopathologischer Syndrome (Verstimmungen, Wesensänderungen, Neurotizismen) wenig Augenmerk geschenkt, obwohl 50 % aller erwachsenen Kranken mit Epilepsien psychische Störungen haben. Anhand eigener Untersuchungen einer »negativen Auslese« von Patienten mit gemischter Epilepsie wird insbesondere auf die Bedeutung therapeutischer Serumwerte bzw. -bereiche applizierter Antiepileptika hingewiesen, um die pharmakogene Entstehung psychopathologischer Syndrome möglichst zu verhindern.

Literatur

1. Bleuler, M.: Lehrbuch der Psychiatrie. 12. Aufl.; Springer, Berlin/Heidelberg/New York 1972. – 2. Das AMP-System: Arbeitsgemeinschaft für Methodik und Dokumentation in der Psychiatrie. Springer, Berlin 1971. – 3. Diehl, L. W.: Treatment of Complicated Epilepsies in Adults. A Clinical Statistical Study. Karger, Basel/München/Paris/London/New York/Sydney 1978. – Die Therapie komplizierter Epilepsien im Erwachsenenalter. Eine klinisch-statistische Studie. Ciba-Geigy AG, Wehr/Baden 1978. – 4. Helmchen, H.: Zerebrale Bedingungskonstellationen psychopathologischer Syndrome bei Epileptikern. In: H. Helmchen, H. Hippius (Hrsg.): Entwicklungstendenzen biologischer Psychiatrie. Thieme, Stuttgart 1975. – 5. Leder, A.: Zur Psychopathologie der Schlaf- und Aufwachepilepsie. (Eine psychodiagnostische Untersuchung.) Nervenarzt 38, 434 (1967). – 6. Peters, U. H.: Das pseudopsychopathische Affektsyndrom der Temporallappenepileptiker. Nervenarzt 40, 75 (1969). – 7. Remschmidt, H.: Testpsychologische und experimentelle Untersuchungen zur Psychopathologie der Epilepsien. In: H. Penin (Hrsg.): Psychische Störungen bei Epilepsie. Schattauer, Stuttgart/New York 1973. – 8. Schorsch, G.: Epilepsie: Klinik und Forschung. In: H. W. Gruhle, R. Jung, W. Mayer-Gross, M. Müller (Hrsg.): Psychiatrie der Gegenwart Bd. II; Springer, Berlin/Göttingen/Heidelberg 1960. – 9. Téllez, A.: Die epileptische Wesensänderung. Nervenarzt 38, 49 (1967). – 10. van Zijl, C. H. W.: Über das Problem der Rigidität beim Epileptiker. In: H. Penin (Hrsg.): Psychische Störungen bei Epilepsie. Schattauer, Stuttgart/New York 1973. – 11. Epilepsie in der Praxis, Documenta Geigy; Ciba-Geigy, Basel 1977.

Therapie epileptischer Psychosen

Es dürfte richtig sein, daß psychotische Patienten selten an Epilepsie leiden und die meisten Epilepsie-Kranken keine Psychose entwickeln (J. Stevens). Dennoch sind epileptische Psychosen nicht selten. Ihre Behandlung ist wegen der in der Regel mehrdimensionalen Genese kompliziert; sie wird *generell* bestimmt:

I. durch die eindeutige Differenzierung dieser Psychosen, d. h. auch durch klare – in der Literatur oft nicht erkennbare – Begriffsbestimmung (Diehl in 24),

II. durch die mitunter nicht leicht zu trennende Verflechtung reversibler und nicht selten zu Unrecht sogenannter irreversibler Syndrome (z. B. pharmakogenes Durchgangssyndrom, »Wesensänderung« als chronische symptomatische Psychose), vor allem wenn sich im Verlaufe letzterer reversible, produktiv-psychotische Symptomkonfigurationen darstellen,

III. durch die noch immer unvollkommene, aber hypothetisch besser gewordene Kenntnis der Entstehungsbedingungen – seien es nun sogenannte Alternativpsychosen, psychotische Episoden bei Fortbestehen von (seltenen) Anfällen (1,3) oder erhöhte Anfallsbereitschaft im EEG (14).

Zu unterscheiden ist demnach *speziell:*

Zu I)

a) Zwischen episodischen Psychosen als akute epileptische »endoforme« Psychosen, also schizophrenieähnliche (= schizophrenieforme), produktiv psychotische Episoden. Solche akut einsetzenden Krankheitszustände sind – im Gegensatz zu epileptischen Verstimmungen – *nicht* charakterisiert durch qualitative und/oder quantitative Änderungen des Bewußtseins, wie z. B. affektiver Einengung oder oft vermindertem, selten erhöhtem Wachheitsgrad,

b) zwischen überwiegend als »organisch« imponierenden (z. B. postparoxysmal, »Petit-mal«-Status, Verlaufsabschnitt eines Status mit psychomotorischen Anfällen) Dämmerzuständen mit – reversiblen – unterschiedlich ausgeprägten Bewußtseins-(Orientierungs-)Störungen, die demnach keine Psychosen sind,

zu II)

zwischen den eher chronischen, »inaktiven«, gemeint sind überwiegend chronisch paranoide (Residual-)Syndrome mit wenig »aktueller Dynamik« und mit »vorübergehend z. B. auch wenig ausgeprägten depressiven Verstimmungen« (8). Diese Symptomkonfigurationen können nach dem Sichtbild als sogenannte (organische) »Wesensänderung«, d. h. speziell auch als (reversibles) pharmakogenes Durchgangssyndrom (siehe oben) imponieren. Freilich liegen der »Wesensänderung« und dem paranoiden (halluzinatorischen) Durchgangssyndrom oft andere Ursachen – wie z. B. die Wirkung sedierender Psychopharmaka (2,3) Seite 93 – zugrunde,

zu III)
alternative epileptische Psychosen sind definiert als psychotische Episoden unter antiepileptischer Therapie bei Anfallfreiheit und »normalisiertem« (jedoch meist durch Anomalien gekennzeichneten) Routine-EEG. In diesem Zusammenhang wird über NVP immer öfter publiziert, vor allem, wenn mit Succinimiden allein oder in Kombination therapiert wird.
Heute werden zur Genese dieser Alternativpsychosen (aber auch für das Fortbestehen von – seltenen – Anfällen bei psychotischen Episoden) im wesentlichen drei Auffassungen vertreten:

1. Die Psychosen können bei allen »klassischen«, durch ihre heterozyklische Struktur verwandten, Antiepileptika vorkommen, wenn sie Anfallfreiheit bewirken »und die spezifische Aktivität aus dem EEG verschwinden lassen« (»forcierte Normalisierung«; 21). Dabei wird vermutet, daß den »klassischen« Antikonvulsiva neben der antiepileptischen, im Optimalfall die Anfälle kontrollierenden Eigenschaft auch ein psychotogener (substanzeigener) Effekt zukomme.
2. Es wird aber auch diskutiert, »daß für die Entstehung einer epileptischen Psychose entscheidend ist, wie und in welcher Phase des zum Anfall führenden pathophysiologischen Vorgangs das Medikament eingreift. Darin könnte sich z. B. eine Substanz wie Dipropylazetat (NVP, Anm. d. Verf.) von den klassischen Antiepileptika unterscheiden; denn mit diesen ist sie ja überhaupt nicht verwandt« (21).
3. Da aber gerade bei sehr vielen Kasuistiken der letzten Zeit (9, 11, 15, 22) deutlich wird, daß u. a. bei gemischten Epilepsien im Erwachsenenalter *mehrere,* d. h. mindestens zwei, nicht selten sogar drei oder mehr Antiepileptika eingesetzt wurden, liegt die Annahme nahe, daß eine Mehrfach-Medikation, über welche (Stoffwechsel-)Störungen auch immer, für die Entstehung von produktiv-psychotischen Syndromen mitverantwortlich ist (1), zumal, wenn es sich um eine Kombinationstherapie mit Antiepileptika wie Ethosuximid und Primidon ([15] evtl. auch Phenytoin [16]) handelt. Von diesen Substanzen ist bereits bei Monotherapie bekannt, daß sie z. B. erhebliche psychische Störungen bewirken können. Dies gilt auch für Maliasin, das – wenn auch vermutlich selten – substanzspezifisch psychotische Episoden verursachen kann. Nachgewiesen ist z. B., daß durch Mehrfachverordnungen der Phenytoinmetabolismus inhibiert werden kann, z. B. durch Sultiam (= Ospolot) oder durch Pheneturide (17). Es kommt dann zur Intoxikation durch Diphenylhydantoin, psychotische Episoden können sich entwickeln oder chronische Psychosen akzentuiert werden. Über Beispiele ungeeigneter Kombinationstherapie haben wir bereits mehrfach berichtet (2,3).
Köhler (9) lenkte die Aufmerksamkeit der Epileptologen und Psychiater – anhand von acht Falldarstellungen – auf den Verlauf von manifesten epileptischen Psychosen bei weiterbestehender Anfallssymptomatik bzw. pathologischen EEG-Veränderungen und besonders »auf die Ergebnisse der Neurotransmitterforschung, insbesondere auf den (Valproinat- bzw. Valproinsäure-induzierten; Anm. d. Verf.) GABA-Stoffwechsel«, bzw. auf feed-back oder wechselseitig wirksame Mechanismen von dopaminerg-gabaergen Strukturen.
Heute kann die GABA-Hypothese als gut gestützt gelten, wenngleich auch ein Beweis bezüglich einer effizienten Änderung der zerebralen Transmission beim Menschen (beim Epilepsiekranken) noch immer aussteht (19).

Bekannt ist, daß – neben psychosozialen Faktoren und z. B. Störungen im Leistungsbereich (Wolf in 18 und 24), die uns nicht durchgängig erkennbar scheinen – zu den oft wesentlichen *Entstehungsbedingungen* von akuten oder auch zur Chronifizierung tendierenden epileptischen Psychosen bzw. Durchgangssyndromen die medikamentöse Intoxikation (1, 2, 3) gehören

kann. Eine zu hohe Dosis (z. B. schizophrenieähnliche Bilder bei Diphenylhydantoin-Medikation) muß (durch Bestimmung der Serumkonzentrationswerte) erkannt werden. Eine kontrollierte Dosisreduktion ist dann notwendig. Die geklagten, schwer beurteilbaren, initial oft nur uncharakteristischen, aber nicht selten »organisch« oder präpsychotisch anmutenden »subjektiv geklagten« Beschwerden (wie erhebliche dysphorische Gereiztheit oder Unruhe und/oder Gespanntheit) bedürfen ebenso der Abklärung, wie eine Dosierungskontrolle bei zusätzlichen Erkrankungen (z. B. Hepatitis, Magen-Darm-Erkrankungen oder Zustände nach Operationen) erforderlich ist (Änderung pharmakokinetischer Parameter!). Eine durch Serumkontrollen sicher beweisbare Intoxikation läßt sich nicht selten weniger anhand gut bekannter neurologischer Zeichen (wie Nystagmus, Ataxie, Dysarthrie und Sehstörungen) aufzeigen, sondern wird eher deutlich durch Vigilanzschwankungen (EEG!) und eine Reihe psychischer Störungen wie Vergeßlichkeit, Müdigkeit, Konzentrations- und Merkstörungen mit Leistungsabfall, Verlangsamung, Apathie, dysphorische Gereiztheit, Schlafneigung oder – möglicherweise eher – Angst bzw. Schlaflosigkeit. Diese zuletzt genannten Symptome wurden als präpsychotische Merkmale einer (primär generalisierten) Epilepsie beschrieben (22). Solche psychopathologischen Symptome werden dann als medikamentös bedingte (prä-)psychotische Zustände verkannt und zu schnell einer »Wesensänderung« subsummiert, oder es wird eine zur Chronifizierung neigende Psychose diagnostiziert.
Von besonderer Bedeutung ist die Kontrolle der Serumkonzentrationswerte applizierter Antiepileptika dann, wenn sich durch Überdosierung bedingte psychische Störungen von einer gleichzeitig vorhandenen chronischen Psychose nur schwierig abgrenzen lassen.
Daß eine antiepileptische Dauermedikation auch *metabolische Veränderungen und Psychosen* bewirken kann, haben besonders die Arbeiten von Reynolds (16) gezeigt. Er berichtete über vierzehn unabhängig voneinander durchgeführte Untersuchungen (1964–1970), die bestätigen, daß bei 27 % bis 91 % (mittlere Prozentzahl 55) nicht anämischer, antikonvulsiv behandelter Patienten *erniedrigte Folsäurekonzentrationen* im Serum gefunden wurden. Es fand sich eine bedeutsame Korrelation dieser Konzentrationen im Serum und Liquor. Die niedrigsten Werte im Liquor wurden bei hohen Serumkonzentrationen von Diphenylhydantoin, weniger von Phenobarbital dann ermittelt, wenn schizophrenieähnliche Psychosen oder Demenz diagnostiziert wurden. Der Vitamin-B_{12}-Stoffwechsel kann sekundär verändert sein. Reynolds selbst vertritt nun die Auffassung, daß neben der Bedeutung von Stoffwechselstörungen der Stellenwert sozialer, psychoreaktiver und hirnstruktureller Faktoren, »die alle zur Manifestation psychiatrischer Erkrankungen bei Epilepsien« beitragen, nicht vernachlässigt werden dürfe. Demnach ist noch nicht ausreichend geklärt, ob die gesicherten Antikonvulsiva-Wirkungen auf den Folsäuremetabolismus mit dem Auftreten spezieller psychiatrischer Symptome korrelieren, wie z. B. schizophrenieähnli-

chen Psychosen. Auch wenn deshalb nicht verwundert, daß die Auffassungen bezüglich therapeutischer Konsequenzen noch differieren, kann es sich in Einzelfällen trotzdem empfehlen, eine Folsäurebehandlung (Monoglutamatform) durchzuführen, die allerdings die Anfallbereitschaft erhöhen kann. Produktiv-psychotische Episoden entwickeln sich gelegentlich auch im Verlauf des – vermutlich gar nicht so selten auftretenden – Status psychomotoricus (s. a. S. 62 [4]): Neben der Applikation geeigneter Antiepileptika (am ehesten Diphenylhydantoin) in einer Dosierung, die an der Serumkonzentration überprüft werden muß, ist dann auch die wiederholte intravenöse Gabe von Haldol (s. u.) sinnvoll. Auch eine hochdosierte Infusionsbehandlung mit Valium kann klinisch durchgeführt werden.

Therapie sehr differenziert

Geht man nun davon aus, daß die gemeinsame Endstrecke der Pathogenese von Psychosen bei Epilepsien in einer Funktionsstörung im Bereich von (meso-)limbischen *und/oder* retikulären Regelkreisen (Neurotransmittersysteme) zu suchen ist – gleichgültig, ob es sich um eine primär generalisierte oder um eine sogenannte temporale Epilepsie handelt – liegt es unter Berücksichtigung optimaler, d. h. an der Serumkonzentration kontrollierter, antiepileptischer Therapie (und von Neurotransmitterhypothesen, z. B. Dopaminhypothese von Lamprecht) nahe, antipsychotisch mit Butyrophenon-Derivaten (s. a. Tabelle 3) aber auch besonders mit Flupentixol (23) bzw. mit Depot-Fluanxol (30–60 mg i. m., 10- bis 18tägig) zu behandeln (in 24).
Außerdem (2. Wahl) kommt in Frage die Gruppe der Phenothiazine, hier z. B. Taxilan bis 400 mg/d, Neurocil bis 250 mg/d. Letzteres gibt z. B. Bash (S. 108 in 24) bei akuten psychotischen Episoden.

Es wird auch das Butyrophenon-Derivat Melperon (Eunerpan) – das dem Dipiperon chemisch sehr nahe steht – mit beruhigendem und schlafinduzierendem Effekt, gleichzeitig aber mit spezifischer antipsychotischer Wirkung (oral in einer Dosierung bis 250 mg) empfohlen. Es wird besonders darauf verwiesen, daß mit diesem Präparat nicht unerwünscht stärker sediert und die Krampfbereitschaft nicht erhöht werde, so daß eine Gefahr der Provokation von Anfällen nicht bestehe (dies soll auch für Flupentixol gelten).
Es handelt sich dabei jedoch um eine Studie, die zu vielen Fragen Anlaß gibt (z. B. Manifestationsalter und Verlaufsdauer der Epilepsien, Art und Dosierung der applizierten Antiepileptika [Serumkonzentrationen?], pharmakologische Vorbehandlung und anderes mehr). Allenfalls ist der Hinweis von Interesse, daß bei 11 Patienten mit produktiv-psychotischer und bei neun Epilepsie-Kranken mit depressiver Symptomatik die psychischen Störungen unter Eunerpan in wenigen Wochen abklangen (10). Als Hinweis sei auch verstanden, daß wir kürzlich in zwei Fällen eine chronisch psychotische Symptomatik bei gemischter Epilepsie mit 200 mg Eunerpan/d mildern konnten.

Bei *depressiv gefärbten Verstimmungen* (depressiven Psychosen), die nach Durst (5) in etwa 20 % der Fälle diagnostiziert werden, empfiehlt sich der Einsatz von Saroten (bis 150 mg/d), Melleril (bis etwa 400 mg/d), bei still gehemmten, depressiven Patienten speziell Maximed (150 mg/d) und neuerdings auch Vivalan (23).
Bei der Behandlung *schizophrenieähnlicher (sub-)akuter epileptischer* (Al-

ternativ-)*Psychosen* mit Phenothiazinen kann sich durch diese neuroleptische Therapie auch eine (elektroenzephalographisch zu verifizierende) Erniedrigung der Krampfschwelle erreichen lassen. Neuroleptika haben z. B. eine aktivierende Wirkung auf steile Potentiale. Sie können das Auftreten amplitudenhoher steiler Potentiale bewirken (s. S. 126). Das – selten erwünschte – Auftreten von Anfällen ist nur bei zu rascher Dosissteigerung (auch bei zu schneller Reduzierung) zu befürchten, vor allem bei trizyklischen Antidepressiva vom Imipramin-Typ (23). Eine Erhöhung der Krampfbereitschaft läßt sich überwiegend durch milde, d. h. schwach wirkende (z. B. Dipiperon, Neurocil, Melleril) oder mit mittelstark potenten Neuroleptika (z. B. Taxilan) erreichen.

Anzumerken wäre, daß »genügend Beobachtungen aus dem Bereich der klinischen Psychiatrie vorliegen, die auf erwünschte, positive Änderungen psychopathologischer Zustände durch zerebrale Krämpfe hinweisen. Es wäre zu prüfen, ob die vergleichende Untersuchung von psychopathologischen, neurophysiologischen und biochemischen Funktionsänderungen bei epileptischer Erregung und bei therapeutisch induzierten zerebralen Anfällen (Elektrokrampftherapie u. ä. m.) Rückschlüsse auf die Auswirkungen der epileptischen zerebralen Funktionsstörungen erlaubt« (7).

Liegt bei primär generalisierten Epilepsien (z. B. Grand mal und »Petit mal«) ein *(prä-)psychotisches* Syndrom, besonders charakterisiert durch Angst, Unruhe und Schlaflosigkeit vor, empfiehlt sich die Anwendung von Benzodiazepinen (im wesentlichen Valium), da die Wirkung von Diazepam auf die Genese der Psychose *und* der Epilepsie (zumindest partiell) gerichtet und ein dämpfender Effekt hier besonders erwünscht ist.
In Übereinstimmung mit den Ergebnissen bzw. Hinweisen anderer Autoren (Dreyer [in 9], Köhler [9], sowie Wolf [21, 22, 23]) haben jedoch auch wir in jüngster Zeit die Erfahrung gemacht, daß produktiv-psychotische Episoden (Alternativpsychosen) bei anfallfreien Patienten mit Epilepsien dann nicht mehr auftraten, wenn Ethosuximid durch NVP ersetzt wurde (pharmakogener und/oder epilepsiebedingter Funktionswandel zerebraler [retikulärer?] Funktionskreise evtl. »mit Veränderungen der Propagationsweise der epileptischen Erregung«, Wolf).

Daß die Applikation von Natrium-Valproinat (NVP) bzw. die Umstellung auf diese Substanz für Prävention und Therapie von epileptischen Psychosen von immer größerer Bedeutung ist, zeigen auch folgende Beispiele:
Wir möchten an dieser Stelle kurz berichten über sechs Kranke (4 Männer, 2 Frauen), die an Grand mal und (gesicherten) psychomotorischen Anfällen litten. Die mittlere Epilepsiedauer betrug 8 Jahre für Grand mal und 4 Jahre für psychomotorische Anfälle (mit geringer Frequenz). Die Patienten befanden sich im Alter von 20–30 Jahren, der Beginn der Psychose lag im Mittel bei 24 Jahren. Alle standen unter einer jahrelangen Monotherapie von Diphenylhydantoin und waren seit sechs bis zwölf Monaten praktisch anfallfrei. Uns gelang es, bei stufenweisem Absetzen des DPH innerhalb von 2 Wochen unter gleichzeitig aufgebauter Monotherapie mit min. 1200 mg bis max. 2400 mg NVP (Ergenyl), (sub-)akut sich etablierende und zur Krankenhauseinweisung führende produktiv-psychotische, paranoid-halluzinatorische oder nur paranoide epileptische Episoden in max. zwei Wochen zum Abklingen zu bringen. Unter der DPH-Medikation wurden insgesamt 30 Serumkonzentrationswerte – zwischen 18 μg/ml und 28 μg/ml (überwiegend 25 μg/ml) – festgestellt. Sowohl unter DPH (je 6 EEG) als auch unter NVP (je 3 EEG) ließen sich bei drei Patienten linksbetonte, fokale, temporobasale Steilwellen bzw. temporobasale Spike-foci bei verlangsamter Grundaktivität elektroenzephalographisch nach-

weisen. Da auch entsprechende neurologische, von der Norm abweichende Befunde erhoben wurden, vertreten auch wir in Übereinstimmung mit anderen Autoren (11) die Auffassung, daß epileptische Psychosen sich besonders dann leicht etablieren, wenn tiefe Anteile des Temporallappens geschädigt sind. Manifestationsalter und Verlaufsdauer der Epilepsie sind jedoch offenbar sehr unterschiedlich, wie die bisher veröffentlichten Ergebnisse (Bruens, Slater et al., Kristensen und Sindrup) und nicht zuletzt auch unsere Kasuistiken zeigen.
In zwei weiteren Fällen fanden sich unter den eben genannten therapeutischen Bedingungen Theta-Parenrhythmien und gelegentlich einzelne Gruppen irregulärer S/W-Komplexe, aber auch paroxysmale Dysrhythmien – Anomalien, wie sie Köhler (9) beschrieb. Ein EEG war unter NVP normalisiert, nachdem zuvor eine Theta-Parenrhythmie und auch sog. square topped (= Gibbs-)Wellen diagnostiziert worden waren. Wir verfügen über insgesamt 18 gaschromatographisch bestimmte NVP-Serumkonzentrationswerte, die alle in einem »therapeutischen Bereich« von 50 µg/ml bis 110 µg/ml (6) im Mittel bei 85 µg/ml lagen, was bestätigt, daß vor allem bei generalisierten Epilepsien (mit temporalen Foci) die Serumkonzentrationswerte häufig höher liegen müssen als bisher angegeben wurde (20). Höhere Dosierungen mit evtl. noch höheren mittleren Serumkonzentrationswerten waren wegen des erreichten Therapie-Erfolges nicht erforderlich.
In einem weiteren Fall von Liebes- bzw. Eifersuchtswahn bei sensitiver Persönlichkeit und epileptischer Psychose – (früher klinisch diffuses Grand mal mit persistierendem temporalen Herd im Oberflächen-Routine-EEG) – konnten wir mit NVP (Serumkonzentrationswert 100 µg/ml über vier Wochen) keine, aber durch achtwöchige Zugabe von Dipiperon (240 mg/d) eine Entaktualisierung, wenn auch keine völlige Korrektur des Wahns erreichen.

Wichtig erscheint, daß epileptische Psychosen – gelegentlich auch sogenannte alternative – in der Regel korrelieren mit Grand mal und »sekundärer Temporalisierung«, was sogar für Jugendliche zutrifft (12). Daß bislang psychisch unauffällige Kranke mit unbeherrschbaren psychomotorischen Anfällen, wenn sie einem neurochirurgischen Eingriff im iktogenen Schläfenlappen unterzogen wurden, anfallfrei werden können und nach zwei bis drei Jahren eine (Alternativ-)Psychose entwickeln, ist bemerkenswert. In diesen Fällen ist das Mittel der Wahl NVP.

Anzumerken ist noch, daß sich auch bei weiterbestehenden EEG-Anomalien und Anfällen unter NVP psychotische Episoden zurückbilden (Bash in 24), was Köhler (24) zu der Spekulation veranlaßte, Ergenyl könne einen antipsychotischen Effekt haben.

Konklusion

Bei primär generalisierten Epilepsien (insbesondere Grand mal und Petit mal), gleichgültig, ob im Verlauf (EEG) auch fokale, z. B. temporale Anomalien nachweisbar sind oder nicht, empfiehlt sich primär oder nach einer bislang durchgeführten kombinierten Therapie mit z. B. Primidon und Ethosuximid immer eine (an der Serumkonzentration »auszuschöpfende«) Behandlung mit NVP bzw. VPA, um dem nicht seltenen Auftreten produktiv-psychotischer Episoden vorzubeugen oder solche zum Abklingen zu bringen.
Der Versuch einer NVP-Behandlung kann sich auch bei anderen gemischten anfallkontrollierten Epilepsien (Grand mal und psychomotorische Anfälle) lohnen, sogar als Monotherapie z. B. anstelle einer DPH-Medikation. Angesichts dieser (möglichen) Indikation ist aber anzumerken, daß NVP – und auch Clonazepam – kein Panantikonvulsivum ist. Wir glauben vielmehr, daß ein solcher Behandlungsversuch nur bei definierten »therapieresisten-

ten« Epilepsien mit Grand mal und psychomotorischen Anfällen oder eben bei – sich besonders im Verlauf der genannten Anfallformen etablierenden – epileptischen Psychosen gemacht werden sollte. Bei diesen aber ist es durchaus das Mittel der Wahl, vor allem wenn andere zur Psychose führende Ursachen ausgeschlossen wurden.

Bei schizophrenieähnlichen Psychosen, die zu chronischen Verläufen tendieren und durch einen zentrierten, systematisierten Wahn (z. B. Liebeswahn) charakterisiert sind, ist ein Therapie-Erfolg mit NVP weniger – aber möglicherweise (kombiniert) mit Butyrophenon-Derivaten – zu erwarten. Ein kurz beschriebener Fall von Köhler (9) deutet darauf ebenso hin wie ein offenbar fast identischer, von uns beobachteter.

Auch eine Reduktion der Antiepileptika und/oder eine höher dosierte Behandlung mit (initial auch intravenös zu applizierendem) Haldol kann sich lohnen. Die Behandlung mit schwächer potenten Neuroleptika vom Phenothiazin-Typ bleibt schizophrenieähnlichen epileptischen Psychosen mit stärkerer psychomotorischer Unruhe vorbehalten. Bash (S. 108 in 24) empfiehlt zur Therapie nicht alternativer Psychosen eine Kombination von CBZ und DPH.

Valium, intravenös appliziert, gilt als Mittel der Wahl bei präpsychotischer Symptomatik (Angst und Unruhe, Schlaflosigkeit) z. B. dann, wenn eine »Petit-mal«-Epilepsie gesichert ist.

Die kurzfristige Applikation von Mega-Dosen (200–250 mg) Valium intravenös in der Klinik könnte in der Zukunft interessante Perspektiven – auch für die Forschung – eröffnen, da solche Dosen antipsychotisch wirksam sind.

Auch wenn der wiederholt geäußerten Ansicht zuzustimmen ist, daß zerebral-organische und psychosoziale bzw. psychodynamische Faktoren für Pathogenese, Pathoplastik und Verlauf der Psychosen für den Einzelfall eine schwer zu bestimmende Bedeutung haben, und es möglicherweise auch günstige, spontan zur Remission führende Verläufe gibt (9), bleibt festzustellen, daß die (rechtzeitige und auch dosisrichtige) Applikation von geeigneten Pharmaka den Schwerpunkt der Therapie bei epileptischen Psychosen darstellt. Nicht zuletzt aus Publikationen der jüngeren Zeit geht

Tabelle 1 Risikofaktoren für die Entstehung einer Psychose bei Epilepsie

1. Bestimmte Antiepileptika (teilweise dosisabhängig und mit Störung des Folsäuremetabolismus)
2. Häufig lange Krankheitsdauer ohne vollständige Anfallfreiheit (z. T. mit Status epilepticus)
3. Psychose in der Anamnese (als Trigger für weitere Psychosen)
4. Temporaler Fokus im EEG bzw. seltene psychomotorische Anfälle
5. Neurochirurgische temporale Herdausschaltung, damit Kontrolle bislang unbeherrschbarer psychomotorischer Anfälle

dies hervor. Der höher dosierte Einsatz von NVP (z. B. Ergenyl) ist oft empfehlenswert.
In den Tabellen 1 und 2 sind sowohl die hauptsächlichen allgemeinen Risikofaktoren für die Entstehung einer Psychose bei Epilepsie als auch deren Mitbedingung durch Antiepileptika aufgeführt. Tabelle 3 zeigt den Stellenwert von Psychopharmaka bei der Therapie epileptischer Psychosen.

Tabelle 2 Risiko für das Auftreten einer Psychose bei Epilepsie in Abhängigkeit von der antiepileptischen Therapie

häufig	vereinzelt	unbekannt
Ethosuximid	Phenytoin (dosisabhängig)	NVP, VPA
Kombinationen	Phenobarbital	
(mit 3 Antiepileptika, mit Primidon, mit Bromiden)	Primidon	Diazepam
	Carbamazepin?	
	Mephenytoin	
	Mesuximid (Petinutin ®)	

Tabelle 3 Stellenwert der Einsatzmöglichkeit von Psychopharmaka bei epileptischen Psychosen

a) Schizophrenieähnliche Psychosen:
   1. Flupentixol (Depot-Fluanxol 30–60 mg, 10–16tägig)*
   2. Haldol (10–30 mg/d)
   3. Melperon (Eunerpan)
   4. Dipiperon

   ---

   5. Neurocil
   6. Taxilan
   7. Melleril

b) Still-gehemmt depressive Psychosen:
   1. Maximed
   2. Vivalan

   Agitiert depressive Psychosen:
   1. Saroten
   2. Melleril

c) Präpsychotische Syndrome:
   Valium

* Bei zusätzlichem Einsatz von NVP Dosisanpassung

Zusammenfassung

Epileptische, vor allem (sub-)akute, produktive, schizophrenieähnliche (= endoforme) Psychosen sind nicht selten. Ihre Begriffsbestimmung muß klar sein, eine im Quer- und Längsschnitt möglichst exakt zu fassende Trennung reversibler von sogenannten irreversiblen Syndromen (zu denen z. B. chronische symptomatische Psychosen und gelegentlich auch »Wesensänderungen« gerechnet werden) ist anzustreben.

Die Kenntnis der Entstehungsbedingungen von epileptischen Psychosen ist ebenso besser geworden wie – dementsprechend – ihre Behandelbarkeit. Nach dem derzeitigen Stand der Forschungsergebnisse muß eine erfolgreiche Therapie sehr differenziert sein. Dies deshalb, weil die entscheidende Frage, ob die Besserung oder Verhinderung dieser Psychosen durch pharmakogenen und/oder epilepsiebedingten Funktionswandel oder positive

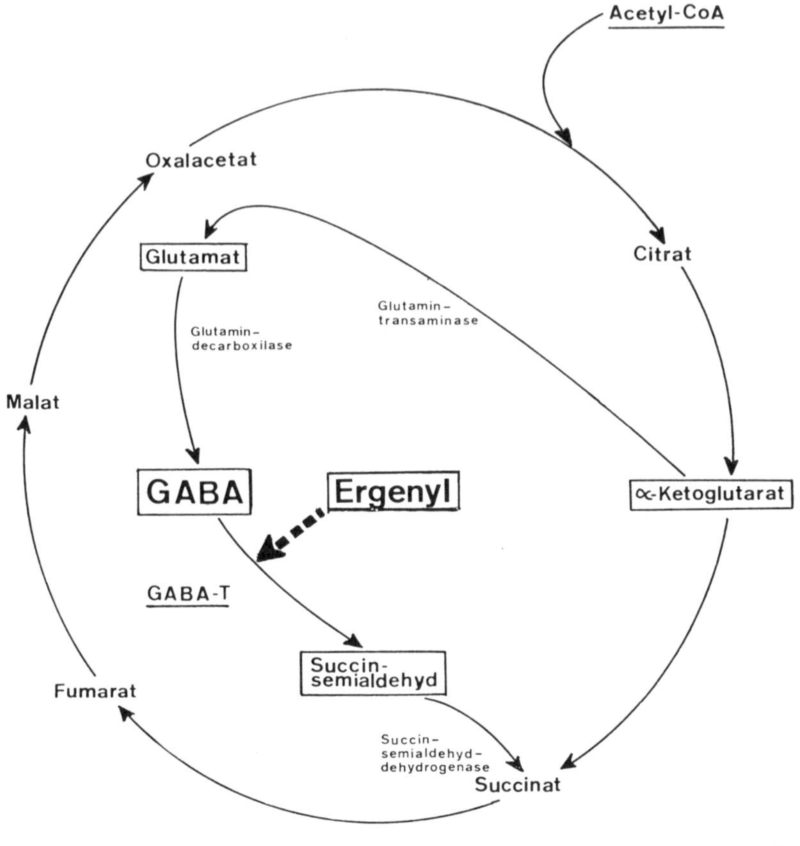

Der GABA*-Zyklus als Nebenschluß des Zitratzyklus. Blockierung des GABA-Abbaus durch NVP (VPA) über Hemmung der GABA-T (= Gamma-Aminobutyrat-Alpha-Ketoglutarat-Transaminase).

* GABA = Gamma-Aminobuttersäure

Änderungen psychopathologischer Zustände infolge Veränderung der zerebralen Erregungsbildung und -begrenzung bzw. -ausbreitung (bis hin zur Provokation von Krämpfen) noch nicht geklärt ist. Fest steht aber jetzt, daß der Therapie mit NVP bzw. VPA, dessen Wirkungsmechanismus (siehe Abbildung) im Rahmen gabaerger Transmission gut erforscht ist, eine größere Bedeutung im Behandlungsplan zukommt. Andere Therapieprinzipien haben einen individuell unterschiedlichen, teilweise von der belegbaren Genese der Störung abhängigen Stellenwert.

Literatur

1. Diehl, L. W. und H. Helmchen: Therapie epileptischer Psychosen und Verstimmungen. In: H. Penin (Hrsg.): Psychische Störungen bei Epilepsie, S. 193–201, Schattauer, Stuttgart/New York 1973. – 2. Diehl, L. W.: Psychische Wirkungen von Antiepileptika. In: H. Helmchen, L. Diehl (Hrsg.): Antiepileptische Langzeitmedikation. Biblthca. psychiat. 151, S. 190–200, Karger, Basel 1975. – 3. Diehl, L. W.: Prävention und Therapie epileptischer Psychosen und Verstimmungen. Therapiewoche *28*, 6609–6614 (1978). – 4. Diehl, L. W.: Der Status mit psychomotorischen Anfällen. Ärztl. Prax. XXX, 93, 94, 3142–3145 und 3195–3200 (1978). – 5. Durst, W.: Diskussionsbemerkung. In: H. Penin (Hrsg.): Psychische Störungen bei Epilepsie, S. 78. Schattauer, Stuttgart/New York 1973. – 6. Fröscher, W., H. U. Schulz und R. Gugler: Valproinsäure in der Behandlung der Epilepsien unter besonderer Berücksichtigung des Serumspiegels. Fortschr. Neurol. Psychiat. *46*, 327–341 (1978). – 7. Helmchen, H. und J. Herha: Ein praktisch methodologischer Beitrag zur Frage epilepsiebedingter Hirnschäden. In: H. Doose, G. Groß-Selbeck (Hrsg.): Epilepsie 1978. Thieme, Stuttgart 1979. – 8. Köhler, G. K.: Diskussionsbemerkung. In: H. Penin (Hrsg.) Psychische Störungen bei Epilepsie, S. 82–83. Schattauer, Stuttgart/New York 1973. – 9. Köhler, G. K.: Rückbildung endoformer Psychosen bei epileptischen Patienten. Psycho (Neurol. Psychiat.) *3*, 7/8, 401–403 (1977). – 10. Kosanić, St.: Beitrag zur Therapie epileptischer Psychosen. Mat. Med. Nordm. *31*, 37–42 (1979). – 11. Kristensen, O. und H. Sindrup: Psychomotorische Epilepsie und Psychose. Acta neurol. Scand. *57* (1978). – 12. Müller, E., S. Endler: Episodische Psychosen bei Jugendlichen mit einer Epilepsie unter Berücksichtigung hirnelektrischer Befunde. Psychiat. Neurol. med. Psychol. (Leipzig) *30*, 28–35 (1978). – 13. Penin, H.: Psychische Störungen bei Epilepsie. Schattauer, Stuttgart/New York 1973. – 14. Reisecker, F., E. Deisenhammer: Zum Problem der epileptischen Psychosen. Wien. klin. Wschr. *90*, 68 (1978). – 15. Rentz, R.: Epilepsie und Psychose. Kasuistik einer jugendlichen Patientin. Vortrag auf dem Regionalen Kongreß von Epilepsy International, 18–20. 5. 1979, Kiel. – 16. Reynolds, E. H.: Anticonvulsant drugs, folic acid metabolism and schizophrenia-like psychosis in epilepsy. In: H. Penin (Hrsg.): Psychische Störungen bei Epilepsie, S. 107–111. Schattauer, Stuttgart/New York 1973. – 17. Richens, A. and G. W. Houghton: Drug combinations and interactions in severe epilepsy. In: M. J. Parsonage (Ed.): Total care in severe epilepsy. Proceedings of the Sixth International Symposium on Epilepsy, Belgium, September 1974. Published by International Bureau for Epilepsy 1976. – 18. Rodin, E. A.: Psychiatric Disorders Associated with Epilepsy. Psych. Clin. of North Amer. *1*, 101–115 (1978). – 19. Schmidt, D.: Neurotransmitter und Epilepsien. Nervenarzt *51*, 582–590 (1980). – 20. Schulz, H. U., W. Fröscher, R. Gugler und M. Eichelbaum: Untersuchungen zum »therapeutischen Bereich« der Valproinsäure. Med. Welt *30*, 59–61 (1979). – 21. Wolf, P.: Dipropylacetat und das Problem der forcierten Normalisierung. Kolloquium über Anfallskrankheiten, 15. 12. 1973, Berlin. – 22. Wolf, P.: The prevention of alternativ epileptic psychosis in outpatients. In: D. Janz (Ed.): Epileptology, Proceedings of the Seventh International Symposium on Epilepsy. June 1975, Berlin (West). Thieme, Stuttgart 1976. – 23. Wolf, P.: Anfallsbereitschaft und Psychopharmaka. Vortrag anläßl. des Treysaer Epilepsie-Kolloquium 14./15. 6. 1980. – 24. Wolf, P., G. K. Köhler: Psychopathologische und pathogenetische Probleme psychotischer Syndrome bei Epilepsie. Huber, Bern/Stuttgart/Wien 1980.

Sachwörterverzeichnis